神经外科诊疗学

王红兵　编著

天津出版传媒集团

天津科技翻译出版有限公司

图书在版编目（CIP）数据

神经外科诊疗学 / 王红兵编著 . 一 天津 : 天津科
技翻译出版有限公司 , 2018.5（2024.4重印）
ISBN 978-7-5433-3816-6

Ⅰ . ①神… Ⅱ . ①王… Ⅲ . ①神经外科学 – 诊疗
Ⅳ . ① R651

中国版本图书馆 CIP 数据核字（2018）第 067194 号

出　　　版：天津科技翻译出版有限公司
出 版 人：刘子媛
地　　　址：天津市南开区白堤路 244 号
邮政编码：300192
电　　　话：022-87894896
传　　　真：022-87895650
网　　　址：www.tsttpc.com
印　　　刷：三河市华东印刷有限公司
发　　　行：全国新华书店
版本记录：787×1092　16 开本　14.25 印张　350 千字
　　　　　2018 年 5 月第 1 版　2024 年 4 月第 2 次印刷
　　　　　定价：88.00 元

作者简介

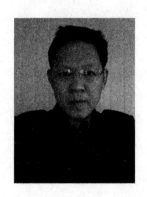

　　王红兵，男，40岁，2000年毕业于济宁医学院临床医疗系。现任鱼台县人民医院神经外科副主任，山东省疼痛医学会会员，济宁市医学会神经外科专业委员会会员，济宁市癫痫医学会会员。曾任山东省首届卫生健康大使，多次被评为"院先进个人"。从医17年来，熟练处理神经外科常见病、多发病，以及常见的急诊，发表国家级省级论文多篇。

前　言

　　神经外科学是研究人体神经系统，如脑、脊髓和周围神经系统，以及与之相关的附属结构，如颅骨、头皮、脑血管脑膜等结构的损伤、炎症、肿瘤、畸形和某些遗传代谢障碍或功能紊乱疾病的学科。近年来，神经外科学无论是临床与基础研究还是新技术的推广应用，都有了迅速的发展和巨大的变革，新技术、新观念不断涌现，这就要求神经外科医务工作者要不断地扩大自己的知识面，时时关注和学习新知识，更新旧观念以及改进技术，以适应当前神经外科的需求，更好地为患者服务。为了加强神经外科医务人员对学科知识的系统了解和掌握，提高医疗质量，编者在参阅了大量先进文献资料的基础上，结合多年的临床经验，编写了这本《神经外科诊疗学》。

　　全书共分十三章，分别介绍了神经系统解剖学基础、神经外科一般技术常规、神经系统查体方法和定位诊断等方面的内容。本书对神经外科各种疾患的临床表现、诊断和鉴别诊断及治疗做了重点阐述，全书结构合理、内容新颖，是一本对医疗、教学和研究工作者有实用价值的参考书，尤其适合于神经外科一线工作者参考，有利于指导解决在工作中遇到的实际问题。

　　由于编者水平有限，书中难免存在疏漏和不妥之处，欢迎广大读者批评指正。

目　录

第一章　神经系统解剖学基础………………………………………………………………1
第一节　颅颈软组织………………………………………………………………………………1
第二节　颅骨………………………………………………………………………………………2
第三节　脑膜………………………………………………………………………………………3
第四节　脑…………………………………………………………………………………………4
第五节　脊髓………………………………………………………………………………………7
第六节　脑脊液……………………………………………………………………………………8
第七节　周围神经系统……………………………………………………………………………8
第八节　脑和脊髓的血液循环……………………………………………………………………9
第二章　神经外科一般技术常规……………………………………………………………10
第一节　神经外科病历记录………………………………………………………………………10
第二节　辅助检查…………………………………………………………………………………11
第三节　术前常规准备……………………………………………………………………………12
第四节　术后治疗…………………………………………………………………………………12
第五节　出院医嘱…………………………………………………………………………………13
第三章　神经系统查体方法和定位诊断……………………………………………………14
第一节　神经系统检查法…………………………………………………………………………14
第二节　神经系统疾病定位诊断…………………………………………………………………23
第四章　脑死亡及植物状态…………………………………………………………………33
第一节　脑死亡……………………………………………………………………………………33
第二节　植物状态…………………………………………………………………………………39
第五章　先天性颅脑疾病……………………………………………………………………42
第一节　颅裂………………………………………………………………………………………42
第二节　脊柱裂……………………………………………………………………………………45
第三节　枕大孔区异常……………………………………………………………………………48
第四节　颅缝早闭…………………………………………………………………………………52
第五节　脑发育不全………………………………………………………………………………55
第六章　颅脑损伤……………………………………………………………………………57
第一节　闭合性颅脑损伤…………………………………………………………………………57
第二节　开放性颅脑损伤…………………………………………………………………………66
第三节　继发性脑损伤……………………………………………………………………………68
第四节　血脑屏障损伤……………………………………………………………………………86
第五节　颅脑损伤并发症与后遗症………………………………………………………………88
第七章　脑疝和颅内压增高…………………………………………………………………102
第一节　脑疝………………………………………………………………………………………102
第二节　颅内压监护………………………………………………………………………………105
第三节　颅内压增高………………………………………………………………………………108
第八章　颅内肿瘤……………………………………………………………………………122
第一节　脑干肿瘤…………………………………………………………………………………122

第二节　脑膜瘤 124

第三节　垂体腺瘤 128

第四节　颅咽管瘤 139

第五节　鞍结节脑膜瘤 140

第六节　星形细胞瘤 141

第七节　胶质母细胞瘤 144

第八节　少枝胶质细胞瘤 145

第九章　颅内及椎管内感染 147

第一节　颅内蛛网膜炎 147

第二节　颅内脓肿 148

第三节　椎管内脓肿 153

第四节　脊髓蛛网膜炎 156

第十章　幕下疾病 158

第一节　听神经瘤 158

第二节　脊索瘤 160

第三节　颅骨胆脂瘤 163

第四节　脊髓室管膜瘤 164

第五节　血管网织细胞瘤 166

第十一章　功能性神经外科 169

第一节　帕金森病 169

第二节　神经血管压迫综合征 173

第十二章　脊髓疾病 177

第一节　急性脊髓损伤 177

第二节　脊髓空洞症 178

第三节　椎管内肿瘤 183

第四节　脊柱脊髓先天性疾病 197

第五节　腰椎间盘突出症 198

第十三章　脑积水 204

第一章 神经系统解剖学基础

神经系统包括中枢神经系统和周围神经系统。中枢神经系统包括脑和脊髓；周围神经系统包括脑神经、脊神经和自主神经系统。

第一节 颅颈软组织

一、额顶枕区

前至眶上缘，后至枕外粗隆和上项线，侧方至颞上线。由浅入深可分为：皮肤、浅筋膜、帽状腱膜和枕额肌、腱膜下疏松组织以及颅骨外膜共五层。前三层紧密结合，组成了头皮。

（一）皮肤

厚且致密，内含汗腺、皮脂腺、淋巴、血管和大量毛囊，是疖肿、皮脂腺囊肿的好发部位。

（二）浅筋膜

由致密结缔组织分隔成小叶，将皮肤与帽状腱膜紧密连接，并构成间隙，其间充以脂肪、血管和神经。因此，炎症不易蔓延，渗出物积聚在小间隙，可压迫神经末梢而于早期产生剧痛。外伤时血管破裂，管壁与浅筋膜内的纤维束紧密相连，故不易收缩而致出血过多，一般需加压止血。

（三）帽状腱膜

为白色坚韧而厚的膜状结构。它前连额肌，后连枕肌，侧方与颞浅筋膜融合，可认为是颅顶肌的一部分。该层与皮肤由纤维束紧密连接，与骨膜连接。疏松帽状腱膜横断损伤时，由于额枕肌的收缩而致伤口裂开，故手术时需缝合。

（四）腱膜下疏松结缔组织

又称"腱膜下间隙"，为薄层疏松结缔组织，范围与帽状腱膜相当。其中出血或化脓时，血液或积脓可沿此间隙蔓延。其间有许多血管与颅内静脉窦相通，是颅内感染和静脉窦栓塞的途径之一。

（五）骨外膜

贴附于颅骨表面，在颅缝处贴附紧密，其余部位贴附疏松，故骨膜下血肿可被局限于一块颅骨的范围之内，婴儿多见。

二、颞区

上界为颞上线，下界为颧骨上缘。分为六层：皮肤、皮下组织、颞浅筋膜、颞深筋膜、颞肌和骨膜。骨膜与颞骨结合紧密，不易分开，故此区很少发生骨膜下血肿。

三、头皮的血管、神经、淋巴

多走行于浅筋膜内，皆由四周向颅顶走行。因而手术切开头皮时，应注意与血管、上界平行。

如需做皮蒂切开时，蒂部应位于下方。头皮的血液供应丰富，动、静脉伴行，动脉之间、静脉之间都有多个吻合支。若头皮创伤破裂，则出血凶猛。供应头皮的血管来自颈内外动脉系统。与动脉伴行的静脉，其血液都回流至颅内静脉窦，仅有枕部和颞部的静脉血部分回流至颈外静脉。头皮的静脉由传导血管与板障静脉、静脉窦相交通。

第二节 颅骨

由额骨、枕骨、蝶骨、筛骨各一块和顶骨、颞骨各一对相互连接而成。颅骨由枕外粗隆 – 上项线 – 乳突根部 – 颞下线 – 眶上缘的连线分为颅盖和颅底。

一、颅盖

由内外骨板和两者间的板障构成。板障呈蜂窝状，受外力打击时，可起到一定的缓冲作用。外力较小时，外板凹陷而内板轻微凹陷甚至不凹陷，外力较大时，可发生辐射状断裂。此外，颅顶呈壳状，利于将受到的力分散，起到保护颅内组织的作用。而颞区不呈拱形，骨质厚薄不均，有的区域甚至无板障，故外伤时较易断裂。在颅骨的穹隆部，内骨膜与颅骨内板结合不紧密，因而颅顶骨折时易形成硬膜外血肿。在颅底部，内骨膜与颅骨内板结合紧密，故颅底骨折时，硬脑膜易撕裂，产生脑脊液漏。

二、颅底

蝶骨嵴与岩骨嵴将颅底分为前、中、后窝。从前向后由浅入深依次呈阶梯状排列。

(一) 颅前窝

由额骨的眶板、筛板、蝶骨体前部和蝶骨小翼构成，容纳脑的额叶。窝中央凹下，在正中的纵形骨嵴为鸡冠，两侧为多孔的筛板，嗅丝自筛孔入颅。额骨的眶板薄且不平。

(二) 颅中窝

主要由蝶骨、颞骨组成，分为正中部和两个外侧部。正中部为不规则状的蝶骨体。鞍前有横行的视交叉沟，其两侧为视神经孔，视神经由此入眶。蝶鞍两侧是海绵窦，窦内有动眼神经、滑车神经、展神经、三叉神经的第一支和颈内动脉通过。当颅底骨折伤及颈内动脉出现颈内动脉海绵窦瘘时，表现为海绵窦综合征。蝶骨体也是骨折易发部位。外侧部低凹，前方为蝶骨小翼，后方为岩骨上缘，由蝶骨大翼、颞骨岩部和鳞部构成颅中窝的底，容纳脑的颞叶。在大、小翼之间为眶上裂，有动眼神经、滑车神经、展神经和三叉神经眼支经此入眶。眶上裂骨折时，将出现眶上裂综合征。在大翼的根部，从前向后有圆孔、卵圆孔和棘孔，依次为三叉神经第二支、第三支和硬脑膜中动脉通过之处。岩骨尖与蝶骨体围成破裂孔，有颈内动脉、岩浅大神经、交感神经丛和静脉丛通过。破裂孔的外侧，岩骨上面有三叉神经半月神经节压迹，半月神经节在其前方。在半月神经节压迹的外侧有弓状隆起，下隐内耳的前半规管，隆起外侧为薄层骨板(骨室盖)，下有中耳骨室。若岩骨骨折伤及内耳迷路，则出现眩晕和平衡障碍。若伤及鼓室盖并伴脑膜撕裂，则出现脑脊液耳漏，可经耳咽管出现鼻漏。

（三）颅后窝

由颞骨岩部和枕骨组成，窝底最低，其两侧容纳小脑半球。窝中央为枕骨大孔，其前方为平坦的斜坡，承托延髓和脑桥。舌下神经管位于枕骨大孔前外侧缘，舌下神经经此出颅。

颅后窝后壁的十字隆起中点为枕内隆凸，其两侧有枕横沟，并向前下续为乙状沟，为横窦和乙状窦的压迹。乙状窦外侧壁即是乳突小房的内侧壁。乙状沟的末端接颈内静脉孔，颈内静脉和舌咽、迷走、副神经由此通过。若颅底骨折损伤颈静脉孔，则出现颈静脉孔综合征。

第三节 脑膜

脑表面有三层被膜，由外向内依次是硬脑膜、蛛网膜和软脑膜。

一、硬脑膜和硬脑膜窦

硬脑膜由坚韧致密的胶原纤维构成，分内外两层，外侧附于颅骨内表面，内层与硬脊膜相连续，并连于脑神经的外膜。

在成人，硬脑膜与颅顶骨附着疏松，易于分离，故形成一潜在的腔隙（硬膜外腔），在颅底部硬脑膜与颅骨外膜相连续，不易分离。当颅底骨折时，硬脑膜随之撕裂。在颅骨的骨缝和骨嵴处，硬脑膜与颅骨贴附牢固。

硬脑膜的内外两层，大部分紧贴在一起，但在某些特定部位则相互分离成间隙，间隙内面衬有内皮，充满静脉血，称为硬脑膜窦，即静脉窦。窦壁厚且无平滑肌，也没有瓣膜，由静脉壁构成，因其壁厚不易塌陷，当损伤时，则出血凶猛。

硬脑膜内层在颅腔内折叠成两个大皱襞，呈水平位的皱襞为小脑幕，分离小脑和大脑枕叶及部分颞叶。其内侧缘游离成小脑幕切迹，并与鞍背围成小脑幕孔，有中脑和动眼神经通过，是脑疝好发的部位之一。矢状位的皱襞被小脑幕分为上下两部分。上部伸入大脑纵裂内，分隔两大脑半球，称为大脑镰，下部伸入小脑两半球之间，称为小脑镰。

上矢状窦：位于颅顶中线偏右，居大脑镰的上缘。前起盲孔，后至窦汇。主要接受大脑背外侧面上部和部分内侧面的静脉血。上矢状窦内侧壁上有许多静脉陷窝，蛛网膜绒毛（或蛛网膜颗粒）伸入其中。脑脊液通过上述绒毛的再吸收作用进入静脉窦。因此，上矢状窦是脑质层静脉和脑脊液回流的必经之路。

下矢状窦：位于大脑镰下部的游离缘，在小脑幕的前缘处与大脑大静脉汇合，共同延为直窦。

直窦：位于大脑镰和小脑幕的汇合处，直行向后，在枕内隆突附近与上矢状窦汇合成为窦汇，并向两侧延伸为横窦。

横窦和乙状窦：横窦位于枕骨横沟处，即小脑幕的后外侧缘，向前行至岩枕裂处转向下成为乙状窦。乙状窦位于颞骨的乙状沟内。

窦汇：为上矢状窦、下矢状窦、直窦和左右横窦的汇合处。

枕窦：位于小脑镰内，自枕内隆突沿枕内嵴向下，至枕骨大孔边缘时分为左右支，在枕骨大孔后缘形成环窦。

海绵窦：是位于蝶骨体两侧不规则状的静脉窦。内有颈内静脉、动眼神经、展神经、滑车神经和眼神经通过。

二、硬脑膜血管

主要来自上颌动脉发出的脑膜中动脉。它从颅底的棘孔入颅中窝，沿颞骨内面的脑膜中动脉沟走行。该动脉在颞骨和蝶骨大翼相接处（翼点）分成前后支。在颅骨骨折时，脑膜中动脉前支的损伤机会较多，可迅速形成硬脑膜外血肿。

蛛网膜薄而透明，缺乏血管和神经。蛛网膜与硬脑膜之间是硬脑膜下腔，与软脑膜之间是蛛网膜下隙。在蛛网膜下隙内有蛛网膜小梁，充满脑脊液。在脑表面的凹陷处，蛛网膜下隙扩大为脑池。按脑池所在部位分为：小脑延髓池（也称枕大池）、脑桥池、环池、四叠体池、脚尖池、终板池、视交叉池、大脑大静脉池和外侧裂池等。软脑膜薄且透明，紧贴在脑的表面，并且伸入到脑的沟裂中。由软脑膜形成的皱襞突入脑室内，形成脉络丛，分泌脑脊液。

第四节　脑

一、大脑

脑由大脑、间脑、脑干和小脑组成。脑干包括中脑、脑桥和延髓。

大脑包括左、右两半球及连接两半球的中间部分，即第三脑室前端的终板。大脑半球被覆灰质，称大脑皮质，为高级中枢所在。大脑半球内的白质由髓纤维组成，也称为髓质。髓质内的灰质核团为基底神经节。在大脑两半球间由巨束纤维－胼胝体相连。大脑半球表面凹凸不平，布满深浅不同的沟，称脑沟，沟间的隆凸部分称为脑回。

（一）额叶

位于中央沟以前，在中央沟和中央前沟之间为中央前回。在其前方有额上沟和额下沟，被两沟相间的是额上回、额中回和额下回。额叶前端为额极。额叶底面有眶沟界出的直回和眶回，其最内方的深沟为嗅束沟，容纳嗅束和嗅球。嗅束向后分为内侧和外侧嗅纹，其分叉界出的三角区成为嗅三角，前部脑底动脉环的许多穿支血管由此入脑。

位于中央沟之后，顶枕裂与枕前切迹连线之前。在中央沟与中央后沟之间为中央后回。横行的顶尖沟将顶叶其余部分分为顶上小叶和顶下小叶。顶下小叶又包括缘上回和角回。

（二）颞叶

位于外侧裂下方，由颞上、中、下三条沟将其分为颞上回、颞中回、颞下回。隐在外侧裂内的是颞横回。侧副裂与海马裂之间为海马回，围绕海马裂前端的沟状部分称为海马沟回。

（三）枕叶

位于顶枕裂和枕前切迹连线之后，在内侧面，距状裂与顶枕裂之间为楔叶，距状裂与侧副裂后部之间为舌回。

（四）岛叶

位于外侧裂的深处，由其表面的斜形中央沟分为长回和短回。

二、大脑皮质功能定位

(一) 皮质运动区

位于中央前回,是支配对侧躯体随意运动的中枢。

(二) 皮质运动前区

位于中央前回之前,为锥体外系皮质区。

(三) 皮质眼球运动区

位于额叶的 8 区和枕叶的 19 区,为眼球运动同向凝视中枢,管理两眼球同时向对侧注视。

(四) 皮质一般感觉区

位于中央后回 (1、2、3 区),接受身体对侧的痛、温、触和本体感觉冲动,并形成相应的感觉。顶上相应 (5、7 区) 为精细触觉和实体觉的皮质区。

(五) 额叶联合区

为额叶前部的 9、10、11 区,与智力和精神活动有密切关系。

(六) 视觉皮质区

在枕叶的距状裂上、下唇与楔叶、舌回的相邻区 (17 区)。每一侧的上述区域皮质都接受来自两眼对侧视野的视觉冲动,并形成视觉。当一侧视皮质损伤时,出现两眼对侧视野偏盲。

(七) 听觉皮质区

位于颞横回中部 (41、42 区),每侧皮质均接受来自双耳的听觉冲动产生听觉。当一侧听觉皮质损伤时,只出现听力减退。

(八) 嗅觉皮质区

位于嗅区、沟回和海马回的前部 (25、28、34、35 区的大部分)。每侧皮质均接受双侧嗅神经传入的冲动,当一侧损伤时,不产生嗅觉障碍。

(九) 内脏皮质区

该区定位不太集中,主要分布在扣带回前部、颞叶前部、眶回后部、岛叶、海马及海马沟回等区域。

(十) 语言中枢

1. 运动语言中枢位于额下回后部 (44、45 区,又称 Boca 区)。该区损伤时,患者虽然能发音,但不能组成语言,称为运动性失语。

2. 听觉语言枢位于额上回 42、22 区皮质,该区具有能够听到声音并将声音理解成语言的一系列功能。此中枢损伤后,能听到声音却不能理解,不能正确地与外人对话,称此现象为命名性失语,也称感觉性失语。

3. 失语语言中枢位于顶下楔叶的角回,即 39 区。该区具有理解看到符号和文字意义的功能。此区损伤后,患者虽有神经,但不能理解所视对象的意义,称为失读症。

4. 运用中枢位于顶下小叶的缘上回,即 40 区。此区主管精细的协调功能,受损后患者丧失使用工具的能力。

5. 书写中枢位于额中回后部 8、6 区,即中央前回手区的前方。此区丧失后,虽然手的一般动作无障碍,然而患者不能进行书写、绘画等精细动作,称为失能症。

三、大脑的髓质

大脑半球内的白质由有髓纤维所组成，也称为髓质，它分为三类。

(一) 联合系

即两侧大脑半球之间或两侧的其他结构之间的纤维束，主要有三个联合纤维。

1.胼胝体为连接两半球新皮质的纤维，自前向后依次称为嘴部、膝部、体部和腰部。

2.前联合位于胼胝体嘴的后方，连接两侧嗅球、海马回及杏仁核。

3.海马联合为穹隆部的交叉纤维，连接两侧海马结构。

(二) 固有联合系

为大脑半球同侧各部皮质之间相互联合的纤维。

(三) 投射系

指大脑皮质、基底神经节、间脑、脑干、脊髓等结构之间的连接纤维。

四、大脑半球深部的重要结构

(一) 基底神经节

是大脑皮质下的一组神经细胞核团，它包括纹状体、杏仁核和屏状核 (带状核)。纹状体又包括尾状核、豆状核两部分，而豆状核是由苍白球和壳核组成。纹状体是丘脑锥体外系重要结构之一，是运动整合中枢的一部分。它主要接受大脑皮质、丘脑、丘脑底核和黑质的传入冲动，并与红核、网状结构等形成广泛的联系，以维持肌张力和肌肉活动的协调。

(二) 内囊

位于豆状核、尾状核和丘脑之间，是大脑皮质与下级中枢之间联系的重要神经束的必经之路，形成宽厚的白质纤维带。内囊可分三部，额部称前肢，界于豆状核和尾状核之间；枕部称后肢，界于丘脑和豆状核之间；两部的汇合区为膝部。由于内囊各种传导纤维密集排列，则内囊区的损伤常引起上下行传导束的损伤，产生对侧偏瘫、偏身感觉障碍和对侧同向性偏盲。

五、嗅脑和边缘系统

(一) 嗅脑

位于脑的底面，包括嗅球、嗅束和梨状皮质。

(二) 边缘系统

包括海马结构、边缘叶、脑岛和额叶眶后部、杏仁核、隔核、视前区、丘脑上部、丘脑下部、丘脑前核及背内侧核、中脑被盖部等。边缘系统不是一个独立的解剖学和功能性实体，结构和关系较为复杂，主要与内脏功能调节、情绪行为反应和记忆有关。

六、间脑

位于中脑之上，尾状核和内囊的内侧。由丘脑、丘脑上部、丘脑下部、丘脑底部和丘脑后部五个部分组成。

七、脑干

是中枢神经系统中位于脊髓和间脑间的较小部分。自上而下由中脑、脑桥和延髓三部分组成。

(一) 中脑

上连间脑，下界为脑桥上缘。腹侧面有粗大的大脑脚底，其间为脚间窝，又称后穿质，有许多纤维穿入。背面为隆起的上丘、下丘各一对。

（二）脑桥

位于中脑和延髓之间，其腹面最显著的特征是宽大的基底部，下缘借延髓脑桥沟与延髓分界。沟中有三对脑神经根出入脑，自内向外分别为：展神经、面神经、前庭蜗神经。脑桥上缘与中脑的大脑脚相接。基底部正中有纵形的基底沟，容纳基底动脉，基底部向外逐渐变窄，成为小脑中脚，两者的分界为三叉神经根。延髓、脑桥和小脑的交角即临床所谓的"桥小脑脚"，前庭蜗神经和面神经位于此处。如果该部位发生肿瘤，则会引起听神经、面神经及小脑的相应症状，为诊断提供依据。脑桥的背面为四脑室底的上半部，此处有滑车神经出脑。这是唯一自脑干背面出脑的脑神经。

（三）延髓

形似倒置的锥体，后上方为小脑，前靠枕骨基底部，下在枕骨大孔处，相当于第一颈神经根处与脊髓相延续。延髓腹面有前正中裂，其两侧为隆起的锥体，由皮质脊髓束组成。在延髓和脊髓交界处，锥体束在此交叉，称为锥体交叉。锥体的外侧为橄榄，两者之间为前外侧沟，有舌神经出脑。延髓的背面：上部中央管敞开为第四脑室，下部形似脊髓，有薄束结节和楔束结节。

八、小脑

小脑位于颅后窝内，其上面借小脑幕与大脑的枕叶相隔。小脑借上、中、下三对脚与脑干相连。小脑可分为蚓部和半球部。蚓部的下面凹陷，前缘的凹陷称小脑前切迹，与脑干相适应；后缘凹陷称小脑后切迹，内容硬脑膜的小脑镰。蚓部从前向后分别为蚓小结、蚓垂和蚓锥。蚓部的两侧为小脑半球。半球后方有小脑扁桃体。扁桃体邻近枕骨大孔，当颅内压增高时，可造成小脑扁桃体疝。小脑总体积约占整个脑的 10%，但其所含的神经元数量却超过全脑神经元总数的一半，其功能主要与运动控制有关，即维持人体平衡并协调骨骼肌的运动。如果小脑损伤，不会引起随意运动的丧失，但可表现为平衡失常，以及肌张力特别是运动协调的障碍。

第五节 脊髓

脊髓位于椎管内，与脊神经直接联系，是人躯体和内脏功能活动的中枢。脊髓与脑之间，在形态和功能上有密切的关系，它既接受脑的控制和调节，又对脑的功能活动有着重要的影响和调节作用。脊髓位于椎管腔内，其外形呈前后略扁的圆柱状。脊髓上端在枕骨大孔处与延髓相续，下端逐渐变细呈圆锥形，称脊髓圆锥。圆锥末端在成年人可达第一腰椎下缘水平。脊髓全长 40～45 cm。

脊髓的被膜总称脊膜，从外向内依次为硬脊膜、蛛网膜和软脊膜。脊髓表面有纵形的沟裂，在前面有前正中裂，软脊膜和间隔伸入其中，后面有后正中沟。一对前外侧沟，脊神经前根的根丝自此发出；一对后外侧沟，脊神经后根的根丝自此进入骨髓。骨髓共发出 31 对脊神经，它由成对的前根和后根合成。在脊髓和脊椎的生长发育过程中，脊髓的生长速度比脊椎迟缓，因而脊髓的长度较脊椎短。在临床上，脊髓和锥体的对应关系是脊髓病变定位诊断的重要依据。

脊髓节段与椎骨序数的关系如下：颈髓和上胸髓节段比相应的椎骨高两个椎骨；下胸髓较相应的椎骨高 3 个椎骨；腰髓则位于 T10～T12；骶髓位于 T12～L1，L1 以下的椎管内，已无脊髓。脊髓的每一个节段都有前根和后根在椎间孔处合成一脊神经，以后穿出椎管。由于脊髓短于脊柱，则各椎间孔与相应脊髓节的距离由上而下逐渐增加，从胸髓开始，神经根要向下斜行一段才能到达相应的椎间孔。腰、骶、尾部的脊神经根垂直下降很远才能到达相应的椎间孔，这些垂直下降的神经根围绕终丝，形成束状，称马尾。脊髓有多种上下行的传导束，临床上检查脊髓反射对了解脊髓的功能状态和神经系统的定位诊断具有重要意义。

第六节　脑脊液

脑脊液是充满于脑室系统、脊髓中央管和蛛网膜下隙的无色透明液体，内含无机离子、葡萄糖、少量蛋白、极少量的上皮细胞和淋巴细胞。

脑脊液由脉络丛产生，经室间孔流入第三脑室，与第三脑室脉络丛产生的脑脊液一起经中脑导水管流入四脑室，再汇合四脑室脉络丛产生的脑脊液经正中孔和外侧孔进入蛛网膜下隙，在大脑背面，经蛛网膜颗粒进入硬脑膜窦，回流入血。当中枢神经系统病损时，脑脊液的检测成为重要的辅助诊断手段之一。

第七节　周围神经系统

包括脑神经、脊神经及自主神经系统。

一、脑神经

脑神经有 12 对，自颅骨孔导出颅；脊神经 31 对，经锥间孔出椎管。脑神经是指与脑直接联系的周围神经，共 12 对。可分为三类：一是感觉性的，包括第 I、II、VII 对；二是运动性的，包括第 III、IV、VI、XI、XII 对；三是混合性的，包括 V、VII、IX、X 对。

二、脊神经

脊髓发出脊神经共 31 对：颈 8 对、胸 12 对、腰 5 对、骶 5 对、尾 1 对。脊神经出椎间孔后即分为前后两支，其中含有感觉和运动神经纤维。后支分布于背部皮肤肌肉。第 2～12 对胸神经前支按肋骨与胸椎的节段分布，称为肋间神经（其中第 12 胸神经前支称肋下神经）。其余脊神经的前支相互联系构成四个神经丛：颈丛、臂丛（主要分支有正中、桡、尺神经，分布到上肢）、腰丛、骶丛。坐骨神经是腰骶丛分布到下肢去的最大分支。

三、自主神经系统

自主神经系统是由神经节、神经、神经丛集合而成，它广泛分布于全身各处，支配内脏、腺体、心脏、血管及其他各处的平滑肌。自主神经包括内脏运动和内脏感觉两种纤维。一般称自主神经是指内脏运动成分。自主神经可分为交感神经和副交感神经。

第八节 脑和脊髓的血液循环

一、脑血液循环

（一）脑的动脉系统

包括颈内的动脉系统、椎 – 基底动脉系统和脑底动脉环。

1. 颈内动脉系统

由颈总动脉发出，供应大脑半球大部和间脑前部，其分支有眼动脉、后交通动脉、脉络丛前动脉、大脑前动脉及前交通动脉。

2. 椎 – 基底动脉系统

由锁骨下动脉发出，供应脊髓、脑干、小脑、大脑颞叶底、枕叶内面及底面，以及间脑和内囊。

3. 脑底动脉环

即 Willis 环，由两侧的颈内动脉、后交通动脉、大脑后动脉近侧段、大脑前动脉近侧段和一条前交通动脉组成。它是脑内主要吻合结构，可以起到循环代偿的作用。

（二）脑的静脉系统

多不与动脉伴行，分为浅静脉和深静脉。

1. 浅静脉

主要收集大脑半球皮质和髓质的静脉血，包括大脑上静脉、大脑中静脉、大脑下静脉，三者之间存在着丰富的吻合。

2. 深静脉

收集脑深部的髓质、基底神经节、间脑及脑室脉络丛的静脉血，最后汇成一条大脑大静脉，于胼胝体压部的后下方注入直窦。

二、脊髓的血液循环

（一）脊髓的动脉

由脊髓前动脉、脊髓后动脉和一些节段性动脉组成。有着不同的来源，在某些部位，若两个来源的血液供应不够充分，易使脊髓受到损伤。这常见于两个不同来源血供的移行地带，称为危险区。

（二）脊髓的静脉

较动脉多而粗，收集脊髓内的小静脉，最后汇成脊髓前、后静脉，注入椎内静脉丛。

第二章 神经外科一般技术常规

第一节 神经外科病历记录

一、神经外科患者的病史采集

准确系统地采集神经外科患者病史是正确诊断疾病的首要条件，必须给予充分的重视，应在临床工作中认真执行。病史采集应始终遵循客观、真实、公正的态度进行，耐心倾听患者陈述，避免暗示，要条理清晰。一份符合诊断需要的病历主要包括下述几个方面的内容。

1. 一般项目

病历号、姓名、性别、年龄、住址、联系电话等，需详细填写，便于随访。

2. 主诉

主诉应简洁、精炼、重点突出，不要用医学术语来表示。

3. 现病史

神经外科患者的病历记录应特别注意下列病史内容。

(1) 颅脑外伤的病历应重点记录：受伤时间、致伤原因；头部着力部位及运动方向；受伤当时的意识状态，昏迷时间；有无近事遗忘（近时记忆障碍），伤后有无头痛、呕吐和抽搐等。

(2) 可疑有颅内压增高的患者，应询问发病时间、头痛的性质、部位及与休息的关系；是否伴有恶心、呕吐、视力障碍等。应记录病后神经系体征及其他症状，如肢体力弱、语言障碍等，以及出现的顺序及进展情况。

(3) 有癫痫发作史的患者，应重点记载：首次发作时的年龄，有无先兆；抽搐发作开始部位，每次发作的持续时间及间隔时间，全身性还是局限性发作，是强直性还是阵挛性，抽搐发作时有无意识丧失、口吐白沫、误咬唇舌、大小便失禁，还要详细记载是否系统使用抗癫痫药物，疗效如何。

(4) 脑血管意外的患者要询问有无高血压、糖尿病、癫痫及服用抗凝药物史，发病诱因、病后症状及病情进展，以及既往有无类似发作史。

(5) 是否到其他医院就诊及就诊情况，检查结果及治疗效果等。

(6) 除常规系统全身体格检查外，要按顺序认真全面进行神经系统检查，对危急患者应重点检查生命体征、意识、瞳孔、眼底、肢体活动、深浅反射和病理反射。

4. 既往史

包括心血管疾病、内分泌代谢疾病、感染性疾病、外伤手术、中毒、过敏、肿瘤、免疫性疾病、输血病史。许多儿童患者需特别询问生长发育病史，如母亲怀孕期有无严重感染、缺氧、子痫；是否高龄初产、足月顺产；生产时有无窒息、发绀、惊厥、黄疸；何时会说话走路、学习成绩如何、儿时生过何种疾病等，这些对许多遗传性疾病、先天性畸形、脑性瘫痪等疾病有较高诊断价值。

5. 个人史

指患者主要个人经历，如文化程度、职业、工种、出生地、烟酒嗜好、吸毒、性病、生活爱好、曾经去过何地等。

6. 家族史

对于确诊神经系统遗传性疾病十分重要，如家族中有无肿瘤、癫痫、偏头痛、肌萎缩、近亲结婚、与患者类似的症状的患者。

二、神经外科患者的体格检查

1. 常规全身系统体格检查

包括头部、面部、颈部、肢体、脊柱等部分。

2. 神经系统检查

应进行神经系统的全面检查，对危急患者应重点检查生命体征、意识、瞳孔、眼底、肢体活动、深浅反射和病理反射。

第二节　辅助检查

一、实验室检查

应进行血型检查，血、尿常规检查，血钾、血钠检查。对准备手术的患者应做凝血功能、肝肾功能、乙型肝炎标志物、丙型肝炎、抗 HCV 抗体、HIV 抗体检查；如怀疑有颅内感染，而且若无腰椎穿刺禁忌证，可行腰椎穿刺测压及脑脊液常规检查，以及糖、蛋白、氯化物定量和细菌学检查；对有内分泌异常可能的患者，应检查内分泌功能，如血清泌乳素、生长激素、皮质醇、性激素、甲状腺功能和血糖等测定。

二、影像学检查

应常规进行头部 CT 检查，椎管内病变需拍摄脊柱正、侧位及相应某些特殊位置的 X 线平片。MRI 检查能提供更多的诊断信息。根据病情需要行脑血管造影等检查。X 线平片对于诊断颅骨骨折、颅内金属异物等疾病仍有重要意义。

三、心、肺功能检查

心电图、超声心动图、胸部 X 线平片。

四、其他检查

经颅多普勒、颈部血管超声、脑电图、脑干体感及运动诱发电位、脑血流图、单光子发射断层扫描 (SPECT)、正电子发射断层扫描 (PET) 检查等，可视临床需要选用。

五、病理检查

手术切除的病变，以及穿刺抽吸的囊液等标本，应进行化验和 (或) 病理学检查。申请中需描述术中肉眼所见。

第三节　术前常规准备

一、签署手术知情同意书

术前向患者或患者家属讲清可以选择的治疗方法、手术目的和意义、能达到的预期效果、可能出现的术后并发症（如疾病不能治愈，术后病变可能复发，以及手术意外等问题）。对一些特殊诊疗项目需要强调使用的必要性，须征得患者或患者家属的同意，双方签字。

二、签署输血意外知情同意书

除老幼患者外，尽量采用自体输血。对外伤、动脉瘤、动静脉畸形及良性肿瘤的手术，采用术中自体血回收。如可能输异体血，应向患者或患者家属说明输血可能发生的意外，如过敏反应、肝炎等，并签署输血意外知情同意书。

三、签署麻醉意外知情同意书

四、酌情备血

五、其他准备

术区备皮，术前一日晚 10 时后禁食水；对特殊患者术前一日晚可给予镇静剂以消除紧张。

六、过敏试验

根据患者的过敏史，做抗生素、特殊检测剂（如碘剂）和一些麻醉剂的术前敏感试验。

第四节　术后治疗

1. 转运患者时防止震动患者头部。

2. 全身麻醉术后患者应留置 ICU 病房观察，有条件的话在麻醉恢复室清醒后转送监护病房。

3. 根据手术情况，每 30～120 分钟观察一次病情，包括生命体征、神志及神经系统体征。

4. 鞍区手术应特别注意记录出入量、电解质变化等。

5. 术后 4～6 小时患者仍未清醒，应进行急诊 CT 检查。

6. 在患者允许情况下，为了解肿瘤切除程度，可在术后 48 小时内行加增强 MRI 扫描。

7. 根据具体情况给予脱水、激素、抗癫痫治疗。

8. 继续治疗术前并发症。

9. 术后第一天应更换敷料一次并检查切口情况，以后若切口无渗出，可不更换敷料。切口在术后 7～10 天拆线。

10. 若患者术后体温持续升高，应及时行腰椎穿刺检查，并送脑脊液行常规、生化、细菌培养＋药物敏感试验，选择适宜的抗生素，控制感染。如确有颅内感染，可每日腰椎穿刺放液或行腰大池持续外引流，直至脑脊液细胞数正常为止。

第五节　出院医嘱

1. 明确休息时间，何时门诊复查（包括神经系统体格检查、神经电生理及神经影像 MRI 或 CT 检查）。

2. 出院后继续使用的药物，要求具体写出药名、剂量、使用方法、用药持续时间。

3. 是否需要放射治疗、化疗。

4. 是否需要其他专科继续治疗。

5. 一些需特别交代的事宜。

第三章 神经系统查体方法和定位诊断

第一节 神经系统检查法

神经系统检查是临床医师获取疾病信息的基本手段，是神经外科疾病诊断中十分重要的一个环节。全面而准确的查体对于疾病的定位诊断具有重要意义。

神经外科医师常备的检查工具应包括便携式手电筒、叩诊锤、棉签、大头针、压舌板，以及检眼镜、音叉等。

神经系统检查通常应按照一定的顺序来进行，依次是高级神经活动、脑神经、运动系统、感觉系统、共济运动、反射与病理反射等。

一、高级神经活动

高级神经活动的检查包括意识状态、语言与皮质高级智能的检查。

1. 意识状态检查

意识状态一般指的是正常人在清醒时的觉醒状态的精神活动。正常的意识状态应包括对自我和环境的正确感知，以及高级精神活动的正确建立。一般来说，正常的觉醒状态依靠功能完整的上行网状结构激活系统维持，而正常的意识内容则主要依赖于大脑皮层健全的功能。由于各种原因造成的上述结构和功能的损害而引起的意识觉醒水平和意识内容的改变则称为意识障碍。

正常的意识状态通常描述为意识清晰。以意识水平降低为主的意识障碍依据其严重程度可以分为意识混浊、嗜睡、昏睡和昏迷。以意识内容改变为主的意识障碍一般可以有谵妄和痴呆等。

意识混浊：指患者的意识状态轻度抑制，出现抽象思维和信息处理的缓慢，提示相对较轻但比较广泛的脑功能障碍，可以出现于脑炎或较重的头部外伤患者。

嗜睡：指患者经常处于病理性的睡眠状态，可以被唤醒，大部分情况下可以正确回答问题和完成指令动作，但对复杂问题理解能力明显下降，计算力、定向力和记忆力减退。注意力不易集中，表现为淡漠状态。

昏睡：指患者处于昏睡状态，与周围环境无交流，痛觉刺激时可以躲避或定位，但对语言无反应且仅能发出无意义的声音，痛觉刺激消失后立即再次陷入沉睡。

昏迷：指意识完全丧失，对痛觉刺激无反应，无自主的言语反应及运动。根据昏迷程度的不同、生理反射存在与否，以及生命体征是否稳定等，昏迷可分为轻度、中度和重度昏迷。

对于昏迷的评价，临床上常采用 Glasgow 昏迷评分来进行相对精确的量化判定，由于其观察者之间误差小、客观性高，目前在神经外科领域已广泛应用。该评分主要包括意识状态的 3 个方面：睁眼、言语反应和运动反应，各项最高分数总计为 15 分，其中 8 分以下一般认定为昏迷状态（表 3-1）。

谵妄：一般指患者在意识水平降低的同时出现大量逼真的幻觉，致使患者出现惊恐、紧张、兴奋及冲动，言语行为失当，多数情况下可以有昼轻夜重的规律。这种意识状态改变多见于感染、中毒或脑代谢性疾病。

痴呆：一般仅指智力的丧失，放在此处应注意与上述不同类型的意识抑制状态相区别。痴呆早期多表现为记忆力减退，进展后因智力能力低下而逐渐丧失与外界环境交流的能力。

表 3-1 Glasgow 昏迷评分

睁眼反应		言语反应		运动反应	
正常睁眼	4	回答正确	5	遵命动作	6
呼唤睁眼	3	回答错误	4	定位动作	5
刺痛睁眼	2	含混不清	3	肢体回缩	4
无反应	1	唯有声叹	2	肢体屈曲	3
		无反应	1	肢体过伸	2
				无反应	1

2.语言检查

在患者意识状态相对清楚的情况下，与患者进行言语交流，以了解其言语状态。部分神经系统疾病患者可能由于病变累及特殊部位而产生不同类型的言语障碍。临床上比较常见的主要包括失语和构音障碍。运动性失语(Broca失语)：表现为对口头或书写的语言有理解力，但自主语言的表达能力差，不能整句表达、朗读、复述，发音含糊且无节律。提示病变累及运动性语言中枢 Broca 区。感觉性失语(Wernicke失语)：表现为患者本身发音清晰、表达流利，但内容空洞，用词错乱，同时患者不能听懂或无法理解相对复杂抽象的词语和句子。提示病变累及感觉性语言中枢 Wernicke 区。混合性失语(半球性失语)：病变同时累及 Broca 区和 Wernicke 区，患者的言语表达和理解学能力同时受损，提示病变位置广泛，有时还同时伴对侧偏瘫、偏盲。命名性失语(遗忘性失语)：表现为极易遗忘和不能称呼十分熟悉的物体和人物的名称，却能准确地描述其用途或特征。一般提示病变累及颞叶后部的角回区域。

构音障碍：指言语表达流畅、语句内容丰满，但因中枢或周围神经性的损害使言语运动肌肉群和呼吸肌运动障碍，导致呼吸、发音、共鸣等困难而产生语言表达不清。根据其累及的肌群和累及程度的不同一般可有以下几种：①累及脑神经或支配呼吸肌的脊神经而产生的迟缓性构音障碍；②累及双侧皮质延髓束而产生的痉挛性构音障碍；③上下运动性神经元同时受累的混合性构音障碍；④由锥体外系疾病引起的运动亢进性构音障碍；⑤由基底核部位病变引起的运动低下性构音障碍；⑥由小脑病变引起的共济失调性构音障碍。

3.皮质高级智能的检查

定向力：指患者神志清楚的状态下，对时间、空间、人物等主要因素的辨认能力。通过向患者询问当前日期、就诊或家庭住所及周围亲属等方式判断定向力情况。

计算力：通过让患者在规定时间内进行快速的简单运算来判断其计算能力。临床上一般多采用100连续减7的方法，注意计算速度并观察至少5个以上计算结果。

记忆力：记忆力的判断一般分为即时记忆、近期记忆和远期记忆。通过让患者记忆并短时间内重复当前时刻的某个信息来考查其即时记忆情况。通过询问近期生活内容如饮食、新闻等，考查其近期记忆情况。通过询问患者数日或数年前发生的事情来考查其远期记忆情况。

二、脑神经

脑神经的检查是神经系统查体的重要部分，是所有神经科医师必须掌握的基本功。其查体应遵循从嗅觉开始到舌部运动结束的顺序，依相关内容顺次检查，可避免遗漏重要的临床体征，亦利于患者的配合。

(一) 嗅神经

嗅神经为第Ⅰ对脑神经，为特殊感觉神经，其主要功能为嗅觉辨认。

检查方法为嘱患者闭目，指压一侧鼻孔，使用香料、食用醋等非刺激性柔和气味的物品置于患者另一侧鼻下，请患者描述闻到的气味，之后换另一侧检查。

临床意义：一侧嗅觉减退有意义，见于颅底骨折、颅底脑膜炎、额叶底部肿瘤等；嗅幻觉多见于癔症、精神分裂症等。

(二) 视神经

视神经是第Ⅱ对脑神经，同嗅神经一样是两条不经脑干而直接与大脑皮质相连的神经，其主要功能为视觉感知。

视神经的检查内容包括 4 部分：视力、视野、色觉和眼底。

视力检查：一般使用标准视力表或近视力表测试，粗测可采用让患者在一定距离阅读文字的方法。对于视力的描述包括标准视力表读数、眼前几米处数指、眼前几米处指动、有无光感等。

视野检查：正常人单眼眼球保持固定时，眼睛所见范围大约为内侧 60°，外侧 90°～100°，向上 50°～60°，向下 60°～75°。对视野的检查一般包括手试法和视野计法。手试法简便，临床较多采用，但较粗糙，只能发现大的缺损。患者与检查者对面而坐，相距约 1 m，双方各遮一眼，检查者以手指在两人中间分别从上、下、内、外的周围向中央移动。嘱患者一见手指即说出。一眼测试完，再测另一眼。检查者根据自己的正常视野与患者进行比较。精确的视野测定用视野计检查。

色觉检查：色觉检查一般采用专用的色盲检查图。色觉障碍多为眼科先天异常，但视觉通路有病变或失认症时，也可出现对颜色辨别的困难。

眼底检查：眼底检查一般采用专业检眼镜进行检查，神经科医师多数采用在不散瞳的情况下通过瞳孔观察视盘的形态、色泽、隆起等，而临床上对视盘和眼底血管的改变也更加重视。正常的视盘为圆形或卵圆形，直径 1.5 mm，边缘清晰，中央有生理凹陷；正常视网膜动、静脉血管管径比例应为 2∶3 左右。颅内高压的典型改变多为视盘水肿，边缘模糊，视盘充血变红，动静脉管径比例可变化为 2∶4 或 2∶5。

(三) 动眼神经、滑车神经、展神经

动眼、滑车和展神经共同参与支配眼球活动，通常被共称为眼球运动神经。临床上对这 3 对神经的检查包括瞳孔、眼睑裂和眼球运动。

眼睑裂检查：正常人睁眼时上眼睑一般可覆盖角膜上方 1～2 mm，如出现双侧眼睑裂不对称，则一般提示有病变存在。一侧眼睑下垂多见于动眼神经麻痹，同时可伴瞳孔扩大和对光反射消失。另外，如有出现用力仍可上抬的"假性眼睑下垂"时，应考虑 Horner 综合征等疾病。

在检查眼睑裂的同时，应注意眼球的突出度，如双眼突出常见于甲状腺功能亢进，而单侧眼球突出则应重点注意是否有眶周突发的肿瘤，若同时可见搏动性突眼，则应考虑颈内动脉海绵窦瘘。

瞳孔检查：瞳孔的检查一般应包括瞳孔大小、形状、位置以及反射。正常人光亮环境下瞳孔大小一般为 3～4 mm，<2 mm 者为瞳孔缩小，常见于全身麻醉未醒、吗啡中毒或脑桥病变等，急性脑干病变还可出现针尖样瞳孔；>5 mm 者为瞳孔散大，常见于中脑病变、脑疝、深昏迷或临终濒死状态等。正常的瞳孔形状为圆形，边缘整齐，若瞳孔形状发生变化，则提示有眼部或脑干部位的病变或损伤。瞳孔反射也是神经科查体的另一个重点，对光反射的检查为使用手电光照射一侧瞳孔，被照射的瞳孔迅速缩小称之为瞳孔的直接对光反射，而对侧的瞳孔缩小称为瞳孔的间接对光反射。调节和辐辏反射的检查为请患者平视前方，当物体由远及近时瞳孔随之缩小，同时两侧眼球出现内收汇聚。

眼球运动检查：检查眼球运动时应请患者先注视前方，观察瞳孔位置有无偏斜，有无复视，然后跟随检查者手指依次向上、下、左、右方向移动，观察眼球的运动情况。眼球向颞侧注视受限提示由展神经损伤引起的外直肌活动受限；眼球向颞下方注视受限提示由滑车神经损伤引起的上斜肌麻痹；其余眼外肌的麻痹则均为动眼神经损伤。若两眼同时向一个方向的运动受限则称为凝视麻痹，一般提示大脑额中回功能区或与脑桥间的联系通路受损。

（四）三叉神经

三叉神经是同时含感觉和运动成分的混合神经，因此查体时应分别检查感觉、运动和反射功能。

感觉功能：三叉神经的 3 个分支在体表分界的标志为眼角和口角，检查时应充分使用棉签、大头针以及冷热试管检查各区域的触觉及痛温觉。三叉神经感觉成分受损产生的周围性感觉障碍一般不会超越中线，因此为能充分鉴别是否有感觉障碍，一般采用两侧对照的方法。如果检查时发现面部有明显的敏感部位，存在触发扳机点，则是三叉神经痛的重要表现。

运动功能：三叉神经的运动神经主要支配包括咬肌、颞肌、翼内肌和翼外肌的咀嚼肌。检查时应首先观察患者颞肌和咬肌是否有萎缩，接下来配合牙关紧闭时，触摸颞肌和咬肌是否松弛，有时可以让患者用一侧咬住压舌板，通过尝试拔出来判断咬肌肌力。

反射功能：三叉神经的反射检查一般包括角膜反射检查和下颌反射检查。角膜反射的传入神经是三叉神经的感觉支，传出神经为面神经，反射中枢在脑桥。检查时，医师持头端捻成细束的棉签，请患者注视对侧，将棉签轻触角膜外侧份（勿接触瞳孔），反射正常时双眼同时出现瞬目，神经损伤则角膜感觉丧失，双眼瞬目均消失，对侧可正常引出。下颌反射传出神经和传入神经均为三叉神经，中枢在脑桥部。检查时患者口微张，检查者将手指置于下颌中部，并以叩诊锤叩击手指，反射正常时则出现咀嚼肌的收缩而使口轻度闭合。皮质延髓束受损时，下颌反射会出现亢进表现。

（五）面神经

面神经是第 Ⅶ 对脑神经，支配面部各表情肌，同时兼同舌前 2/3 味觉，并支配泪腺、颌下腺和舌下腺的分泌。面神经的检查包括运动、味觉、反射和分泌功能。

运动功能：检查面神经运动功能时通常采用让患者做扬眉、闭目、龇牙、鼓腮或吹口哨等动作，注意额纹、眼裂和鼻唇沟的变化以及双侧的对称情况。临床上应注意区分中枢性面瘫或周围性面瘫，周围性面瘫表现为同侧的额纹减少，眼裂增宽，鼻唇沟变浅，鼓腮漏气，露齿时口角偏向健侧；而中枢性面瘫（核上瘫）时，上半部面肌几乎不受影响，仅出现对侧下半部面肌瘫痪。

味觉功能：患者伸舌，检查时用棉签蘸少许有味道的溶液如醋、盐、糖等，涂于舌的前部，然后描述或写出感受到的味道。

反射功能：包括眼轮匝肌和口轮匝肌的反射，参考前述角膜反射和下颌反射的内容。

分泌功能：主要包括唾液和泪液的分泌功能，本部分检查多依靠病史。

（六）听神经

听神经的检查内容包括蜗神经的听力检查和前庭神经的平衡检查。

1.蜗神经

蜗神经的检查主要包括听力测试和音叉检查两部分内容。

粗测的听力检查方法：要求患者堵住一侧耳朵，用另一侧耳朵仔细辨认检查者在一定距离外的声音或说话。

音叉测试：音叉测试临床上常用的方法有如下 3 种。

骨气导比较试验（Rinne 试验）：将震动的音叉先放在耳后乳突上测试骨导，不能听到声音后立即移动至同侧外耳道 1 cm 处，直至震动声无法听到。正常状态下气导应比骨导时间长约一倍，感音神经性耳聋和混合性耳聋气导也长于骨导，但时间缩短，而传导性耳聋骨导大于气导。

两侧骨导比较试验（Weber 试验）：将震动的音叉放在额顶或颅顶正中，观察两侧震动是否相同。传导性耳聋病侧较响，而感音神经性耳聋则健侧较响。

骨导敏感比较试验（Schwabach 试验）：将震动的音叉分别放在患者和检查者的乳突上，比较患者与检查者的骨导持续时间。

2.前庭神经

前庭神经涉及躯体平衡、眼球运动、肌张力和体位等，主导头与躯干的空间定位和平衡。前庭神经的检查内容包括眼震、闭目难立征试验和运动偏离试验。

眼震检查：眼震是眼球一种不自主的节律性的往返运动，根据其往返速度和运动方向的不同而提示不同的临床意义。检查时嘱患者注视检查者上、下、左、右移动手指，观察眼震的方向、幅度和速度。迷路性眼震常为水平眼震，同时伴有眩晕、听力下降、恶心和呕吐等症状；中枢性眼震则常为旋转性、垂直性或多向性眼震，不伴有耳鸣、听力下降的症状，往往提示后颅窝病变。有时临床亦需要采用诱发刺激的方法检查眼震，常见的刺激方法包括温度刺激、加速刺激以及电刺激。

闭目难立征试验（Romberg 试验）：检查方法为让患者首先睁眼，双脚并拢并保持直立姿势后，嘱患者闭眼，继续维持此体位。如果患者睁眼时可以保持平衡而闭眼之后出现明显的摇晃或站立不稳，则称为罗姆伯格征。

运动偏离试验：检查时嘱患者将上臂伸直，示指放在检查者的示指上，随后嘱患者闭目，抬高上臂后，再用示指回到原位找检查者的示指位置，反复多次，观察定位是否准确。

（七）舌咽神经和迷走神经

舌咽神经和迷走神经在临床上常在一起检查，检查内容包括运动、感觉和反射功能。

运动功能：让患者张嘴发"啊"音，观察软腭上抬是否对称，悬雍垂是否居中，患者大声讲话时是否出现声音嘶哑，饮水有无呛咳。

感觉功能：主要检查舌后部 1/3 的味觉。

反射功能：包括咽反射和软腭反射。咽反射的检查方法为：用压舌板将舌压下，使用棉棒轻触两侧咽喉壁，正常时各侧咽部肌肉出现收缩和舌部后缩。软腭反射的检查方法为：用压舌板将舌压下，使用棉棒轻触软腭和悬雍垂，正常时会引起两侧软腭的提高和悬雍垂后缩。

（八）副神经

副神经本身为运动神经，包括颅根和脊根，主要支配胸锁乳突肌和斜方肌，负责完成转颈和耸肩等动作。

胸锁乳突肌的检查方法为：在患者头部向两侧旋转和低头屈颈的时候施加阻力，注意收缩中的肌肉轮廓和坚硬程度。斜方肌的检查方法为：用力下压患者耸肩动作。

由于副神经受双侧皮质来支配，因此该神经功能障碍多数为周围性障碍。

（九）舌下神经

舌下神经为单纯运动神经，支配舌肌收缩，使舌向前伸出。

检查方法：嘱患者做张口伸舌运动，观察张口时舌在口腔内的位置，并让患者做舌尖上、下、左、右运动，伸舌观察舌尖有无偏斜。

三、运动系统

（一）肌力

肌力主要是肌肉运动时的收缩力量，临床上对肌力进行分级评价，一般以两侧比较来判断。肌力检查通常采用近、远端关节和每块肌肉分别来进行。

肌力的分级标准为 (6 级)：0 级，无肌肉收缩完全瘫痪；1 级，可见或者触摸到肌肉收缩，但不能使关节发生运动；2 级，肢体关节可以水平运动，但不能抵抗重力；3 级，肢体关节能够抵抗重力，但不能抵抗阻力；4 级，肢体关节能够抵抗重力和一定的阻力；5 级，正常肌力。

（二）肌张力

肌张力是指肌肉在完全松弛和无自主收缩运动状态下保持的肌紧张度。检查方法为检查者双手握住患者一侧肢体，以不同的速度和幅度反复做被动的屈伸和旋转动作，所感到的阻力即为肢体的肌张力，通常以两侧相互比较来判断。

肌张力减低时肌肉松弛，被动运动阻力较小，关节运动范围大，常见于下运动神经元病或脊髓休克等。肌张力增高时，肌肉坚硬，被动运动阻力很大，关节运动范围小。如锥体束受损时出现的痉挛性肌张力增高，锥体外系受损时出现的铅管样强直或伴有震颤的齿轮样强直。

（三）肌肉容积

一般通过观察、触摸和测量的方法检查是否有肌萎缩和肌肥大。如通过对比两侧对应部位肌肉在放松和收缩状态下的形态和丰满程度，或于肢体固定部位用软尺或条带测量肌肉的周径。应当注意的是，记录时应同时注明测量标志点，如"鹰嘴上方 10 cm"等。

（四）步态

步态是直观而快速的运动系统检查方法之一，因其正常状态的维持需要多个神经通路与肌肉组织的协调，因此，对不同步态的检查有助于病灶的定位。

步态的检查方法很简单，主要是让患者离开座椅正常行走，观察包括姿势、头颈、摆臂、步幅等，必要时可以要求患者做闭目直行、脚跟对脚尖行走、单腿跳跃等动作。

临床常见的病理性步态包括如下。

1. 感觉性共济失调步态

患者对自己的肢体位置定位困难，因此行走时动作笨拙不协调，常需要眼睛注视双脚和地面才可以走稳，如果让患者闭目行走则会出现明显的障碍。

2. 痉挛步态

行走时双下肢自髋部以下极度外展，膝部屈曲，交叉前行似剪刀状，又称为"剪刀步态"，常见于双侧性的下肢痉挛性瘫痪。

3. 偏瘫步态

由于上运动神经元损害，下肢强直，行走时对侧上肢屈曲内收，下肢伸直外展，先自外向内划圈前行，多见于脑血管病后患者。

（五）共济运动

共济运动，其功能主要由小脑及其联络纤维完成。临床常见的共济运动的检查方法包括以下几种。

1. 指鼻试验

患者坐位或站直，双肩保持水平，手臂外展，以一手示指指点自己鼻尖，再回到原始位置，反复多次，不同速度，分别睁眼、闭眼。观察动作是否连贯、自然、准确。辨距不良时在接近鼻尖时往往出现动作缓慢或手指颤抖。感觉性共济失调患者在闭眼时指鼻试验不准确更为明显。

2. 鼻-指-鼻试验

基本同指鼻试验，患者在指点自己鼻尖后再指点检查者的手指，检查者的手指应变换位置，观察动作的连续性和准确性。

3. 跟膝胫试验

患者仰卧，一侧下肢抬起，脚踝背屈，足跟放在对侧膝盖上，然后沿对侧胫骨下滑至脚趾，最后将足跟放在起始部位。反复多次，观察动作的连续性和流畅程度。

4. 反跳试验

检查者一手护住患者肩部，另一手握住患者屈曲上肢的腕部，嘱其用力对抗，之后突然松开患者手腕，患者在突然松手后不能控制停止屈臂而击中肩部者为阳性。

5. 轮替动作试验

嘱患者双手快速连续做翻转手腕动作，观察动作的速度与平稳程度。

四、感觉系统

感觉系统的检查包括特殊感觉和一般感觉，其中特殊感觉在脑神经检查过程中已做了相应的介绍，这里讨论一般感觉的检查方法。

（一）浅感觉

包括轻触觉、浅痛觉和温度觉。

1.轻触觉

嘱患者闭目，用小棉絮或细毛轻轻划过皮肤，让患者说明有无和部位；或点击皮肤，让患者计数碰触次数。

2.浅痛觉

用大头针按一定顺序轻刺患者皮肤，嘱其在感觉有明显异常和减退时立即告知，并画出感觉异常区域，检查时应注意两侧对比检查，必要时还可用大头针尖端和钝端轻刺，判断其反应。在检查感觉异常区域时，应注意从正常感觉区域到病变区域检查，反复多次做到尽量准确。

3.温度觉

选用玻璃试管分别装入冷水（5℃～10℃）和热水（30℃～40℃）交替接触患者皮肤，并让其说出冷热感受。

（二）深感觉

深感觉又被称为本体感觉，一般指来自于肌肉、肌腱、韧带、骨和关节等深层结构的感觉，临床的检查包括振动觉、运动觉与位置觉、深痛觉。

1.振动觉

以震动的低频音叉放在患者骨突出部位，让其说出有无震动感。通常情况下，下肢的震动阈值要高于上肢。

2.运动觉与位置觉

包括关节的位置与运动，一般同时进行。让患者闭目，检查者用手捏住患者手指或足趾两侧，上下晃动后停止，让患者说出肢体所在的位置。为避免患者根据用力猜测位置，检查者检查时手指应放在肢体两侧。

3.深痛觉

挤压患者的肌肉或者肌腱，询问是否有疼痛感觉。

（三）皮质感觉

检查内容包括图形觉、形体辨识觉和两点辨别觉。

1.图形觉

让患者闭目，用钝物在患者皮肤上画出简单的图形或字母、数字等，让其辨认。

2.形体辨识觉

嘱患者闭目，用单手触摸钥匙、书本、茶杯或圆球等物体，让患者说出形状。

3.两点辨别觉

使用钝角圆规的两尖碰触身体不同部位的皮肤，询问患者是一点还是两点，记录患者不能分辨两点的最大距离。正常人身体各部位辨别能力并不一致，如指尖2～4 mm，背部4～5 cm。

五、反射与病理反射

身体在外界刺激之后表现的反应称为反射。反射包括生理性和病理性反射，而生理性反射又有浅反射和深反射之分。

临床上将反射的强度做了以下分级。

(-)：反射消失。(+)：反射存在，但减弱。(++)：反射正常。(+++)：反射增强。(++++)：反射明显亢进或阵挛。

（一）深反射

刺激身体深部结构引起的反应称为深反射，临床常见的深反射包括以下几类。

1. 肱二头肌反射（C5～C6，肌皮神经传导）

患者坐位，肘部半屈，检查者以左手托住其上臂，前部和手自然交叉置于腹部，检查者拇指放在肱二头肌肌腱上，以叩诊锤叩击位于肌腱上的手指。引起肱二头肌的收缩，肘关节迅速屈曲及微转。

2. 桡反射（C5～C6，桡神经传导）

肘部半屈，检查者以叩诊锤敲击患者桡骨茎突，引起肱桡肌收缩，肘关节屈曲侧转。

3. 肱三头肌反射（C6～C8节，桡神经传导）

检查时上臂体位与肱二头肌检查时相同，检查者以叩诊锤叩击鹰嘴上方的肱三头肌肌腱，引起肱三头肌收缩，肘关节伸直。

4. 膝反射（L2～L4，股神经传导）

患者取坐位，双腿放松置于地面，或患者取仰卧位，膝关节微屈曲并放松。检查者以叩诊锤轻叩髌骨下方股四头肌肌腱，引起小腿前伸动作。

5. 踝反射（L5～S2，胫神经传导）

患者取坐位，大腿呈外展外旋，膝关节屈曲，检查者一手使患者足部背屈，与小腿约成直角，另一手执锤叩击跟腱，引发腓肠肌收缩，足部跖屈。

（二）浅反射

包括以下反射检查项目。

1. 腹壁反射

以钝针从外侧向脐轻划腹壁皮肤，可见腹壁肌肉的收缩。以脐为标记，脐上为上腹壁反射，脐旁为中腹壁反射，脐下为下腹壁反射。

2. 提睾反射

钝针或棉签轻划大腿内侧皮肤，可见同侧睾丸轻度上提。

3. 肛门反射

刺激肛门周围皮肤，可见肛门收缩。

（三）病理反射

病理反射仅在中枢神经系统受损时出现，根据受累的传导束和部位不同，一般病理反射包括肢体病理反射（皮质脊髓束受损）、皮质脑干病理反射（皮质延髓束受损）和额叶释放反射。

1. 肢体病理反射

表现形式可以为伸肌的病理反射和屈肌的病理反射。主要包括以下5种。

(1)Babinski 征：这是最重要的病理反射，是锥体束受损的特征性反射。检查方法为嘱患者放松平躺，检查者以稍尖锐的器械在患者足底从足跟开始沿脚底外侧划向小趾再转向中蹋趾。反射正常时，应出现足趾跖屈，而病理情况下，蹋趾向足背方向过伸，其他足趾如扇形外展。

(2)Chaddoclc 征：用钝针沿脚背外侧自外踝下方向前划至足趾，阳性反应同 Babinski 征。

(3)Oppenheini 征：检查者以拇指和示指自上而下用力在患者的胫骨前内侧划下。阳性反应同 Babinski 征。

(4)Gordon 征：检查者用力挤压患者的腓肠肌。阳性反应同 Babinski 征。

(5)Hoffinann 征：检查时患者腕部略伸直，手指微屈，检查者用手指夹住患者中指，用拇指向下弹拨患者中指指甲，阳性反应为拇指和其他手指掌屈内收。

2. 皮质脑干病理反射

临床常见的皮质脑干病理反射有以下两种。

(1) 掌颏反射：轻划患者一侧手掌鱼际皮肤，患者下颌跳动样上抬为阳性。

(2) 下颌反射：详细参见三叉神经查体内容。

3. 额叶释放反射

额叶释放反射指的是弥漫性皮质病变时，额叶运动通路受累的表现，临床常见的有以下两种。

(1) 吸吮反射：检查者用压舌板自外侧向中间轻划患者的嘴唇，可见嘴唇有吸吮动作。

(2) 握持反射：检查者用手指在患者的手掌从掌根向手指方向轻划，可见患者不自主地握持检查者手指的动作。

六、脑膜刺激征

脑膜刺激征常见于脑膜炎症、蛛网膜下隙出血等，包括颈强直、Kemig 征和 Brudzinski 征。

1. 颈强直

患者仰卧位，检查者用手掌从枕部托起患者头部，被动做屈颈动作，可以感受到患者颈部的阻力。正常状态下阻力很小，当脑膜受累时，阻力强大，甚至严重时各方向运动均受限。

2. Kemig 征

患者仰卧，检查者将患者一侧髋部先屈曲至 90°，再被动伸直，大小腿夹角不足 135° 即有疼痛时称为 Kemig 征阳性。本查体应注意与 Lasegue 征鉴别。

3. Brudzinski 征

患者仰卧，检查者用手从患者枕部托起头部，做屈颈运动。正常人在屈颈时仍能保持下肢伸直状态，如出现双下肢不自主屈曲时提示阳性。

第二节 神经系统疾病定位诊断

尽管 CT、MRI 等影像学检查和诊断手段已普及应用，在临床上结合病史、查体结果充分了解患者的症状和体征，并据此判断病变部位，但这种神经系统疾病定位诊断的基本功仍然十分重要。

本节根据神经系统不同部位的功能差异，结合不同疾病的症状与体征，说明神经系统疾病的定位诊断在疾病诊治过程中的应用。目前，对于神经系统疾病定位的依据依然是采用脑沟回及各脑神经走行的解剖学位置及 Brodmami 脑功能分区。而结合系统病史询问和体格检查，依据解剖学和脑功能区的分布对疾病进行定位诊断，对进一步选择更加合适的检查方法以及选择手术入路均起到至关重要的作用。

一、脑神经相关损害的定位诊断

(一) 视神经损害的定位诊断

视觉通路自视网膜、经视神经、视交叉、视束、外侧膝状体、视放射至枕叶视觉皮质。由于各部位的解剖结构及生理功能的不同，损害后的视觉和视野改变也各异，故由此可判断视路损害的部位。

1. 视神经损害

视神经损害时，可出现病侧眼视力下降或全盲，同时伴直接对光反射消失，间接对光反射存在，眼底可见视盘萎缩。临床多见于视神经炎等视神经本身病变或眶内肿瘤对视神经的压迫。

2. 视交叉损害

视交叉损害时，视神经双鼻侧纤维受损，产生双颞侧偏盲，视力可以伴或不伴下降。临床多见于鞍区肿瘤，尤其是向上生长的垂体瘤。

3. 视束损害

视束损害时，可导致同侧视神经颞侧纤维和对侧视神经鼻侧纤维受损，产生对侧同向偏盲，即病侧眼鼻侧偏盲，对侧眼颞侧偏盲，伴有偏盲性瞳孔强直 (偏盲侧瞳孔无对光反射)。临床病变最多见于鞍区，尤其向鞍后部生长的肿瘤。

4. 视放射损害

视放射损害也会出现对侧同向偏盲，但因瞳孔光反射通路不经过该部位，因此无偏盲性瞳孔强直出现。此外，视放射后部上方和下方纤维开始逐渐出现分离，可以因损害部位的不同而出现同向上 1/4 象限偏盲 (下方纤维受损) 或同向下 1/4 象限偏盲 (上方纤维受损)。临床上多见于颞叶肿瘤或内囊病变。

5. 视觉皮质损害

视觉皮质位于枕叶，一侧病变时的视野改变与视放射病变基本相同，出现对侧同向偏盲或上下象限性盲。双侧视皮质损害时，视力丧失，但对光及辐射反射存在，称皮质盲。临床上多见于枕叶的脑血管病、肿瘤及变性病变。

(二) 眼动功能损害的定位诊断

如前查体所述，眼球运动由动眼、滑车及展神经完成，眼动障碍可由上述神经单个或同时损害引起。根据发病情况，临床以动眼神经麻痹和展神经麻痹多见。

1. 动眼神经损害

(1) 核性损害：动眼神经核位于中脑的上丘水平，司眼部不同肌肉运动的核团于双侧自上而下的排列。因此，中脑病变时，多表现为双侧的某些眼肌单个麻痹，而由于动眼神经副核常不被累及，故瞳孔多正常。临床多见于脑干海绵状血管瘤等病变。

(2) 核下性损害：表现为眼睑下垂，眼球外下斜位、向上、向下、向内运动受限，瞳孔散大，对光反射消失。因动眼神经走行各段邻近结构不同，临床表现也不同。

1) 中脑病变：为髓内段动眼神经纤维受损，常累及同侧尚未交叉的锥体束，故出现病灶侧动眼神经麻痹，伴对侧中枢性面、舌瘫及肢体上运动神经元性瘫痪 (Weber 综合征)。常见于中脑出血、梗死、肿瘤等。

2) 颅底病变：一侧动眼神经麻痹，多见于后交通动脉瘤、小脑幕切迹疝等。

3) 海绵窦病变：此处病变常累及滑车神经和展神经，多为全眼麻痹。此外，因同侧三叉神经 I、II 支也受损害，而有颅面该两支神经范围内感觉减退或三叉神经痛发作。常见于海绵窦内肿瘤或血栓形成、海绵窦动静脉瘘等。

4) 眶上裂病变：同海绵窦病变，但无眼球静脉回流受阻症状，并因动眼神经入眶上裂进而分为上、下两支，故有时仅表现为部分眼肌麻痹。常见于该处肿瘤、外伤等。

5) 眶内病变：同眶上裂病变外，因同时累及视神经而出现视力减退、视盘水肿。常见于眶内肿瘤、炎症等。

(3) 核上性损害：多数为脑干或皮质眼球协同运动中枢受损引起，临床表现为双眼协同运动障碍，如双眼侧视麻痹或同向偏斜，或双眼上视和（或）下视不能，伴瞳孔对光反射消失。常见于脑干肿瘤及大脑半球血管病变、肿瘤等。

2. 展神经损害

其表现为眼球内斜视、外展受限。

(1) 核性损害：展神经核位于脑桥面丘水平，被面神经所环绕。该处病变时表现为病灶同侧眼球外展不能、内斜视和周围性面瘫，因病变常累及同侧未交叉的锥体束，故还出现对侧肢体上运动神经元性瘫痪（Millard-Gubler 综合征）。多见于脑干梗死及肿瘤。

(2) 核下性损害：

1) 颅底病变：展神经在颅底行程较长，故很易受损，可为单侧或双侧，出现一侧或双侧眼球外展受限或不能。常见于斜坡肿瘤、颅底骨折损伤等。

2) 海绵窦、眶上裂和眶内病变：同动眼神经描述。

(3) 核上性损害：表现为双眼同向运动障碍，与动眼神经损害类似，也系脑干或皮质眼球协同运动中枢受损引起。包括如下。

1) 侧视麻痹：同向侧视中枢包括脑桥侧视中枢和皮质侧视中枢，此两个侧视中枢的病变均可引起侧视麻痹。脑干侧视中枢病变时，常累及邻近的面神经核和未交叉的皮质脊髓束，而出现同侧周围性面瘫和对侧肢体上运动神经元性瘫痪及双眼不能向病侧注视而凝视病灶对侧（Foville 综合征）。常见于脑桥梗死、肿瘤等。皮质侧视中枢病变时，双眼不能向病灶对侧注视，同时双眼向病灶侧偏斜；由于皮质其他部位的代偿作用，皮质侧视中枢产生的侧视麻痹多为一过性。最常见于内囊部位的脑血管病、额叶肿瘤等。

2) 垂直运动麻痹：垂直运动脑干中枢位于中脑四叠体和导水管周围灰质，中脑病变时引起双眼不能同时上视或（和）下视，可伴瞳孔对光反射和（或）辐辏反射消失。常见于中脑的血管病和脱髓鞘病以及肿瘤。

(三) 面肌瘫痪的定位诊断

面神经核位于脑桥，接受来自大脑皮质运动区下 1/3 发出的皮质脑干束支配，其中面神经上组核接受双侧皮质脑干束支配，而下组核仅接受对侧皮质脑干束支配。面神经出脑后与位听神经伴行，经内耳孔及内耳道后折入面神经管内，最后出茎乳孔至支配的肌肉。行程各部因邻近解剖结构不同，故临床表现也各异，据此可进行面肌瘫痪的定位诊断。

1. 中枢性面瘫

即核上性损害，表现为病灶对侧下组面肌瘫痪，包括口角下垂、鼻唇沟变浅、示齿时口角歪向健侧、鼓腮及吹口哨不能等。主要定位如下。

(1) 皮质运动区病变：一般除中枢性面瘫外，多合并有面瘫同侧以上肢为主的上运动神经元性肢体瘫痪及舌瘫；也可为刺激症状，表现为面部或同时有肢体的局限性运动性癫痫发作。常见于额叶运动区占位性病变及脑膜脑炎等。

(2) 内囊病变：除中枢性面瘫外，因病变同时累及皮质脊髓束、丘脑皮质束及视放射，而出现面瘫同侧的肢体上运动神经元性瘫痪、偏身感觉障碍及同侧偏盲，称为"三偏征"。最常见于脑血管病。

2. 周围性面瘫

即核下性损害，相当于肢体的下运动神经元性瘫痪。除下组面肌瘫痪外，还有上组面肌瘫痪（如抬额、皱眉不能，额纹消失，眼睑闭合不全等）。依据面神经走行及周围结构，主要定位如下。

(1) 脑桥病变：同之前叙述的 Millard-Gubler 综合征。主要见于脑桥梗死、肿瘤及多发性硬化等。

(2) 脑桥小脑角病变：除面神经受损外，因累及邻近的三叉神经、位听神经及小脑，故除周围性面瘫外，还分别出现面部麻木、疼痛、咀嚼肌无力及萎缩、耳鸣、耳聋、眩晕以及共济失调等，称为"脑桥小脑角综合征"。多见于该部肿瘤（尤以听神经瘤、胆脂瘤多见）等。

(3) 面神经管病变：除周围性面瘫外，因镫骨神经和鼓索神经也常受累，常伴听力过敏和舌前 2/3 味觉丧失。多见于面神经炎等。如病变位于膝状神经节，则因多系带状疱疹病毒感染所致，故有耳郭部的带状疱疹 (Ramsay-Hunt 综合征)。

(4) 茎乳孔以外：仅有病侧周围性面瘫。常见于面部或腮腺肿瘤等。

3. 肌源性面瘫

双侧面肌肌肉活动障碍引起，双眼闭合及示齿不能、表情呆滞、饮水自口角外流。常见于重症肌无力、肌营养不良等。

（四）球（延髓）麻痹的定位诊断

位于延髓内的疑核和舌下神经核，发出纤维经由舌咽、迷走和舌下神经出脑，支配软腭、咽肌、声带和舌肌。疑核和舌下神经核的中枢支配为源自中央前回下方的皮质脑干束。当上述神经通路受损而出现构音、发声及吞咽障碍时，称之为"延髓性麻痹"。

1. 真性延髓性麻痹

为一侧或双侧延髓病变或舌咽、迷走及舌下神经病变所致。表现为声音嘶哑、构音不清、吞咽困难、软腭下垂、咽反射消失、伸舌偏斜或不能、舌肌萎缩并有肌纤维、震颤。急性者见于急性感染性多发性神经炎、椎 - 基底动脉闭塞等。慢性者多见于肌萎缩侧索硬化症、脑干肿瘤、延髓空洞症等。

2. 假性延髓性麻痹

为双侧皮质运动区或皮质脑干束损害所致。因疑核受双皮质脑干脑侧束支配，因此一侧病变时不发生症状。除构音、发声及吞咽障碍外，与真性延髓性麻痹不同处为咽反射存在，无舌肌萎缩及震颤，且常伴有双侧锥体束征和病理性脑干反射如吮吸反射和掌颏反射，智力多减退，双侧内囊病变时尚有强哭强笑表现。常见于双侧发生的脑血管病、脑炎、运动神经元病等。

二、运动功能损害的定位诊断

运动功能的损害，临床上主要表现为各种形式的瘫痪，根据肌肉收缩时其无力程度分为不完全性瘫痪（轻瘫、肌力检查为 1～4 级）和完全性瘫痪（肌力为 0 级）两种。

根据产生瘫痪的原因分为以下三大类：神经源性瘫痪、肌源性瘫痪和癔症性瘫痪。神经源性瘫痪根据运动通路受损的部位又分为因皮质运动区至支配脊髓前角的锥体束发生病变所产生的上运动神经元瘫痪和脊髓前角、前根、神经丛及周围神经损害后引起的下运动神经元瘫痪。上运动神经元性瘫痪特点：①瘫痪范围较广泛；②瘫痪肢体上肢屈肌、下肢伸肌肌张力增高，称为痉挛性瘫痪；③正常受抑制的腱反射被释放，出现腱反射亢进；④正常被抑制的原始反射又复出现，即病理反射阳性；⑤除久病后瘫痪肢体呈失用性萎缩外，无肌肉萎缩。

下运动神经元性瘫痪特点：①瘫痪多较局限；②瘫痪肢体肌张力减低，呈现弛缓性瘫痪；③腱反射减低或消失；④不出现病理反射；⑤肌肉萎缩明显。

根据临床上肢体瘫痪的部位和范围，可按单肢体瘫痪、双下肢瘫痪、偏瘫和四肢瘫痪分别进行定位诊断。

（一）单肢体瘫痪的定位诊断

1. 大脑皮质运动区（中央前回）损害

中央前回下部病变出现对侧上肢上运动神经元性瘫痪，上部病变出现对侧下肢上运动神经元性瘫痪，如病变在优势半球累及额下回后部 Broca 区时，还可伴有运动性失语。需要注意的是，当病变仅局限于皮质时，与一般上运动神经元性瘫痪后期为痉挛性者不同，瘫痪始终为弛缓性。当病变引起刺激症状时，瘫肢还可出现局限性运动性癫痫发作而无明显瘫痪。临床多见于原发脑肿瘤、脑血管病和外伤等。

2. 脊髓半横贯性病变

位于胸段以下的脊髓因同侧皮质脊髓束受损，引起同侧下肢上运动神经元性瘫痪；病变同时累及后索及脊髓丘脑束，分别引起损害水平以下同侧感觉和对侧痛温觉减退，称为"脊髓半横贯综合征"(Brown-Sequard 综合征)。如果累及腰段损及同侧脊髓前角，可同时出现病变侧下肢运动神经元性瘫痪，常伴有下肢放射性痛和感觉减退等马尾症状，以上均多见于椎管内肿瘤等引起的脊髓压迫的早期。

3. 脊髓前角病变

颈膨大 (C5～T1) 支配上肢的肌肉运动，腰膨大 (L2～S2) 支配下肢的肌肉运动，上述部位病变可分别引起上、下肢部分肌肉下运动神经元性瘫痪，并因刺激作用伴有瘫痪肌的肌纤维震颤。病变如仅限于前角时，无感觉障碍，多见于脊髓前角灰质炎等。如同时伴有浅感觉分离则见于脊髓空洞等。

4. 脊神经前根病变

所产生的瘫痪类型与脊髓前角损害相同，但肌纤维震颤较粗大，称肌纤维束性震颤，此外，病变常同时累及邻近的后根，故多伴有相应的根性分布的感觉障碍，如上下肢的放射性疼痛、浅感觉的减退等。临床多见于神经根炎、增生性脊柱炎、早期椎管内占位性病变。

5. 神经丛损害

近端损害同相应的脊神经前根损害的症状，远端者则表现为其组成的有关神经干损害症状。以臂丛近端病变为例。①臂丛上干型损害为 C5～C6 神经根受损，表现为上肢近端和肩胛带肌肉瘫痪、萎缩、上肢不能上举、屈肘和外旋。肱二头肌腱反射和桡骨膜反射消失，上肢桡侧放射性疼痛和感觉障碍，前臂肌肉和手部功能正常。多见于外伤、产伤等。②臂丛下干型则为 C7～T1 神经根受损，表现为肌肉瘫痪和萎缩，以上肢远端包括手部为主，尺侧有放射性疼痛和感觉障碍，可有 Homer 征。多见于肺尖肿瘤、锁骨骨折、颈肋等。

6. 神经干病变

神经干为混合神经，损害后除引起该神经支配的肢体部分肌肉的下运动神经元性瘫痪外，还有相应区域内的感觉和自主神经障碍，后者如皮肤发凉、发绀、指（趾）甲脆变或呈沟状，严重时皮肤出现难愈的溃疡等。

常见的神经干损害多集中于臂丛和骶丛发出的神经干，如下列情况。

(1) 桡神经损害：表现为手腕下垂，腕及手指不能伸直，感觉障碍仅见于拇、示指背侧小三角区。

(2) 尺神经损害：表现为掌屈力弱，小指活动和拇指内收不能，各指分开、并拢不能，骨间肌、小鱼际肌萎缩。

(3) 正中神经损害：表现为前臂旋前困难，手腕外展屈曲以及第一、二、三指屈曲不能，鱼际肌明显萎缩形成"猿手"，伴第一至三指及无名指的桡侧感觉减退，早期可有灼性神经痛。腕部操作时主要表现为拇指运动障碍，见于腕管综合征。

(4) 坐骨神经干损害：表现为沿坐骨神经走行（从臀部向股后、小腿后外侧）的放射性疼痛，股后侧肌群、小腿和足部肌力减退，肌肉萎缩，致屈膝及伸屈足困难。小腿外侧痛觉减退，牵拉坐骨神经时出现疼痛，故 Kemig 征和 Laseque 征阳性等。

(5) 腓总神经损害：表现为足下垂（致行走呈跨阈步态），足、趾不能背屈，足不能转向外侧，小腿前外侧肌肉萎缩，小腿前外侧及足背皮肤感觉障碍。

（二）双下肢瘫痪的定位诊断

1. 双侧旁中央小叶病变

表现为双下肢上运动神经元性瘫痪，但多呈弛缓性，可有双下肢运动性癫痫发作，并有失抑制性高张力型膀胱障碍。见于该部位累及双侧的颅内占位性病变及上矢状窦病变。

2. 脊髓病变

(1) 脊髓横贯性损害：损害平面所支配的肌肉因前角受损，呈现下运动神经元性瘫痪，损害平面以下肢体因皮质脊髓束受损，呈现上运动神经元性瘫痪（脊髓休克期可为弛缓性瘫）损害，平面以下所有深浅感觉减退或消失；括约肌障碍因脊髓损害水平不同而异，骶部以上急性病变的休克期，表现为失张力性膀胱，但休克期过后，如膀胱反射弧的功能恢复，可逐渐转变为反射性膀胱。多见于脊髓压迫性病变、急性脊髓炎及脊髓伤。

(2) 脊髓其他损害：①双侧脊髓前角损害，出现双下肢下运动神经元性瘫痪而不伴有感觉和括约肌障碍，偶见于脊髓前角灰质炎；②脊髓双侧侧索损害，引起双下肢上运动神经元性瘫痪而无其他脊髓横贯损害症状，偶见于原发性侧索硬化症；③脊髓双侧侧索和后索损害，双下肢上运动神经元性瘫痪，伴有深感觉丧失和感觉性共济失调，偶可见于营养代谢障碍引起的后侧索硬化综合征。

3. 双侧腰骶神经根病变

双下肢呈现下运动神经元性瘫痪，伴有下肢放射性疼痛和根性分布的浅感觉障碍，因骶神经根受损，出现失张力性膀胱。常见于中央型椎间盘突出及脊髓膜炎等。

(三) 偏瘫的定位诊断

1. 大脑皮质损害

大脑一侧皮质损害累及整个中央前回时，可引起对侧中枢性偏瘫及面、舌瘫，可伴对侧肢体局限性运动性癫痫发作。优势半球病变时，还伴有运动性失语，累及后中央后回时常有皮质觉障碍，多见于脑膜炎。

2. 内囊病变

由于多条重要的传导束 (如锥体束、丘脑皮质束及视放射) 均在内囊通过，因此内囊损害后除出现病灶对侧中枢性偏瘫及面、舌瘫外，可伴有对侧偏身感觉障碍以及对侧同向偏盲，即"三偏综合征"，最常见于脑血管病。

3. 半卵圆中心病变

由于上下行的感觉和运动通路及其支配颅面和上下肢的纤维在此呈扇形分散排列，病变常使各种纤维受损程度不同，因此偏瘫常表现为上下肢和颅面受累程度不同，运动与感觉障碍的轻重也不平行，多见于颅内肿瘤及血管病变。

4. 脑干病变

因脑干病变损害所在平面同侧的脑神经运动核以及尚未交叉到对侧去的皮质脊髓束，而出现病灶同侧脑神经的周围性瘫痪，对侧肢体上运动神经元性瘫痪，称为交叉性瘫痪。多见于脑干肿瘤、炎症及血管病变。不同损害平面，其表现也各异，由于脑干受累部位结构多复杂，常成组出现相应的症状，如：①中脑病变，病灶侧动眼神经麻痹，对侧中枢性面、舌瘫及肢体瘫痪 (Weber 综合征)；②脑桥病变，病灶同侧展神经及面神经麻痹、对侧中枢性舌瘫及肢体瘫痪 (Millard-Gubler 综合征)；③延髓病变，病灶同侧延髓性麻痹或舌下神经麻痹，对侧肢体瘫痪。

5. 脊髓病变

见于颈髓半横贯性损害。高颈段病变表现为病灶同侧上下肢上运动神经元瘫痪，颈膨大病变则表现为病灶侧上肢下运动神经元性瘫痪，下肢上运动神经元性瘫痪，同时伴有病灶侧损害水平以下深感觉障碍、对侧痛温觉障碍。

(四) 四肢瘫痪的定位诊断

1. 大脑皮质和皮质下广泛病变

双侧中枢性面、舌瘫、四肢上运动神经元性瘫痪，同时因双侧皮质脑干束受损而有吞咽和构音障碍等假性延髓性麻痹症状，因皮质感觉区病变而有皮质性感觉障碍，并有失语和癫痫大发作等，常见于脑膜脑炎。

2. 累及双侧脑干病变

双侧偏瘫伴感觉障碍外，并伴有双侧损害水平的脑神经麻痹，常见于脑干肿瘤、脑干脑炎等。原发性侧索硬化症累及双侧锥体束，表现为双侧肢体上运动神经元性瘫痪伴有假性延髓性麻痹而无感觉障碍。

3. 颈髓双侧病变

(1) 颈髓横贯性损害：①高颈段病变，四肢上运动神经元性瘫痪，病灶水平以下全部感觉丧失，大小便障碍，可能出现膈肌麻痹或刺激症状（呼吸困难或呃逆），以及后颈部向枕部放射的神经根性疼痛；②颈膨大部病变，双上肢下运动神经元性瘫痪，双下肢上运动神经元性瘫痪，病变水平以下全部感觉缺失，大小便障碍，常伴有 Horner 征并可有向上肢放射的神经根性疼痛。

(2) 其他脊髓损害：①颈髓侧索双侧损害，四肢上运动神经元性瘫痪，不伴感觉障碍，极少数患者可有括约肌障碍，见于原发性侧索硬化症；②双侧颈髓前角及侧索损害，因损及颈膨大前角细胞而呈现上肢下运动神经元性瘫痪；下肢则因侧索受损而呈现上运动神经元性瘫痪，见于肌萎缩侧索硬化症；③脊髓双侧前角病变，四肢呈现下运动神经元性瘫痪，无感觉及膀胱障碍，见于进行性脊肌萎缩症。

4. 周围神经损害

四肢呈下运动神经元性瘫痪，伴有套式感觉障碍。见于格林 - 巴利综合征。

5. 肌源性瘫痪

四肢呈现弛缓性瘫痪，无感觉障碍。见于周期性瘫痪、重症肌无力、癌性肌病、多发性肌炎等。

三、感觉功能损害的定位障碍

由于感觉通路各部位损害后，所产生的感觉障碍有其特定的分布和表现，可根据感觉障碍区的分布特点和改变的性质，判定感觉通路损害的部位。临床可分为以下几型。

1. 末梢型感觉障碍

表现为四肢末梢对称性手套式和袜套式分布的各种感觉减退、消失或过敏，主观表现为肢端的麻木、疼痛和各种异常感觉，如烧灼感、蚁行感等。一般因为自主神经纤维有同时受损可能，还常有肢端发凉、发绀、多汗以及甲纹增粗等自主神经功能障碍，临床常见于四肢末梢神经炎。

2. 神经干型感觉障碍

神经干损害后表现为该神经干支配区出现片状或条索状分布的感觉障碍，伴有该神经支配的肌肉萎缩和无力，常见于周围神经损伤等。

3. 神经根型感觉障碍

脊神经后根、脊神经节、后角或中央灰质损害后出现的感觉障碍，表现为节段性分布的各种感觉障碍。

(1) 后根病变：各种感觉均有障碍并常伴有沿神经根分布的放射性疼痛，见于脊神经根炎、椎管内肿瘤等。病变常同时累及前根而出现相应的下运动神经元性瘫痪症状。

(2) 脊神经节病变：同神经根病变所见，同时伴有受累神经根支配区内的疱疹，最常见于带状疱疹。

(3) 后角病变：因痛温觉纤维进入后角更换神经元而受损，但部分触觉纤维及深感觉纤维则经后索传导而幸免，因而出现一侧节段性分布的痛温觉障碍，而触觉及深感觉正常的感觉障碍，称为浅感觉分离，常见于脊髓空洞症、早期髓内肿瘤等。

(4) 脊髓中央灰质病变：双侧痛温觉纤维受损而触觉及深感觉保留，出现双侧节段性分布的分离性感觉障碍，同样常见于脊髓空洞症和髓内肿瘤。

4. 脊髓传导束型感觉障碍

与运动功能损害时脊髓病变的定位诊断类似，因累及感觉传导束而产生损害平面以下的感觉障碍。

(1) 后索损害：病灶水平以下同侧深感觉减退或消失，同时出现感觉性共济失调、肌张力减低、腱反射消失。

(2) 脊髓侧索损害：因脊髓丘脑侧束受损，产生病灶以下对侧的痛温觉障碍。

(3) 脊髓横贯损害：损害水平以下所有深、浅感觉消失。

5. 脑干损害

脑干一侧病变时，典型表现为"交叉性感觉障碍"出现对侧躯体深浅感觉障碍及同侧颅面的感觉特别是痛觉障碍，见于脑血管病、脑干肿瘤等。

6. 内囊损害

丘脑皮质束经内囊后肢的后 1/3 投射至大脑皮层中央后回及顶上小叶，病损后出现对侧偏身的深、浅感觉障碍。

7. 大脑皮质损害

累及中央后回时，可引起对侧包括深浅感觉在内的全部感觉障碍，多见于颅内肿瘤。

四、颅底结构损害的定位诊断

颅底结构复杂，空间狭小，当颅底某部分结构损害时，常出现一系列神经功能障碍，临床上多以各种综合征的形式来定义。根据这些有规律性的神经功能损害可以很好地做出疾病的定位诊断。

(一) 前颅窝病变的定位诊断

前颅窝底病变时，常表现为一侧或双侧的嗅神经及视神经损害，出现一侧或双侧嗅觉和视力的减退或丧失。眼底检查常出现原发性视神经萎缩。常见于前颅窝底肿瘤，如肿瘤压迫一侧视神经可以出现同侧视力障碍，同侧视盘萎缩，对侧由于颅内压增高持续出现视盘水肿，即 Forster - Kennedy 综合征。

(二) 中颅窝病变的定位诊断

1. 视交叉部综合征

当病变累及视交叉部位时，常出现以下表现。

(1) 因病变直接压迫或侵袭视神经导致视力障碍。

(2) 视交叉不同部位受压后产生的视野改变，如视交叉中间部分受压可出现双颞侧偏盲，视交叉外侧受累则出现患侧眼睛的鼻侧偏盲。

(3) 病变区邻近组织的受累，多以下丘脑损害为主。临床上最常见于鞍区的肿瘤和炎症。

2. 眶上裂综合征

因累及动眼、滑车、展神经和三叉神经第 1 支分支，出现眼球运动障碍、上睑下垂、瞳孔散大、角膜反射减弱或消失、额部皮肤感觉减退等症状。有时因眼静脉回流不畅还可引起眼球突出。临床常见于眶上裂或蝶骨嵴内侧脑膜瘤，以及部分额眶部的复合外伤。

3. 海绵窦综合征

临床症状与眶上裂综合征类似，但由于眼静脉回流受阻，会出现明显的眼球突出和球结膜水肿。临床常见于海绵窦内病变，或外伤性颈内动脉海绵窦瘘。如果是颈内动脉海绵窦瘘疾病，可查及明确的搏动性突眼和位于头部及眼眶的持续性血管杂音。

4. 三叉神经半月节综合征

三叉神经半月节附近组织结构受累，常出现如下情况。

(1) 患侧面部麻木和疼痛，角膜反射减退或消失。

(2) 咀嚼无力，颞肌和咀嚼肌群萎缩，张口时下颌偏向右侧。

(3) 邻近结构受累常易出现动眼神经和展神经瘫。

(4) 如病变累及后颅窝，则可能出现共济失调和听力障碍等。临床常见于三叉神经半月节位置的神经纤维瘤、脑膜瘤或表皮样囊肿。

5. 岩尖综合征

表现为三叉神经与展神经受累，出现患侧的面部疼痛和展神经瘫，又称为 Gradenigo 综合征。常见于累及岩骨尖的肿瘤等。

(三) 后颅窝病变的定位诊断

1. 脑桥小脑角综合征

多为位于该区的肿瘤压迫所致。临床主要表现如下。

(1) 第 V～Ⅷ 对脑神经受累，且多出现于病变的早期，极少累及第 Ⅸ～Ⅺ 对脑神经。

(2) 小脑症状，表现为步态改变、眼球震颤和共济失调。

(3) 脑室系统受压引起的脑脊液循环受阻导致的颅内压增高。

2. 颈静脉孔综合征

最常见于颈静脉孔周围的肿瘤或骨折。主要表现为第 Ⅸ～Ⅺ 对脑神经受累，出现声音嘶哑、吞咽困难和饮水呛咳。舌后部味觉消失，胸锁乳突肌和斜方肌肌力下降或麻痹。当颈内静脉受累时可引起颅内静脉回流障碍而致明显的颅内压增高。

3. 枕骨大孔区综合征

多见于枕骨大孔区的肿瘤或发育畸形。主要临床表现如下。

(1) 颈枕部的放射性疼痛。

(2) 头后仰或前屈受限的强迫头位。

(3) 当上颈段脊髓受累时，可能引起脊髓的横贯性损害，而出现四肢瘫痪和呼吸肌麻痹。

(4) 脑脊液循环通路受阻而出现梗阻性脑积水，有时可同时见第 Ⅸ～Ⅻ 对脑神经功能障碍，出现声音嘶哑、饮水呛咳和舌肌萎缩。

第四章 脑死亡及植物状态

第一节 脑死亡

传统医学概念上是用心跳停止、呼吸停止、瞳孔散大和光反射消失三证候来宣布死亡，随着医学科学的不断发展，用人工维持呼吸和循环可使一些已经出现生命衰竭症状的患者仍然可以借助外力来维持基本的呼吸和心跳，从而提出了"脑死亡"代替心脏死亡的标准。脑死亡专指脑的血液循环、脑脊液循环均终止，全脑功能呈不可逆性丧失，脑功能永不恢复。在此状态下一切抢救归于无效，难以起死回生。

一、导致脑死亡的原因

严重的原发性颅内病变和继发性脑损害均可导致脑死亡，包括严重颅脑外伤、脑出血性卒中、大面积脑梗死、蛛网膜下隙出血、颅内肿瘤、脑炎以及各种原因引起的心搏骤停复苏后。

二、脑死亡的病理

脑死亡的病理标本肉眼可见脑肿胀，皮质呈暗黑色，充血明显，有时整个脑极其柔软，似"豆腐脑"状，很难从颅腔中取出。小脑扁桃体常常疝入枕骨大孔内，甚至疝入椎管腔中，和死后长期保存或自体溶解的脑很难鉴别。光镜下可见脑组织大片坏死，神经元大多呈核固缩，脑组织血管内、外血红细胞自溶呈空泡状。脑干自溶的程度比大脑、小脑严重。

三、脑死亡的临床表现

脑死亡系指枕骨大孔以上（包括第一颈髓）颅腔内全部脑神经元的不可逆性死亡。其相应临床表现包括下列指标。

（一）过度昏迷

意识丧失，对周围环境毫无反应，对强痛刺激无反应，咳嗽吞咽反射消失，各种深、浅反射消失。但由于脊髓功能还存在，偶可见肢体的防御性动作，如针刺足背时引起下肢屈曲，或可出现某一腱反射、腹壁反射、Babinski 征等。

（二）自主呼吸完全停止

无任何自主呼吸运动，必须依赖人工辅助呼吸机维持呼吸。

（三）脑干反射全部消失

四、脑死亡的诊断标准

(1) 确诊为不可逆性原发性或继发性脑器质性损害。

(2) 深度昏迷，对枕骨大孔水平以上的刺激毫无反应的昏迷。应排除由于抑制性药物、原发性低温、代谢和内分泌紊乱所致的昏迷。

(3) 自动呼吸停止而需呼吸机维持，应排除神经肌肉松弛剂或其他药物所致的呼吸衰竭。

(4) 脑干反射消失，双侧瞳孔散大及对光反射、角膜反射、咽反射、咳嗽反射、睫脊反射、眼脑反射、眼前庭反射等均消失。

(5) 急剧的血压下降和持续性低血压。

(6) 实验室标准：

1) 脑电图呈电静息。

2) 阿托品试验心率没有增加。

3) 前庭变温试验阴性。

4) 电眼球震颤图呈平坦的图线。

5) 脑回声图无搏动性回声波。

6) 脑血管造影颅内血管不显影。

7) 脑温比体温低。

8) 颈动、静脉氧差，动、静脉血之间无氧差。

9) 脑闪烁扫描颅内未能看到放射性示踪剂（冷脑区）。

10) 脑血流测定无脑血流。

11) 鞘内注射放射性碘人血白蛋白 (RISA) 放射活性在注射区完全停滞，示脑脊液循环停止。

12) 脑干诱发电位、听觉诱发电位双侧呈平坦型静息电状态；体感诱发电位双侧亦呈平坦型静息电状态。

13) 血液及脑脊液乳酸含量增加。

14) 单光子发射电子计算机扫描 (SPECT)、功能性脑成像技术正电子发射扫描 (PET)：同位素标记物都积聚在颅底以外，在脑内不能测出，亦是脑循环终止，脑死亡的有力佐证。

15) 头部 CT：脑死亡末期，多呈现棉花团样，即表现为弥漫性低密度影，全部脑室及脑沟消失，特别是中脑周围脑池的消失，是完全性脑疝的表现，而且增强检查无效果。亦有人认为见到"颅腔填塞"即蛛网膜下隙、脑池及脑室消失。

(7) 上述表现持续 6 ～ 12 小时。

目前我国拟定的脑死亡标准是由中华人民共和国卫生部脑死亡法起草小组制订的，该标准提出，脑死亡是包括脑干在内的全脑功能丧失的不可逆转的状态。其诊断的先决条件是昏迷原因明确和排除各种原因的可逆性昏迷。其临床诊断包括：深昏迷，脑干反射全部消失，无自主呼吸（靠呼吸机维持，呼吸暂停试验阳性），这两项必须全部具备。其确认试验包括：脑电图平直，经颅多普勒超声呈脑死亡图形，体感诱发电位 P14 以上波形消失，以上三项中必须有一项阳性。其观察时间是，首次确诊后观察 12 小时无变化，方可确认为脑死亡。

儿童脑死亡诊断标准试用草案如下。

1) 持续深昏迷，无自主运动，对外界刺激无反应。

2) 经反复停机试验证实无自主呼吸。

3) 瞳孔扩大、固定，对光反射、角膜反射消失。

4) 心率固定，对刺激无反应，包括静脉注射阿托品。

5) 排除低温、麻醉剂、肌肉松弛剂、大剂量镇静剂、严重代谢和内分泌紊乱等所致假象。

6) 一般需观察 24 ～ 48 小时，以上改变均存在，再做最后确诊。

上述诊断标准中 1) ～ 5) 项为诊断的必需条件，第 6) 项为最后确诊的必要条件。

五、脑死亡的鉴别诊断

存在或出现下列一些症状或表现基本上可排除脑死亡的可能性。

（一）去大脑皮质状态

临床表现为睁眼昏迷，患者貌似清醒，能睁眼，吞咽进食，但对周围毫无认知，呈持久性植物状态，系大脑皮质神经元广泛死亡所致。此时脑干反射存在，躯体呈四肢肌张力高，上肢屈曲，下肢伸直状态。

（二）去大脑强直状态

脑干严重损害但尚未死亡，此时深昏迷伴肢体强直性发作、肌张力增高、上下肢伸直，严重时甚至出现角弓反张。可同时伴有大脑皮质损害等。

（三）闭锁综合征

闭锁综合征系脑桥腹侧的皮质脑干束和皮质脊髓束受损所致。患者全部运动功能丧失，生活不能自理，临床模拟昏迷状，但感受和认知正常，能睁眼应答。EEG 基本正常或慢波节律。BAEP 和 SSEP 正常。

（四）下丘脑损害

下丘脑坏死后体温调节中枢功能丧失殆尽，患者体温随周围环境改变，出现低体温状态。故确诊脑死亡前应严密观察患者的细微临床表现，必须确切证实颅内各区、各部位的神经元已全部死亡时才能宣告诊断成立，不可疏忽大意。

六、判定脑死亡的条件

（一）关于判定医师

应由神经内外科医师、急诊科医师、麻醉科医师、ICU 医师中工作 10 年以上，具有高级职称，不参与脏器移植，并且具有判定脑死亡资格证书的医师做出判定。在 2 位医师判定后 12 小时，由另 2 位医师再次复核。只有县级以上有相应设备的地、市级医院才可以判定脑死亡。所在医疗机构还不能据此来实施脑死亡判定。

（二）关于家属

(1) 如有要求的话，可在家属在场的条件下判定脑死亡。

(2) 法定脑死亡的判定必须要有家属的脑死亡判定承诺书。

关于家属包括多大范围，有血缘关系的情况及实质上断绝关系的情况等方面的问题，没有做具体规定。

（三）关于患者

要有患者本人服从脑死亡判定的书面材料。关于家属和关于患者的书面材料没有确定有效期限，另外，法律以外的脑死亡判定，未规定上述条件。

（四）脑死亡判定的必要书面材料

与一般常规检查不同，脑死亡判定时，要有特定的书面材料。

1. 脑死亡判定同意书

以脏器移植为前提的脑死亡判定，需要有特定形式的同意书。非法律上的脑死亡判定，也宜有鉴定判定同意书，在这种场合，没有固定格式的同意书，许多医疗机构也可根据手术同意书的格式进行。

2. 施行脑死亡判定的证明书

除外禁忌患者，前提条件明确，没有妨碍判定的不良生命体征，这些须得到确认。

3. 判定记录书

记录检查的结果。

七、脑死亡临床判定的注意事项

（一）脑死亡的临床诊断标准

各国目前实施的脑死亡的临床诊断标准中，深昏迷、脑干反射消失和无自主呼吸三个临床体征是最主要的。

1. 深昏迷

一般情况下，当患者陷入深昏迷状态时，肢体无自主活动，但脑死亡时，脊髓尚未完全死亡，所以可能出现脊髓的反射活动，此时必须正确鉴别这种活动是脑的自主性活动还是脊髓的反射性活动。研究者曾对 38 例符合脑死亡的病例进行前瞻性观察，发现 15 例 (39%) 有反射性活动，如手指跳动、足趾阵发性屈曲、三屈反射等。另有研究报道 52 例脑死亡患者有深反射活动者占 35%，阳性足趾反射 35%，腹壁反射 40%。因此，有脊髓反射性活动的病例不能排除脑死亡的诊断。

2. 脑干反射消失

脑干是意识的"开关"系统，又是心跳、呼吸中枢。脑干功能丧失必然导致深昏迷和呼吸、心跳停止，所以测试各种脑干反射存在与否就能判定脑干功能是否丧失。脑干包括中脑、脑桥和延髓 3 部分，脑干功能丧失意味着脑干 3 部分的反射全部消失。目前世界各国都选择 3 部分中具有代表性的脑干反射来作为测试项目，一般都选择瞳孔对光反射、角膜反射、前庭 – 眼球反射、咳嗽反射和阿托品试验等 5 项。

瞳孔检查以对光反射为准，瞳孔大小不作为判断条件，因为脑死亡时瞳孔可以散大，也可以缩小或不等大。如瞳孔散大、固定再加上对光反射消失则更有利于脑死亡的判定。

角膜反射消失是脑桥功能丧失的一个指标。前庭 – 眼球反射消失属于脑桥 – 中脑联合功能丧失，必须要做两侧检查，而且要有足够的观察时间。咳嗽反射可用气管吸引管刺激咽部而引出，如消失则属于延髓功能丧失。阿托品试验是测试延髓心跳中枢功能的方法。用阿托品 $1 \sim 2$ mg，静脉注射，如果在 10 分钟内心率无变化，说明延髓心跳中枢功能丧失。部分研究者认为阿托品试验在判定脑死亡时价值肯定，敏感性为 100%，特异性为 98.6%。

3. 无自主呼吸

无自主呼吸是判定脑死亡时最重要的体征，一般系因延髓呼吸中枢功能衰竭所致。判定无自主呼吸的方法是做呼吸暂停试验。呼吸暂停试验失败通常和中心体温小于 36.5℃、收缩压小于 90 mmHg、血容量不足持续 6 分钟以上、低氧血症 $PaO_2 < 200$ mmHg 和 $PaCO_2 < 40$ mmHg 等因素有关，所以在试验前必须立即纠正，等到纠正后才能进行。试验时，停用呼吸机，将氧气导管插到隆突水平，输入 100% 纯氧，6 L/min，如出现呼吸运动，应立即停止试验。如仍无呼吸运动，则在停机后 8 分钟查动脉血气，如 $PaCO_2 > 60$ mmHg 或超过基线水平 20 mmHg，说明呼吸暂停试验阳性，支持无自主呼吸。

（二）脑死亡的实验室诊断标准

实验室诊断主要包括两大类：一类是脑电生理检查；另一类是脑血流检查。脑电生理检查有脑电图 (EEG) 和各种诱发电位，如听觉诱发电位 (BAEP) 和体感诱发电位 (SEP)；脑血流检查有经颅多普勒超声检查 (TCD)、核素脑扫描 [包括单光子发射 CT 扫描 (SPECT) 和正电子发射断层扫描 (PET)] 和脑血管造影 (CA)。

1.EEG

尽管 1968 年哈佛标准首次把脑电图呈平直线作为诊断脑死亡的标准之一，但以后争论颇多。Grigg 报道 56 例脑死亡患者，其中 11 例仍有脑电活动，持续时间平均为 36.6 小时 (2 ～ 163 小时)。这 11 例脑电活动有 3 种表现：①低波幅的 α 波或 β 波，共 9 例；②睡眠样活动，共 2 例；③a 样活动，共 1 例，最终全部死亡。有学者认为，尽管患者脑电活动仍存在，但脑干反射消失，无自主呼吸，最后都死亡，所以用脑电图来诊断脑死亡值得商榷。Pallis 报道的 147 例无脑干反射，无自主呼吸，但脑电图有电活动者全部死亡；但 16 例脑干反射存在、有自主呼吸，而脑电图呈平直线者无一例死亡，因此认为，脑电图对于脑死亡的诊断并非必需。

2. 诱发电位 (SEP)

BAEP 诊断脑死亡的价值一直受到质疑，老年人听觉差者、耳聋者、颅脑外伤有颞骨岩部骨折者均会影响 BAEP 判断的正确性，所以目前不作为诊断脑死亡的检查。SEP 主要观察 P14 有无消失。P14 是位于枕大孔缘上方对应的脑组织发放的电位，相当于延髓的位置。有人用鼻咽电极对昏迷患者和脑死亡患者分别做 SEP 检查，发现昏迷患者 P14 无一例消失，而脑死亡患者 100% 消失，因此特异性很高。最近有人对 13 例昏迷患者做 N18 测定，结果 12 例仍存在，而 12 例脑死亡的患者则 N18 均消失。N18 起源于延髓的楔状核，N18 消失证明延髓死亡，说明测定 N18 比 PW 更可靠。

3.TCD

1987 年，Ropper 首次用 TCD 观察脑死亡。1999 年，Hadani 总结了文献中有关 TCD 诊断脑死亡的特异性和敏感性，特异性为 100%，敏感性为 91.3% ～ 100%，说明其诊断价值肯定。TCD 在脑血流循环停止时的表现，第一阶段出现收缩期 / 舒张期交替血流；第二阶段收缩期呈小的尖峰状改变；第三阶段血流完全停止。

4. 其他脑血流的检查

常规的 4 条脑血管造影无脑血流灌注是脑死亡实验室检查的金标准，但搬动危重患者不宜；操作本身有创伤性；造影剂对移植的脏器可能有毒性作用，使这种方法不易推广应用。核素脑扫描也有缺点：搬动危重患者不宜、价格昂贵、后颅凹循环不能显示等限制了使用。

八、对判定脑死亡的意见

在这方面，多数国家的意见很不一致。英国和波兰认为临床诊断已经足够，不必进行实验室检查。其他国家则认为必须由临床和实验室检查两方面来确诊，而实验室检查中选择以 EEG、SEP、TCD 和 CA 为最多。欧洲国家大多数持这种态度。Flower 等 (2000 年) 回顾密西西比大学放射科 71 例脑死亡患者，临床诊断完全符合，而且经过有经验的神经外科或神经内科医师签署完成。这 71 例患者全部做了核素脑扫描，除 1 例外，其他 70 例均无脑血流，而这 1 例在 24 小时后复查也无脑血流，所以说明这 71 例脑死亡的临床诊断百分之百正确。

九、确立脑死亡标准的积极意义

确立脑死亡标准，实施脑死亡立法是社会进步和文明的重要标志，使人们对死亡的认识和判断标准发生了根本性变化，具有深远的社会意义。

(一) 有利于科学地确定死亡时间

传统心跳、呼吸停止不能科学地判断死亡时间，现代人工低温医学在体温降到 $-5℃ \sim 5℃$，心跳、呼吸完全停止若干小时后经过复温，生命活动可以恢复。由于临终关怀和现代临床上越来越多地应用有效的机械复苏使众多呼吸和心跳已经停止的人获得了新生。但是也有不少患者在上述一系列措施下，虽然心肺功能得到了长期维持，但对脑功能已经丧失、脑循环已经停止的脑死亡患者来说，抢救只是在延缓生物学死亡的过程，是一种浪费的行为。因为脑死亡一旦发生，没有一例复苏成功的，即脑死亡是不可逆的。因此心跳停搏不表明个体必然死亡，心肺功能得到维持也不表明必然生存，临床抢救生命的关键在于脑复苏。全脑死亡一旦发生就该及时宣告个体死亡，从而可以更加准确地确定死亡时间。

(二) 有利于器官移植的开展

器官移植是现代医学科学的重大进展，它使得过去的某些心、肝、肾病患者能够延长数年乃至数十年的生命。而采用这一治疗技术的重要环节是需要从另一个人的身上获得能够存活的器官。为了提高器官移植的成活率，供给器官越新鲜越好。我国从 20 世纪 70 年代末开始至今，器官移植手术技术及抗排斥的研究已经达到世界先进水平，但是器官的来源却非常缺乏。据调查统计，我国现有 100 万～ 150 万患者需要进行器官移植，但每年仅能施行 13 000 例手术，许多危重患者因为不能及时得到移植的器官而死去。另一方面的情况是，大量在交通事故等意外情况下死亡及病逝的人，却不能成为器官捐献的重要来源，这严重影响了我国器官移植的开展。实施"脑死亡"法可以大大提高可供移植的器官数量，使器官移植特别是器官捐献方面做到有法可依。

(三) 有利于减少医疗资源的浪费

医疗资源是一个社会发展卫生事业，开展医疗保健服务的物质基础和基本条件。而我国现阶段医疗资源是有限的，如果把有限的医疗资源进行合理的分配就可以更大地发挥它的效用价值。虽然随着现代医疗技术的普遍提高与复苏技术的广泛开展，使人工维持心跳、呼吸成为现实，但是这需要消耗大量的医疗资源。而对于一个已发生脑死亡的个体，这样做并不能使患者起死回生，相反却给有限的医疗资源造成极大的浪费。脑死亡标准的确立可以告诫人们不要再毫无意义地维护大脑已死亡的患者，从而节省了宝贵的卫生资源，把这些资源用于需要救治的患者，可以使卫生资源的利用更为合理。

(四) 有利于减轻患者家属的经济负担

维持一个脑死亡患者的治疗费用对于一个家庭来说是一个极其沉重的负担。由于人们受传统的死亡观念和标准的影响，当家庭中出现了脑死亡的患者，绝大多数家属要求继续治疗。据资料显示，在脑死亡发生后，心、肺的循环最多只能维持一周左右的时间，而每天的医疗费用是以数万元来计算的，这对于一个一般家庭来说无疑是一个沉重的负担。而且，患者最终还是要死去的，付出大量金钱和劳动维持的只是一个不可能发生复苏的躯体，这将会给患者家属造成极大的精神痛苦。因此，尽快确立和实施脑死亡标准，有利于合乎道德和法律地终止那些不可逆昏迷和脑死亡患者的毫无意义的救治，使家庭、医院和社会从沉重的物质和精神负担中解脱出来。

（五）有利于减少医疗纠纷

脑死亡标准的确立，对医生判断何时撤销抢救提供了法律的依据和保障，对认定医生医疗质量和责任具有非常重要的意义，同时，也可避免一些医疗纠纷的发生。

第二节 植物状态

一、流行病学

植物状态是临床长期意识障碍的主要类型，也是当今国际医学中受到关注的问题。根据美国多学科持续性植物状态工作组的统计，在美国成年人中植物状态患者有 1 万～2.5 万人，儿童中有 0.4 万～1 万人。据推测，我国可能有 15 万患者处于植物状态。1996 年中华医学会急诊医学学会意识障碍研究专业组一致认为其命名应与国际接轨，称为植物状态，逐渐弃用持续性植物状态这一名称。植物状态是一种临床特殊的意识障碍，主要表现为对自身和外界的认知功能完全丧失，能睁眼，有睡眠觉醒周期，下丘脑和脑干功能基本保存。在大宗病例统计中，由于外伤性与非外伤性植物状态患者的治疗结果不同，即外伤性植物状态意识恢复率高，患者生存质量好，因而将植物状态分为外伤性和非外伤性两大类。关于脱离植物状态的机会，外伤大于非外伤，小儿大于成年人，而且受伤时间越短预后越好。大宗病例研究中，植物状态患者意识恢复的概率为 30%～50%。

二、病因和病理

中枢神经系统伤、病、肿瘤和感染都会导致植物状态，其中以颅脑外伤和脑血管疾病引起者为最多，也可见于脑炎、心搏骤停、休克、溺水、脑瘤术后等。

植物状态的脑部病理变化主要为弥漫性轴索损伤，往往是由于急性颅脑外伤所致。由于外伤后皮层下白质存在广泛的轴索损伤，导致皮层与脑的各部分联系中断，来自周围神经的冲动也无法传导到皮层。严重的弥漫性轴索损伤也可以累及脑干，导致脑干的损害，如合并急性呼吸循环衰竭，则可以并发弥漫性皮层坏死。弥漫性皮层坏死多见于缺氧缺血性脑病造成的植物状态，这种病理变化多位于缺氧缺血部位的动脉周围，往往以矢状窦旁的顶－枕皮层和海马的损害最为突出，下丘脑、脑干的病变相对较轻。这种病理改变反映了脑的各部分对缺氧缺血的敏感程度不同，敏感区损伤严重，最敏感区包括大脑皮层、海马和小脑皮层，次敏感区为脑干和下丘脑。有时植物状态患者最显著的表现是丘脑坏死。有研究者从植物状态患者的脑病理检查发现，丘脑是最主要的病变所在，从而认为丘脑对意识的感知是主要的，而对觉醒的意义则属次要。植物状态可能与尾状核灰质的损害有关，除弥漫性轴索损伤外，某些局灶性缺血改变也非常重要。植物状态下脑干、小脑等一般没有明显的病理改变。

三、临床表现

处于植物状态的患者可睁眼，对这种患者进行 GCS 评分，往往大于 8 分。患者似乎清醒，实际上意识丧失，眼球可以转动，有时呈不持续的跟踪动作，如果眼球能有目的性的、持续性跟踪动作，可能是患者好转的征兆，没有自发言语，也不能理解别人的语言，对自身和周围环境完全缺乏认知能力，睡眠觉醒周期可全部或部分存在，肢体可以无意识地随意运动，伴有大小便失禁或潴留，长期处于植物状态时排便功能可部分恢复，对疼痛刺激无反应或仅有轻微反应，患者的脑干反射均存在，包括瞳孔对光反射、睫毛反射、吞咽反射、咳嗽反射等，重要的是体温、呼吸、心跳、血压均正常，不需要器械设备及升压药物维持生命，这些是临床上和脑死亡鉴别的最重要的体征。

四、诊断和鉴别诊断

（一）诊断标准

我国 1996 年在有关植物状态的专业会议上制定植物状态的诊断标准如下。

(1) 无意识活动，不能执行指令。患者大脑皮质广泛性病变损害引起皮层功能丧失或脑皮层弥漫性功能紊乱，皮层下结构功能仍然保存，患者貌似清醒，但是无意识活动，患者无知觉、思维／记忆、意志活动和心理活动，不能执行简单指令。

(2) 保持自主呼吸和血压。患者仍可维持自主呼吸，血压正常。

(3) 有睡眠觉醒周期。患者大脑半球广泛性损害，意识活动丧失，而脑干损害极轻，睡眠觉醒存在，呈似睡非睡、似醒非醒状态。

(4) 不能理解或表达言语。患者完全听不懂别人所说的话，无言语反应，不能理解或表达言语。

(5) 能自动睁眼或刺激下睁眼。患者有自发性睁眼反应，或刺激下睁眼，有时也称为睁眼昏迷，不食、不饮、不会排便和排尿，对外界刺激无反应。

(6) 可有无目的性的眼球跟踪运动。患者有时出现无目的性的眼球跟踪运动，无智能活动，处木僵状态。

(7) 丘脑下部及脑干功能基本保存。患者低级神经中枢的功能尚存，而高级神经中枢的功能已经丧失，有时伴有自主神经功能紊乱，如多汗、心跳和呼吸节律不规则、大小便失禁或潴留等。

（二）鉴别诊断

本病的诊断主要根据临床表现和确定时间的标准。辅助检查如脑电图、诱发电位、CT、MRI、SPECT、ECT 等虽可显示异常改变，并对判断病情变化上有帮助，但它们的异常显示并非特征性，需与下列症状进行鉴别。

1. 昏迷

昏迷是患者在闭目的情况下不能被唤醒的无反应状态。昏迷患者对外部刺激和内部需要无心理上可理解的反应。患者不能发出可理解的词句，也不能对有害的刺激做出明确的定位和防御性躲避反应。昏迷表现为不能被唤醒，缺乏睡眠醒觉周期，不能与环境进行交流。昏迷诊断的神经行为标准包括不能自发睁眼或刺激后不能睁眼、不能执行指令、不能张口或发出可识别的词、没有目的性的动作、被动睁眼后不能进行视觉追踪。

2. 微意识状态

微意识状态是一种意识的严重改变情况，有极小但很明确的自我和环境觉醒的行为证据。

微意识状态存在于下述两种情况：作为意识改善或恶化的过渡状态；头部外伤后的长期结局。微意识状态的神经行为指标中，以下的一种或后几种条件必须显而易见，并且可重复或持续出现：①执行简单指令；②无论对错，能用手势或语言活动表示是/否；③语言表达可以被理解，在情景下可能发生的动作或情感反应并非由反射性活动引起。

3. 植物状态

还应注意与去大脑皮质状态、去大脑强直状态、闭锁综合征、下丘脑损害鉴别。

五、治疗

植物状态患者给家庭和社会都带来巨大的痛苦和经济负担，国外不少人主张对植物状态患者可以撤除一切治疗，任其自然死亡，甚至有人主张对其实行安乐死。在我国，每年新增加植物人约 10 万人，在社会上引起严重关注。

植物状态患者都是在发病后 1 个月以上的时间，脑的病理变化处于亚急性或慢性期，损伤的神经元胞体和轴突变性大多是不可逆或难以恢复的。即便是一些神经营养药物在动物的急性实验中可以观察到有促进神经再生的现象，但大量的基础和临床研究结果表明，人的中枢神经损伤后变性，确是难以靠药物来恢复神经功能的。因此，当患者处于植物状态时各类药物均难以产生明确的效果。

目前，关于植物状态患者苏醒的可能性及可能的机制有神经前体细胞修复和神经细胞再生学说、神经冲动传导旁路学说、机体免疫及递质和受体学说、昏迷扳机点学说。植物状态患者的苏醒可能是上述某一种原理或几种原理发生作用的结果。

（一）病因治疗

昏迷早期，应迅速、全面地采取抢救治疗措施，治疗病因，尽量避免发展到植物状态。

（二）药物治疗

脑细胞保护剂和催醒剂，包括美多巴、溴隐停、甲氯芬酯、醒脑静、纳洛酮等；改善认知功能药物，包括吡拉西坦、吡硫醇、神经节苷脂、安理申等；增加脑血流量的药物，包括尼莫地平、氟桂利嗪、低分子右旋糖酐等。有学者认为，左旋多巴、甲状腺素释放激素等对治疗植物状态有效，左旋多巴对合并有帕金森症状的植物状态以及在 MRI 上确认在黑质和中脑被盖有病损的患者有效。

（三）特殊辅助治疗

包括环境刺激疗法，自然、阳光、空气、温度刺激，听亲人录音，言语交流，听音乐，看电视等，条件操作治疗法，条件反射，感觉刺激，神经刺激法（包括脑深部刺激，丘脑、脑干、中脑、小脑电刺激，电极直接埋植高颈髓后索刺激，周围神经刺激等）。

（四）并发症治疗

注意预防和处理肺部感染、泌尿系统感染，维持电解质及酸碱平衡，积极防治压疮，预防深静脉血栓及肺栓塞。

（五）其他治疗

包括高压氧治疗和中医中药治疗。

第五章 先天性颅脑疾病

第一节 颅裂

颅裂是指颅骨的先天性缺损；多发生于头颅的枕部、鼻根部，前颅窝底部较少见。颅裂又可分隐性和显性两类，前者只有简单的颅骨缺失，无隆起包块；后者则有隆起囊性包块，故也称囊性颅裂。

一、鼻根部脑膨出

鼻根部脑膨出分鼻额型、鼻筛型和鼻眶型三类。有共同的颅骨缺损内口，位于鸡冠前的额、筛骨间，或在中线部，或一侧或两侧。但从面部看，膨出囊位置各不相同：鼻额型位于眉间或鼻根部；鼻筛型较鼻额型低，并伸向双眼眦，形成双叶状；鼻眶型在单侧或双侧眼眶的前下方，使眼球移向外上方。膨出的神经组织有额叶和嗅觉结构，严重者囊内含有双侧额叶和大脑镰。

（一）病因

鼻根部脑膨出患者母亲常有孕期感染、外伤和服用药物史。

（二）临床表现

鼻根部脑膨出的临床表现如下：

1.可合并脑的其他先天性畸形，如脑积水、胼胝体发育不良、小脑回、多趾（指）畸形和室间隔缺损等。

2.在眉间、鼻根部和眶部有一个或两个（两侧）包块，通常有皮肤覆盖。膨出包块逐渐增大。可引起面部畸形，如鼻根扁宽、眶距增宽，有时眼睑呈三角形，双眼挤向外侧，鼻根部脑膨出严重时，双眼闭合不全。如膨出囊自眼眶后方膨出时，可使病侧眼眶扩大、眼球突出。压迫鼻腔时，可引起呼吸困难和泪囊炎。有时膨出囊突入鼻腔，可形如鼻息肉。

3.一般无神经系统症状；有时有嗅觉丧失，若膨出囊突入眶内者，可引起Ⅱ、Ⅲ、Ⅳ、Ⅵ和Ⅴ第一支等颅神经损害的症状。

（三）辅助检查

行冠状位 CT 及脑池造影可以进一步明确漏出部位。鸡冠明显向后方移位。

（四）诊断要点

鼻根部软组织包块；影像学阳性发现。

（五）鉴别诊断

注意同皮下肿物的鉴别。

（六）治疗

1.鼻根部脑膨出的手术目的

减轻面部畸形，减少双眼视力和脑组织的损害。

2. 鼻根部脑膨出的手术时机

手术宜在出现明显面部畸形和神经功能障碍之前施行。

3. 鼻根部脑膨出的手术要点与注意事项

取额底入路，探查膨出囊，细心勿撕破硬脑膜。如果囊颈宽，疝出的脑组织有功能的话，应将其回纳颅内。多数情况下，骨缺损小，膨出囊内脑组织无功能，此时宜在囊颈内割断之，用颞肌筋膜或大脑镰瓣严密修补缝合硬脑膜缺损，并用纤维蛋白胶粘封，以防脑脊液漏。膨出囊的颅外部分，一般不需处理，日后会皱缩至不需再次手术切除；如果颅外膨出包块大，且引起呼吸梗阻的话，需分块切除囊内容物。对于小的颅骨缺损，用纤维组织充填即可；对于大的缺损，需用颞区自体颅骨修复之，固定于骨缺损周缘的硬脑膜上，或用钛网固定，以支持修复的硬脑膜，防止脑膨出复发。面部畸形明显的，以后做颅面整形术。

（七）预后

预后较好，比其他部位的膨出治疗效果好；脑积水的发生率为 12% ～ 20%。

二、枕部颅裂伴膨出

（一）病理

枕部缺损位于枕外粗隆下方中线上，严重者缺损可自枕外粗隆至枕大孔，后颅窝静脉窦可以包绕骨质缺损的边缘，有时直窦可以进入膨出的部分。在脑膜脑膨出中，小脑蚓部常可膨出，严重者可包含枕叶和侧脑室，甚至形成积水性脑膨出。更严重者，脑干可以疝入囊腔。

（二）临床症状

患儿出生后即可见枕部中线处的膨出，随生长逐渐长大。有些基底宽，有些基底窄。多数可以直接扪及骨质缺损，可以有脑积水体征。

（三）辅助检查

CT 和 MRI 可以显示膨出的脑膜、脑脊液和神经组织。X 线平片可以显示骨质缺损。

（四）诊断要点

出生后枕部软组织膨出，逐渐增大，X 线、CT、MRI 等可以证实其颅骨缺损和显示软组织膨出。

（五）鉴别诊断

注意与一般的皮下肿物进行鉴别。

（六）治疗

对于新生儿应该同产科、儿科共同进行治疗，注意保温和一般情况的救治。手术治疗的目的是去除囊壁，保留有功能的脑组织并封闭硬膜，术中注意对膨出的脑组织的处理和止血。

（七）预后

术中死亡常由于出血和损伤脑干所致。而术后死亡主要原因为脑膜炎。因此对高颅压的患儿先行分流术可以减小切口缝合的张力，以减少感染的发生。远期预后与有无脑积水，膨出中神经组织的多少有关。单纯的脑膜膨出的死亡率为 15%，而脑膜脑膨出的死亡率为 50%。约有半数的脑膜膨出的患者术后生长发育是正常的。脑积水是常见的并发症，应该注意随访，并及时处理。

三、颅底膨出

(一)病理和临床表现

颅底膨出与鼻根部膨出相似,同样是前颅底的缺损,只是缺损的部位偏后,从面部见不到软组织肿物的脑膨出,表现为鼻腔堵塞,脑脊液漏或反复发作的脑膜炎。可伴有其他颅面畸形,包括唇裂、鼻裂、腭裂、视神经发育不良、眼组织缺损、眼小畸形,下丘脑-垂体功能障碍。伴有腭裂的患儿在哭闹时有时软组织可以自腭裂突出。膨出的囊内可能包裹有重要结构,如前动脉、视神经或视交叉、垂体柄等,可以分为如下情况。

1. 经筛骨

经筛板缺损突入鼻腔。

2. 蝶-筛

突入下鼻腔。

3. 经蝶骨

经未闭合的颅咽管(孔盲端)突入蝶窦或鼻咽部。

4. 额-蝶或蝶-眶

经眶上裂突入眶。

(二)检查

同前述;冠扫 CT 和脑池造影利于制订手术方案,X 线平片可以证实顶骨的缺损。

(三)诊断要点

患儿有脑脊液漏和脑膜炎,可以伴有其他头面部畸形;X 线、CT 和 MRI 可以确诊。

(四)鉴别诊断

注意与单纯的肿物,如鼻腔息肉等进行鉴别。

(五)治疗

手术时机和方案选择:何时进行手术各家意见不一。由于此类畸形可以导致致命的后果,因此宜早期手术治疗。但是术中和术后的风险很大,婴儿的死亡率可以高达 46%,而成人为 0%。经蝶修补损伤小,适于婴儿,尤其是合并腭裂的患儿。如条件允许,经颅修补更好。此两种入路术中均需要注意如下几点。

(1)膨出囊内容物务必保留。

(2)无论硬膜还是黏膜要保持完整,以防脑脊液漏。

(六)手术并发症

脑脊液鼻漏、脑膜炎和垂体功能低下等。

(七)顶后

长期预后与膨出部位、囊腔内是否有神经组织和是否有其他神经系统疾病等有关。

四、顶部膨出

约占所有脑膨出的 13%,近半数患者合并有脑发育不良等畸形,如穿通畸形、胼胝体发育不良、小脑蚓部发育不良或缺如。多数患者智力发育障碍。影像学表现和治疗等与枕部膨出等相似。

第二节 脊柱裂

脊柱裂又称椎管闭合不全，为一种常见的先天畸形，是胚胎发育过程中，椎管闭合不全而引起。可从较小的畸形如棘突缺如或和椎板闭合不全，到严重的畸形。造成脊柱裂畸形的病因尚不明确。有学者认为与妊娠早期胚胎受到化学性或物理性的损伤有关。孕妇的保健（孕妇摄入足量叶酸）对预防胎儿畸形是很重要的。

一、病因及发病机制

（一）病因

胚胎期第3周时，两侧的神经壁向背侧中线融合构成神经管，其从中部开始（相当于胸段），再向上下两端发展，于第4周时闭合。神经管形成后即逐渐与表皮分离，并移向深部。渐而在该管的头端形成脑泡，其余部位则发育成脊髓。

于胚胎第3个月时，由两侧的中胚叶形成脊柱成分，并呈环形包绕神经管而构成椎管。此时如果神经管不闭合，则椎弓根也无法闭合而保持开放状态，并可发展形成脊髓脊膜膨出。脊柱裂的出现与多种因素有关，凡影响受精与妊娠的各种异常因素均有可能促成此种畸形的形成。

（二）发病机制

脊髓膨出，又称脊髓裂开或脊髓裂，是在神经胚形成过程中发生严重畸形以致未形成神经褶和未融合所致，它常发生于妊娠第28天以前。若畸形发生在神经胚完全形成后，在畸形的囊性结构中可能会形成比较完整的脊髓，这种囊性神经畸形可部分或完全被脑膜覆盖，在大多数情况下，囊破裂并形成脑脊液漏，这种神经发育不完全的脊髓可见于脊髓脊膜膨出。

脊髓脊膜膨出，由原发的神经胚胎形成异常或继发的发育正常的脊髓分裂而形成。当神经管未闭合时，表层的外胚层与其下的神经外胚层不分离，所以间质不能移入神经管与表层外胚层之间，导致不能形成正常的椎体、软骨、肌肉和脊椎韧带结构，使之缺乏这些结构。背部正中可见红色的、多血管的、扁平的、未反折的神经板，若仔细检查，神经板正中可见到神经沟，并向上变为中央管。由于该疾病会使甲胎蛋白升高，产前容易被诊断。

脊髓脊膜膨出与一些危险因素有关。在美国，1/400儿童患有脊髓脊膜膨出。当前的数据提示脊髓脊膜膨出在新生儿中的发病率为 3.2/10 000，在非洲 – 美洲人群中发病率略低，而在一些特定的人群中发病率略高。近几年，发病率有下降趋势，这与改善孕妇营养、产前筛查和择期终止妊娠有关。在贫穷和营养差的人群中，脊柱裂的发病率较高。在生育脊髓脊膜膨出患儿后，第二胎椎管闭合不全的发生率高达 10% ～ 15%。许多研究提示，该疾病还与季节、社会经济地位、孕妇年龄、出生状态和各种致畸药物有关，最重要的是与孕妇摄入叶酸不足有关。目前，推荐所有准备生育的妇女都应当适当补充叶酸，因为神经管畸形常发生于妊娠第3～4周。

二、病理

脊髓裂可见于隐性或显性脊柱裂病例，同属于胚胎期发生障碍所致的畸形，最多发生在腰椎和胸椎，而颈椎和骶椎少见。常有 (90% 以上) 来自椎体背面的纵行隔障或骨梁插向椎管背侧，将脊髓或马尾分成长度不等、左右对称或不对称、完全或不完全的两半，少数可有两个隔障。

有的隔障则可为软骨或纤维组织。每个半脊髓均具有各自的硬脊膜。

三、诊断依据

（一）病史

1. 无明显神经症状期

脊髓受牵拉较轻，患者下肢无感觉运动障碍，有的仅表现为腰痛，显性脊柱裂仅表现为腰骶部的包块。

2. 神经损害期

随着生长发育，局部粘连，脊髓生长慢于脊柱，则脊髓受到牵拉，或者成人突然受到弯腰暴力，导致神经突然受牵拉，则出现下肢不同程度的感觉运动障碍及大小便功能障碍。

（二）症状和体征

由于隔障的存在，当身长增加时则使脊髓或马尾受到牵拉而产生相应的症状。

1. 隐性脊柱裂

在常规摄片中的发现率可高达 10% 以上。多数无症状，少数有局部酸痛与不适感。椎板缺失区邻近皮肤可有色素沉着、皮下脂肪瘤、一丛毛发或一个内藏毛发的小凹，后者可能有管道通向深部——皮窦（道）。少数患者的终丝或马尾神经粘着于椎板缺失区，或有异常纤维组织伸入椎管内。随着年龄增长，脊髓上移，脊髓圆锥或马尾神经受牵拉或压迫，逐渐出现尿急、遗尿等括约肌功能障碍，下肢远端肌力减退与营养障碍。原无症状的患者可在某次剧烈活动或意外撞击后出现急性马尾综合征：膀胱功能障碍、阳痿、下肢麻木和足下垂等。合并先天性皮窦者，细菌可经窦口侵入椎管引起各种急或慢性椎管内感染和化脓性脑膜炎，后者有反复发作倾向。

最常见于脊柱腰骶段。隐性脊柱裂一般仅有 1 至几个椎体的椎板缺损，脊膜大多完整。少数患者有异常纤维组织自皮下伸入椎管，与脊膜甚或椎管内神经组织粘着。有的合并表皮外胚层发育异常——先天性皮窦。脊膜膨出为脊膜呈囊状由椎板局部缺失处膨出。

2. 脊膜膨出

占显性脊柱裂的 3% ～ 4%。脊髓及神经根通常不受累。在大哭及咳嗽时脊膜膨出处出现搏动。在膨出的脊膜囊内如含有少数神经根，则患者有不同程度的肢体瘫痪和括约肌功能障碍。部分患者由于脊髓下端被粘连固定，在脊柱长度增加时，脊髓不能相对上移，出现圆锥－马尾神经功能障碍或原有症状逐渐加重。

3. 脊髓脊膜膨出

占显性脊柱裂 90% 以上。发生病变节段的脊髓功能严重障碍，包括肢体瘫痪、感觉缺失、大便失禁和神经源性膀胱症状。多数病儿伴脑积水，这是由于在胚胎发育过程中脊柱长度增加时，脊髓下端被粘连固定于椎管下端，导致部分延髓和小脑组织被向下拉出颅腔，穿过枕骨大孔疝入椎管内（Arnold-Chiari 畸形），从而妨碍脑脊液流通，引起脑积水。

（三）辅助检查

1. 有骨梁存在，在 X 线上可发现椎体背面有相应的骨质改变。

2. 脊髓造影或碘水脊髓造影。

3.CT 扫描及 MRI。

四、证候分类

(一) 隐性脊柱裂

最常见于腰骶部,常累及第5腰椎和第1骶椎。病变区域皮肤大多正常,少数显示色素沉着、毛细血管扩张、皮肤凹陷、局部多毛现象。在婴幼儿多不出现明显症状;在逐渐成长过程中,如果发现排尿有异于同龄正常小儿,或到学龄时夜间依然经常遗尿,则应考虑到可能为脊髓受到终丝牵拉紧张所致。成年人的隐性脊柱裂,多数病例无症状,仅在X线平片检查时偶然发现。少数病例有遗尿、腰腿痛病史。但是由于脊柱裂部位椎管内可能存在着各种病理改变,如瘢痕、粘连或合并脂肪瘤等,致使脊髓和神经根受压或牵扯,伴有神经系统症状,多表现为不同程度的腰痛、肌萎缩、马蹄足畸形及大小便功能障碍等。

(二) 显性 (囊性) 脊柱裂

多发生于脊柱背面中线部位,少数病变偏于一侧。根据膨出物与神经、脊髓组织的病理关系可分为脊膜膨出、脊髓脊膜膨出和脊髓膨出。

五、治疗

(一) 非手术治疗

(1) 隐性脊柱裂一般病例无须治疗,但应进行医学知识普及教育,以消除患者的紧张情绪及不良心理状态。

(2) 隐性脊柱裂症状轻微者,应强调腰背肌 (或腹肌) 锻炼,以增强腰部的内在平衡。

(二) 手术治疗

(1) 显性脊柱裂:几乎均须手术治疗,如囊壁极薄或已破,须紧急或提前手术,其他病例以生后1～3个月内手术较好,以防止囊壁破裂,病变加重。如果囊壁厚,为减少手术死亡率,患儿也可年长后 (1岁半后) 手术。手术目的是切除膨出囊壁,松解脊髓和神经根粘连,将膨出神经组织回纳入椎管,修补软组织缺损,避免神经组织遭到持续性牵扯而加重症状。对脊膜开口不能直接缝合时,则应翻转背侧筋膜进行修补。包扎力求严密,并在术后及拆除缝线后2～3日内采用俯卧或侧卧位,以防大小便浸湿,污染切口。

对于长期排尿失常、夜间遗尿或持续神经系统症状加重的隐性脊柱裂,仔细检查后,应予以相应的手术治疗。手术的目的是切除压迫神经根的纤维和脂肪组织。在游离神经根时力求手术细致,或在显微镜下手术,可以避免神经损伤。

对于出生时双下肢已完全瘫痪及大小便失禁,或尚伴有明显脑积水的脊髓脊膜膨出,手术后通常难以恢复正常,甚至加重症状或发生其他并发症。脊髓膨出的预后很差,目前尚无理想的手术疗法。患儿多于生后不久即死于感染等并发症。

(2) 吻棘症伴有明显腰部后伸痛者,可行手术将棘突尖部截除之。

(3) 症状严重并已影响正常工作生活者,应先做进一步检查,确定有无合并腰椎管或根管狭窄症、腰椎间盘突出症及椎弓断裂等。对有伴发以上症状者,应以治疗后者为主,包括手术疗法。

(4) 浮棘症者不应轻易施术,单纯的浮棘切除术早期疗效多欠满意,主要由于浮棘下方达深部的纤维组织多与硬膜囊粘连,此常是引起症状的原因。而企图切除此粘连组织多较困难,应慎重。一般在切除浮棘的同时,将黄韧带切开,并翻向两侧。

（三）药物治疗

1. 中药治疗

术后早期应用愈瘫1号，中期应用愈瘫2号。

2. 西药治疗

术后应用脱水剂和能通过血－脑脊液屏障的抗生素（磺胺类和三代头孢），有明显神经症状的应用神经营养剂与激素等药物。

（四）康复治疗

一般负重骨性结构破坏不大，术后3周下地活动。针刺、电疗辅助肌肉功能恢复。

六、疗效评定标准

优：栓系解除，脊髓脊膜膨出修复，下肢感觉运动、大小便功能正常。

良：栓系解除，脊髓脊膜膨出修复，下肢感觉运动、大小便功能基本正常。

可：栓系解除，脊髓脊膜膨出修复，下肢感觉运动基本正常、大小便功能明显受限。

差：栓系解除，脊髓脊膜膨出修复，下肢感觉运动、大小便功能明显受限。

第三节 枕大孔区异常

一、Dandy-Walker 畸形

第四脑室孔闭塞综合征（非交通性脑积），又称 Dandy-Walker 畸形、Dandy-Walker 综合征。第四脑室中间孔或侧孔为先天性纤维网、纤维带或囊肿所闭塞；枕大池被先天性脑脊膜膨出、小脑异位或脑膜感染粘连所阻塞，以及颅后窝中线肿瘤可造成程度不同的脑积水。

（一）病理

第四脑室正中孔（Magendie 孔）和侧孔（Luschka 孔）闭锁，第四脑室囊性扩张，蚓部缺如和小脑发育不良，脑内呈交通性积水变化。

（二）临床症状

80%～85% 患者在1岁内出现症状，62%～94% 患儿头围增大。有学者推测 80% 患者出生时脑室大小正常，而到1岁时 80% 患者脑室扩大。2%～50% 患者伴有脑积水，此外可以伴有小脑受损症状 (16.2%)、癫痫 (11%)、枕部脑膜膨出 (10%) 和眶面畸形 (6%)。女性比例稍高于男性。约 1/4 患者合并其他畸形，如 Klippel-Feil 综合征、颅裂、腭裂等。

（三）辅助检查

MRI 和 CT 显示后颅凹扩大，小脑和蚓部缺如或发育不良，小脑幕抬高，梗阻性脑积水。血管造影提示静脉窦抬高是特征性的改变；头颅 X 线平片可以提示后颅凹扩大。胎儿检查时，超声波也可以发现是否存在异常。

（四）诊断和鉴别诊断

诊断较为困难，主要与其他非交通性脑积水相鉴别。

1. 先天发育异常

包括第四脑室中孔或侧孔闭塞，或第四脑室内囊肿形成。此症脑积水征象多于婴幼儿期即可出现，表现为头颅进行性增大，囟门晚闭或扩大，骨缝分离，患者表现哭闹、烦躁不安，甚至惊厥抽搐等。单从 CT 图像上很难区分是室孔抑或是囊肿闭塞，需依赖脑室造影鉴别。前者为脑室内均充盈造影剂，后者囊肿内无造影剂进入而呈充盈缺损状。无论为何种闭塞所致，均应及早手术治疗为宜。

2. 第四脑室囊虫闭塞

多发脑囊虫病易于诊断，脑室型单发者诊断困难。第四脑室囊虫多呈囊状，其与第四脑室先天囊肿形成鉴别困难。但前者有"米猪肉"食用史和绦虫节片排出史，血 HIA 多为阳性，抗囊虫治疗后脑积水可缓解或消失。

3. 颅后窝肿瘤

中线肿瘤脑积水发生较早，以髓母细胞瘤、血管网状细胞瘤及室管膜乳头状瘤多见。小脑半球及桥小脑角肿瘤脑积水于晚期出现。除有脑水肿表现外，尚有小脑症状和颅神经麻痹症状，第四脑室受压移位或闭塞。

4. 其他

中脑导水管畸形或炎性粘连引起的脑积水仅见第三脑室和侧脑室扩大，而第四脑室正常。交通性脑积水脑室、基底池和蛛网膜下隙均扩大。

（五）治疗

均需要手术治疗。囊肿腹腔分流术是目前较为普遍采用的治疗方案。

（六）预后

5 年和 10 年生存率分为 95%、87%。预后不良主要与分流失败和相应的并发症有关。

二、Arnold-Chiari 畸形

Arnold-Chiari 畸形（基底压迹综合征），又称 Arnold-Chiari 综合征。

（一）发病机制

本病指小脑下部或同时有脑干下部和第四脑室之畸形，向下做舌形凸出，并越过枕骨大孔嵌入椎管内。本病病因不明，有 3 种见解。

1. 流体力学说

胎儿期患脑积水，由于颅内和椎管内的压力差异继发的畸形改变。

2. 牵拉学说

脊髓固定于脊膜脊髓膨出之部位，随着发育而向下牵拉。

3. 畸形学说

后脑发育过多、桥曲发育不全。

（二）临床表现

头痛和视盘水肿等颅压增高征、共济失调（表现为小脑性或脊髓性共济失调）、锥体束征、后组颅神经和上颈髓脊神经麻痹。

脑干小脑 MRI 检查可发现小脑扁桃体下疝畸形改变。

（三）辅助检查

磁共振成像 (MRI) 可以清楚地显示小脑扁桃体等组织疝入枕骨大孔和椎管内的情况，是目前诊断此病的最重要检查。当小脑扁桃体下缘低于枕骨大孔后唇下缘与斜坡最低点连线下 5 mm 时即可诊断。CT 可以对合并脑积水、颅裂等进行诊断，但是对枕骨大孔区脑组织显示不清，X 线平片可以提示合并的颅颈交界处骨性异常，如枕颈融合等。

（四）诊断要点

主要是依靠 MRI 显示的异常，结合临床症状或体征即可诊断。

（五）鉴别诊断

1. 须与其他颅椎连接处先天性畸形鉴别

(1) 颅底凹陷。是以枕骨大孔为中心的颅底骨内陷畸形。主要改变为枕骨变扁，枕骨大孔歪曲及前后径减少，常伴寰枕融合。

(2) 寰枕融合。寰枕部分或完全融合，枕骨偏移并伴有旋转使两侧寰枕融合高度不等。枢椎齿状突上升可造成延髓或颈髓的压迫。

(3) 寰枢椎脱位。先天性寰枢椎脱位的常见原因是齿状突发育不良或缺如。寰枢椎脱位常致延髓及上颈髓压迫。

上述先天畸形均可致延髓及上颈髓压迫症状，一般无小脑及颅压增高症状。临床有时与 Arnold-Chiari 畸形不易鉴别，借助于 X 线及其他影像学检查诊断不难。

2. 后颅窝及枕骨大孔区肿瘤

可有颅压增高、颅神经麻痹及小脑症状，仅以临床表现与本综合征难以鉴别。CT 检查可见颅后窝实质性占位、中线偏移及幕上脑积水征象，颈椎 X 线无异常发现。

（六）治疗

对没有症状的患者可以观察。对有症状的患者最好在发现症状两年内手术治疗。有脑积水患者，宜先行分流术，再行枕下减压术，术中可以根据情况在切除部分枕骨后，切除 C_1 和 C_2 的后弓。有学者认为行环枕筋膜的减张缝合可以更加有效地缓解压迫症状，但是有学者认为仅单纯行骨性减压和环枕筋膜松解即可达到有效减压的目的。

早期主要采用单纯颅后窝减压术和空洞脊蛛网膜下腔分流术，后期治疗组主要采用后颅窝小骨窗减压 + 软脑膜下小脑扁桃体部分切除术 + 硬脑膜成形术。

单纯颅后窝减压术 (PFD)。颅后窝正中开颅，枕鳞部骨窗约 5 cm×5 cm，枕骨大孔咬除宽度 1.5～2.0 cm。然后根据小脑扁桃体下疝程度决定切除颈椎板范围，以能显露小脑扁桃体下极为准。打开硬脑膜，向上托起小脑扁桃体下极，疏通第 4 脑室正中孔，敞开硬脑膜，间断缝合颈部肌肉，关颅。

颅后窝小骨窗减压 + 软脑膜下小脑扁桃体部分切除术 + 硬脑膜成形术。颅后窝骨性减压比 PFD 式要小，约 3 cm×3 cm，打开硬脑膜后显微镜下重点处理蛛网膜粘连带，使减压充分，并于软脑膜下，部分切除下疝之小脑扁桃体，使之向上回缩，探查并疏通侧隐窝及正中孔，避免血管神经损伤。最后在关颅前取一侧颈筋膜组织片约 3 cm×3 cm，与颅后窝硬膜严密缝合，行硬脑膜成形枕大池扩大。

疗效标准：以 Tator 结果评定标准进行评定，依患者自我感觉症状和体征改善程度分为明显改善、稳定、恶化。

手术是治疗该畸形的最主要的手段。手术方式有多种，对其手术方法及疗效争论颇多。硬膜打开组预后优于未打开硬膜组，具有显著的统计学意义 ($P < 0.05$)，硬膜修补组术后并发症发生率低于硬膜未修补组，具有显著的统计学意义 ($P < 0.05$)。因此，在 Arnold-Chiari 畸形的诸多手术治疗方法中，后颅窝减压术 + 硬膜囊扩大重建术是较为理想的一种术式。

（七）预后

70% ～ 80% I 型患者手术后症状和体征改善，但是其中约 20% 患者症状会反复。II 型患者主要为婴幼儿，其病死率和致残率很高。20% ～ 50% 患儿无法长期存活。

三、颅底陷入症

颅底陷入症是指以枕骨大孔为中心的颅底骨组织内翻，寰椎、枢椎齿状突等上颈椎结构陷入颅内，致使颅后窝容积缩小和枕骨大孔前后径缩短而产生症状。又称颅底压迹或颅底内翻症。

（一）病理

由于颅底骨质和寰椎向颅腔突入，齿状突可以突入枕大孔，因此后颅凹体积下降，枕大孔前后径下降，延髓和上颈髓受压，神经根和血管受牵拉，局部的硬膜、蛛网膜和筋膜可以粘连和增厚，可以合并其他颅脑畸形。

（二）临床表现

1. 颅底陷入症本身表现：颈项短粗、头颈偏斜、后发际低、颈部活动受限、面颊不对称。

2. 继发神经损害表现

(1) 颈神经根刺激症状：枕项疼痛、感觉减退，一侧或两侧上肢麻木酸痛等。

(2) 颅神经受累症状：声音嘶哑、吞咽困难、语言不清等。

(3) 上颈髓与延髓受压症状：四肢无力或瘫痪、感觉障碍、尿潴留、吞咽困难等。

(4) 小脑症状：眼球震颤、步态蹒跚、Romberg 征阳性等。

(5) 椎动脉供血障碍：突然发作性眩晕、视力障碍、呕吐和假性延髓性麻痹等。

3. 晚期出现颅内压增高表现：头痛、呕吐、双侧视盘水肿。

（三）诊断依据

1. 有颈短、后发际低、头颈歪偏、面颊耳郭不对称。

2. 继发神经损害表现出枕颈疼痛、声音嘶哑或四肢无力、尿潴留、共济失调和发作性眩晕。

3. 有颅内压增高，表现为头痛、呕吐、双眼视盘水肿。

4. 环枕区 X 线（包括断层片）检查示枢椎齿状突分别高出腭枕线 3 mm，基底线 9 mm，二腹肌沟连线 12 mm 以上。

5. 气脑造影、碘苯酯椎管造影、计算机体层摄影有助于对脑室系统和枕骨大孔区压迫情况的了解。磁共振检查发现小脑扁桃体下极疝出到枕骨大孔以下、脑室扩大等。

（四）鉴别诊断

颅底陷入症经常合并齿状突畸形和小脑扁桃体下疝畸形，注意与其他颅颈交界区畸形相鉴别。

（五）治疗

对于无症状或症状轻微的患者可以观察，无须手术。对于症状较重的患者，应该手术治疗，以改善压迫，常选用后颅凹减压术。当患者合并小脑扁桃体下疝和延颈髓腹侧受压迫时，无论是否伴有脊髓空洞症，宜先行腹侧减压，然后行后颅凹减压术；许多先行后颅凹减压术而未行前路减压的患者症状不改善，甚至加重。对于由于枕大孔区筋膜等软组织导致的枕大孔狭窄，手术切除并松解增厚的环枕筋膜以改善压迫。术中应该注意稳定性的问题。

（六）预后

大部分患者预后良好。术后应该注意颅颈稳定性问题。

四、扁平颅底

扁平颅底是颅颈区较常见的先天性骨畸形，如单独存在一般不出现症状，常与颅底凹陷症并发，诊断主要依据颅骨侧位片测量颅底角，即蝶鞍与斜坡锁形成的角度，在颅骨侧位偏上，由鼻根至蝶鞍中心连线，与蝶鞍中心向枕大孔前缘连线锁形成的夹角，成人的正常值是 $109°\sim145°$，平均 $132°$，本病患者颅中窝、颅前窝底部和颅底斜坡部均向颅内凹陷，使颅底角大于 $145°$ 有诊断意义。

第四节　颅缝早闭

其又称狭颅症或颅缝骨化症，新生儿发生率为 0.6/1000。由于在生长发育过程中颅缝过早闭合，以致颅腔狭小不能适应脑的正常发育，可表现为颅内压升高、发育迟缓、智能低下、精神活动异常、癫痫发作等症状。治疗方法首选手术，多以整容为目的，一般于出生后 6 个月至 1 岁时手术。

一、病因

病因不明，Converse 等学者认为本病是一种先天性发育畸形。但总的说来其病因还不明确，可能与胚胎期中胚叶发育障碍有关，也可能是骨缝膜性组织出现异位骨化中心所致，还可能与胚胎某些基质缺乏有关，少数病例有遗传因素。个别病例可因维生素 D 缺乏病和甲状腺功能亢进所致。Park 和 Power 曾提出发生的基本原因在于颅骨间质束成长不全，以致颅骨减小和骨缝组织过早骨化。

二、临床表现

1. 头颅变形如舟状头、斜头畸形、短头或扁头和尖头畸形。

2. 颅内压增高表现：患儿烦躁不安和呕吐等，可有双侧视盘水肿。

3. 智力发育障碍：智慧低下，反应迟钝。

4. 眼部症状：眼球前突，活动受限，向侧移位，形成分离性斜视。

三、辅助检查

（一）X 线平片

显示骨缝早闭的中心缺乏正常透光性，而其他未闭合的颅缝可能增宽，甚至分离。但一些骨缝局部形成骨刺，X 线（甚至 CT）检查可正常。颅内压增高者可出现颅缝分离和鞍部骨质吸收。

（二）CT

有助于显示颅骨轮廓，颅缝早闭处颅骨增厚，和（或）形成骨嵴，可显示脑积水，额部蛛网膜下隙扩大，三维 CT 可更好地显示颅骨异常。

（三）放射性核素骨扫描

上述方法仍不能诊断者，可行此项检查。出生后第一周任何颅缝均不能摄取同位素，过早闭合的颅缝比其他（正常）颅缝摄取能力增高，完全闭合的颅缝不能摄取同位素。

（四）MRI

通常仅用于诊断伴随颅内其他病变的患者，骨质改变显示的效果不如 CT 和 X 线平片。

四、诊断

很多"颅缝早闭"者因平卧体位所致，如怀疑是这种原因，应嘱其父母避免患儿平坦头位，并于 6～8 周后复查，若无改善，则为颅缝早闭。辅助检查如下：

1. 颅缝早闭处可有骨性隆起。

2. 拇指轻压骨缝不能使两侧颅骨活动。

3. X 线平片发现骨缝过早消失，代之以融合处骨密度增加，并有脑回压迹增多、鞍背变薄等颅内压增高征象。

五、鉴别诊断

需与先天性脑发育不全所致的小头畸形相鉴别，后者的头颅狭小系继发于脑的发育不良，无颅缝早闭，无颅内压增高。

六、治疗方法

（一）对孕妇

一些致畸因素可以促使颅缝早闭，如苯妥英钠引起特异性的矢状缝和冠状缝闭合。一些导致胎儿骨质缺损的因素与颅缝早闭可能有关，如甲氨蝶呤。因此要避免接触此类物质。

（二）手术

治疗目的在于使颅腔适应于脑组织的增长，并且矫正畸形。首选手术，多以整容为目的，并能避免由颅面畸形带来的严重心理障碍。总之，多颅缝早闭的颅骨阻碍了脑发育，常导致颅内压增高。单一颅缝早闭患者，颅内压增高发生率 11%。冠状缝早闭可导致弱视，单一颅缝早闭者多可通过颅缝骨缘切除获得治疗。多颅缝或颅底骨缝早闭的治疗通常需要神经外科和颅面外科医师协作完成，某些需分期治疗。如果患儿一般情况允许，确诊后应及早手术，对于多个颅缝早闭的患儿应在 1 周内手术，1～2 个颅缝早闭者可以延至出生后 1～2 个月，手术风险主要包括出血、败血症、皮下积液和癫痫。有时一次手术并不能完全解决问题，需要分阶段多次手术。

七、不同类型颅缝早闭的临床表现和治疗

（一）矢状缝早闭

1. 临床表现

是最常见的颅缝早闭，占 40%～70%，80% 为男性。闭合后头颅左右方向生长受阻，主要向前后方向生长，导致长头或舟状头畸形伴额部隆起，枕部突出，可触及骨嵴。头围（枕额）基本正常，但双顶径（BPD）显著减小。

2. 治疗

可采取纵向或横向皮肤切口。自冠状缝至人字缝之间的矢状缝行线形切开，在出生后 3～6个月内手术效果较好。切开宽度至少 3 cm，无证据表明使用人工材料（如硅胶包裹顶骨骨缘）可延长复发时间。必须注意避免硬膜撕裂损伤矢状窦。6 个月以下的患儿的颅骨融合应再次手术。1 岁以上的患者需要更为广泛的颅骨塑形。

（二）冠状缝早闭

1. 临床表现

占颅缝早闭的 18%～40%，女性多见。多为双侧，形成前额扁平，为宽头畸形；合并额蝶缝和额筛缝早闭，可出现尖头畸形，可以出现前颅窝缩短，上颌骨发育不良，眶部过浅和进行性眼部突出。单侧冠状缝早闭少见，约 4%，引起斜头畸形，前额患侧眼部以上平坦或凹陷，眶上线高于健侧。眼眶转向健侧，可导致弱视，如不加以治疗，颅面平坦加重和鼻向健侧移位（鼻根部旋转变形），在 Crouzon 综合征还伴有蝶骨、眶骨和面颅异常（颅面中部发育不良），Apert 综合征则伴并指（趾）畸形。

2. 外科治疗

单纯对受累骨缝行切开常可取得良好的整容效果。但有学者认为仅采用这种治疗是不够的。目前常行单侧或双侧额颅切除术；同时切除眼眶骨来抬高眼外眦。

（三）额缝早闭

不多见，占 5%～10%，自前囟至鼻根形成骨嵴，向前突出，严重者前额正中隆起突出，如包块，形成三角头畸形。多有 19 p 染色体异常和发育迟滞。

（四）人字缝早闭

原报道发病率低，占 1%～9%；近期报道为 10%～20%，男∶女 =4∶1，70% 为右侧受累。常于出生后 3～18 个月发病，最早在 1～2 个月。

1. 临床表现

单侧或双侧枕骨平坦。单侧病变有时称作人字形斜头畸形，严重者同侧前额隆起致颅骨呈"菱形"，同侧耳位于对侧耳的前下方。对侧眼眶和额部可以变平。

2. 诊断方法

颅骨 X 线和 CT 上，76% 病例可出现人字缝两侧骨缘硬化，约 70% 出现明显的额部蛛网膜下隙增宽，2% 的患者出现脑组织异常，如灰质异位、脑积水和胼胝体发育不良。此外，行骨扫描检查时，1 岁以内人字缝对同位素摄取增加，3 个月时为高峰。

3. 治疗

对严重的颅面变形或颅内压增高者应该早期手术。也有采用保守治疗，多数患者病情稳定或随时间推移和简单的保守治疗后病情改善。但约有 15% 颅面畸形进一步发展。

(1) 非手术治疗：尽管病情常可改善，某些仍有不同程度的颅面畸形，85% 的患者改换体位的治疗有效，将患儿置于健侧或俯卧位。先天性斜颈致枕部平坦的婴儿应进行积极的物理治疗，并且应在 3～6 个月内消失。

(2) 手术治疗：只有约 20% 需要手术治疗。理想手术年龄为 6～18 个月。患者俯卧位，头部头托固定（抬高面部，麻醉师每 30 分钟轻轻按摩防止压伤）。手术方法的选择包括由单纯一侧颅缝颅骨切除到复杂的颅面外科重建。对年龄在 12 周内无严重颅面变形者行矢状缝至星点的线形颅骨切除已足够，必须注意避免星点附近硬膜撕裂，因为此处有横窦经过，切除的骨缝可见内嵴，手术年龄越早效果越好，6 个月以上的患儿可能需更为彻底的手术治疗。术中一般失血 100 ～ 200 mL，因而常需要输血。

第五节 脑发育不全

其是指个体在发育成熟前 (通常指 18 岁以前)，由于精神发育迟滞、智力发育障碍或受阻，而导致的智力功能明显低于同龄水平，同时伴有社会适应困难为主要特征的一种综合征。智商 (IQ) 低于人群均值 2.0 标准差 (人群的 IQ 均值定为 100，一个标准差的 IQ 值为 15)，一般 IQ 在 70(或 75) 以下即为智力明显低于平均水平。临床上表现为认知、语言、情感意志和社会化等方面，在成熟和功能水平上显著落后于同龄儿童，可以同时伴有某种精神或躯体疾病，或由后者所继发。

一、病因

(一) 有害因素

在母孕期的有害因素，如妊娠患风疹病毒、巨神经因子病毒、弓形体病毒或高热、毒血症、缺氧、休克等因素影响胎儿发育；分娩时胎位异常、产程过长、剧烈宫缩、脐带打结或绕颈、羊水吸入、产伤、窒息等损伤脑神经因子，这些均可诱发脑发育不全。

(二) 营养因素

早期营养不良能使脑神经因子分裂期缩短，晚期营养不良能使每个脑神经因子的体积减小。如果早期特别是胎儿期营养不良，虽然出生后营养得到改善，智力恢复仍然较慢或难以恢复，会导致脑发育不全。

(三) 环境因素

母亲自身的环境，可能对母体胎儿产生的影响，如母亲有糖尿病，胎儿受其内环境的影响而导致先天性心脏病或无脑儿的发病；母亲有甲状腺功能低下，胎儿容易产生骨和牙齿的畸形、隐睾、伸舌样痴呆、甲状腺肿大等，这也是脑发育不全的一大病因。

二、病理

(1) 前脑无裂畸形两侧半球完全没有或仅有部分分开，伴有颅面畸形。

(2) 积水性无脑畸形是除无脑畸形外最严重的一种畸形，颅腔内绝大部分被脑脊液充斥。

(3) 脑穿通畸形是脑室周围脑组织内囊性病变，可有占位效应。

(4) 小头畸形表现为头围低于正常值两三个标准差，颅骨增厚，脑萎缩和脑软化。

(5) 无脑回畸形是指脑组织异常光滑，完全没有脑回。

(6) 巨脑回是脑沟回数目减少，脑回变浅变宽，而且一般位于同侧大脑的不同部位。

(7) 多发小脑回畸形是指脑回短小，但是数量多。

(8) 灰质异位是指在正常白质的区域内出现灰质团块。

(9) 胼胝体发育不良可以是全部缺失，也可能是部分，发生率很高。

(10) 蚓部发育不良者可以是 Dandy-Walker 综合征。有时同时发生几种畸形。

三、临床症状

一般患者会出现智力障碍、癫痫发作等神经系统症状和体征，伴有脑积水者会出现颅高压表现；可以伴有颅面等其他异常，如 Chiari 畸形。无脑回畸形的患儿头颅小，去皮层强直，严重的智力障碍。可以伴有癫痫。一般死于 2 岁前。脑回肥厚者，可有严重的智力障碍，1 岁前常有癫痫发作，一般存活时间长。多发小脑回畸形者可以无症状。

经常流口水、伸舌。1 岁后此现象继续发生；睡眠时间很长，整日安睡，不活泼，很少哭闹，有时伴尖叫，哭声无力。

冲动、攻击、自伤行为。智力低下儿童的异常行为冲动、攻击行为男孩较女孩多见，重度以上学生较中度学生多见，表现为易激惹、冲动、破坏物品、踢打袭击他人或者辱骂别人；幼小者则表现咬人、咬物、好打人，以发泄自己的情绪。

神情呆滞，面无表情。正常婴儿一个月时就能注意周围环境，婴儿智力低下对周围人和事物不感兴趣。会笑时间延迟，正常婴儿出生后 4～6 周便会对母亲微笑，婴儿智力低下 3～4 个月时还不会笑。

多动、注意力缺陷。智力低下儿童的异常行为大脑发育迟滞，自控能力差，大部分都表现有注意力缺陷，也有部分伴有多动，男孩多见。

四、辅助检查

(1)B 超对胎儿即可诊断。

(2)CT 和 MRI：可以明确显示发育不良的类型和程度。

(3) 脑电图：可以提示癫痫灶的部位。

五、诊断要点

患者有神经系统症状和体征，结合 CT 和 MRI 等可以明确的诊断。

六、鉴别诊断

对各种脑发育不全之间应该注意鉴别。此外对并发症要注意诊断。小头畸形和颊颅症要进行鉴别，虽然小头畸形也可以出现颅缝的闭合，但是一般外形正常，脑组织发育不良是其中一个重要原因。

七、治疗

对有癫痫发作的患者进行药物或手术治疗。对伴有颅高压的患者可以行分流术。对于合并的颅面等畸形需要与其他专科医生共同治疗。

八、预后

一般与脑发育畸形的程度有关。无脑回者常于 2 岁前死亡，巨脑回者常为严重的智力障碍，多小脑回畸形者症状较轻，受累范围较大者可能出现智力下降和神经功能障碍，灰质异位者常有癫痫发作，反应迟缓。

第六章 颅脑损伤

第一节 闭合性颅脑损伤

闭合性颅脑损伤是指硬脑膜仍属完整的颅脑损伤，虽然头皮和颅骨已有开放性创口，但颅腔内容物并未与外界交界，故而仍称为闭合性颅脑损伤。更确切地讲，应当是闭合性脑损伤，因为归属于颅部的头皮和颅骨，可以有开放伤。根据致伤因素和继发性损害，前者是暴力作用于脑组织的一瞬间就已造成的损伤之后所产生的一系列病理生理改变如颅内血肿、脑水肿与肿胀等。

一、流行病学

在中国，每年大约60万人发生脑颅创伤，其中死亡10万人左右。颅脑创伤占全身创伤发生率第2位，创伤已成为继心脏病、恶性肿瘤、脑血管意外之后的第4位死因，车祸则是第一死因。颅脑损伤的发生率约在第1位和第2位，男性较女性多2～3倍，年龄以15～45岁最多，死亡率则均属首位。

二、损伤机制

造成颅脑损伤的暴力可分为作用于头部的直接暴力和作用于身体其他部位的间接暴力两种。其发生发展过程主要取决于两个基本条件，即致伤的因素和损伤的性质。前者系指机械性致伤因素，如暴力作用方式、力的大小、速度、方向及次数等；后者则为各不同组织和结构在接受暴力之后，所造成的病理生理变化，故致伤因素不同，所致损伤的程度和性质也各异。由于致伤物体的物理性质不一致、头部受力的强度和部位不固定，颅脑各部组织的结构与密度不相同，因此，所造成的头皮、颅骨和脑损伤的情况亦有所差异。颅部与脑部的损伤可以同时并存，也可以各自单独发生。

由于颅脑解剖生理的影响，头部受伤后所引起的病理过程也有特殊性。当暴力作用于头部时，头皮、颅骨作为表面屏障首先对抗外力，如果暴力强度较小，则脑部可以无损伤或者损伤较轻微；若暴力超过了表面屏障的致伤，则头皮，颅骨和脑组织将同时受损；若暴力是通过身体其他部位间接作用于头部时，则只引起脑组织的损伤，而头皮和颅骨往往完好无损。不仅如此，遭受暴力作用而致伤的脑组织，除了发生原发性损伤之外，在受损组织的周围还将引起不同程度和不同范围的脑缺血、出血、水肿及变性等一系列继发性损伤。而后，或继续加重、恶化、累及全脑甚至全身，或经一定时间逐渐吸收、消退和修复。

颅脑损伤分为原发性颅脑损伤和继发性颅脑损伤。原发性颅脑损伤是指创伤暴力当时造成的颅脑损伤，如头皮伤、颅骨骨折、脑震荡、脑挫裂伤、脑干伤、丘脑下部损伤等。继发性颅脑损伤是致伤后一段时间逐步形成的脑损伤，如颅内血肿、脑水肿等。

(一) 原发性颅脑损伤的发生机制

原发性颅脑损伤的病理改变轻重是由致伤因素和致伤方式决定的。物体的动能与其质量和速度的平方成正比。因此，挤压伤主要取决于致伤物的质量；火器伤应视飞射物的速度而定；坠落伤则与重力加速度相关。

1. 直接暴力

是指直接作用于头部而引起损伤的致伤力，故有直接的着力点，根据头皮、颅骨损伤的部位用暴力作用的方式（即加速性、减速性和挤压性），常能推测脑损伤的部位，甚至可以估计受损组织的病理改变。

(1) 加速性损伤：相对静止的头颅突然遭到外力打击。迫使其瞬间由静态变为动态，因此造成脑损伤，称为加速性损伤。其损伤应有下列四种情况：冲击性损伤即着力部的颅骨产生暂时性局部凹陷变形，使深面脑组织受到冲击力而受伤。同时，当暴力终止时，颅骨弹回原状后使脑和颅骨内板之间形成的暂时性负压空隙，使受损的脑组织在压力梯度突变的情况下再度受损。对冲性损伤是受冲击的脑组织因惯性朝对面颅板运动，后受躯体限制而撞击在颅板内腔所造成的损伤。当暴力作用在完全静止或被固定的头部时，其着力部位的损伤明显加重，而且常致颅骨凹陷性骨折或线形骨折。在特定条件下打击头部，如拳击、格斗或不适当的顶球等，虽属加速性损伤，但因头部是在运动状态下遭受暴力，有较大的缓冲作用，故较轻。

(2) 减速性损伤：运动的头颅突然撞到静止的物体上，迫使其瞬间由动态转为静态而造成的损伤称为减速性损伤。其损伤效应主要是对冲性脑损伤，其次为局部冲击伤。

减速性损伤致脑对冲性伤的规律如下。

1) 枕部正中着力，常致双侧额、颞前端及底部脑挫裂伤。

2) 枕部侧方着力，可致同侧较轻而以对侧为主的额、颞前端及底部损伤。

3) 顶枕部着力，多引起对侧额、颞前底部及外侧的损伤。

4) 顶部着力，若力轴向额部，可致额叶眶面及颞叶前端损害，若力轴向枕后，则产生同侧枕叶内侧面的挫伤；若力轴向对侧，则引起对侧额、颞底部外侧及前端的损伤。

5) 颞部侧方受力，多为对侧一颞叶前外侧受损，在外侧裂区亦常有广泛的表浅挫伤，暴力作用侧局部也可有小范围挫伤。

6) 额部着力，则以暴力作用局部脑损伤为主，枕叶一般都无损伤或较轻微，这可能与小脑幕光滑而富有弹性，起到一定的保护作用有关。

7) 面部着力，因面颌部的生理骨腔和与颅底的骨缝衰减了暴力强度，脑损伤一般较轻，着力点越靠近颅底部损伤越重，脑损伤多以对冲性伤为主。

(3) 挤压性损伤：头颅在相对固定的情况下，被两侧相对的外力挤压而致伤。一般情况下，挤压性损伤少有脑损伤，但当挤压暴力过大时或作用时间较长时颅骨可严重变形，脑组织亦将发生相应的损伤和压迫。

2. 间接暴力

指着力点不在头部的外部暴力。其作用于身体其他部分而后传递至颅脑的损伤，是一种特殊而又严重的脑损伤类型。

(1) 挥鞭样损伤：由于暴力并非作用头部，所以头部的运动必较身体其他部位（着力点）要晚。而且由于暴力作用的突发性，传递过来的振动波只有单一的或间歇性的脉冲，在脉冲作用于头部时，身体其他部位已静止。因为惯性作用使脑组织在旋转加速运动中猛烈冲撞在颅腔内壁上，不仅造成脑表面受伤，而且在脑实质内各不同结构的界面上也发生剪应力性损伤。

(2) 颅颈连接处损伤：坠落伤时，臀部或双足先落地，由于患者的体重和重力加速度所产生的重大冲击力，使患者获得的动量在瞬间化为零，因此着力点必将受到极大的作用力，由脊柱向上传导至枕骨髁部，可引起严重的枕骨大孔环陷入骨折，致使后组颅神经、颈髓上段和 (或) 延髓受损，引起脑损伤。轻者致残，重者当场毙命。

(3) 胸部挤压伤：是因胸部受巨大压力致使上腔静脉的血流逆行灌入颅内，甚至迫使动脉血逆流。常引发毛细血管壁受损，使上腔静脉所属上胸部、颈部及头面部皮肤和黏膜以及脑组织均发生弥散性点状出血。患者可表现为脑损伤症状，严重时可使脑缺氧、水肿、出血、疼痛及颅内压增高，而出现昏迷。同时，因为胸部损伤又伴有中枢神经系统损伤，更容易引起成人呼吸窘迫综合征 (ARDS)，主要是因为肺水肿、出血、萎陷造成气体交换障碍而导致死亡，死亡率较高。

(二) 继发性颅脑损伤机制

继发性颅脑损伤是一种继发于脑挫裂伤后的细胞及间质的创伤性炎性反应，临床原因与各种血管活性物质及炎性介质的释放、局部的直接创伤后缺血、局部的出血压迫等有关。实际上所有的脑实质性损伤均有不同程度的脑水肿反应，脑震荡伤也在内。其他原因如继发于全身的水电解质紊乱 (如低钠血症及其他肝性或肾性脑病等) 也同样可引起。这是临床常见的导致颅内压增高的病因之一。

三、分类

颅脑损伤分类问题历来众说纷纭。因为涉及解剖生理、损伤生理、病理改变以及治疗措施的选择等多方面因素的影响，故只对经过临床实践验证的一些实用的分类、分级和预测方法加以介绍。它们是临床应用分类、急性颅脑损伤分类、伤情轻重分类、昏迷程度分类。

(一) 临床分类

此法适用于临床诊断，是以颅脑解剖部位和损伤病理形态改变而定的诊断术语。首先按颅部和脑部分为两大类，然后各自又分为闭合性和开放性两种颅脑损伤，后者因为致伤性质不同，再分为火器性和非火器性颅脑损伤。在此基础上又分为头皮、颅骨和脑损伤。由于脑组织结构及其位于颅腔的特定条件，又可分为原发性和继发性两种病变。

1. 头皮损伤

(1) 闭合性损伤

1) 皮下血肿：范围比较局限，血肿周围软组织水肿明显，触之较硬，中心部柔软。

2) 帽状腱膜下血肿：血肿扩展不受限制，有时可蔓延至整个颅顶。

3) 骨膜下血肿：常与所在处的颅骨大小相当，压痛明显，张力高。

(2) 开放性损伤

1) 挫伤：由钝性物体打击造成，损伤处皮肤全层受累，但仍保持其完整性。皮肤表面擦伤，皮下有瘀血及水肿，疼痛与压痛明显。

2) 裂伤：锐器致伤者，伤口整齐；钝器致伤者，裂伤创缘常不整齐，伴皮肤挫伤。头皮全层裂伤者，伤口可以哆开，伤及头皮动脉时，常有剧烈出血。

3) 头皮撕脱伤：由帽状腱膜下方，部分或全部撕脱。

2.颅骨骨折按部位分为颅盖骨折和颅底骨折；视其是否与外界沟通，又分开放性及闭合性两种。

(1) 颅盖骨折

根据骨折形态分为下列几种。

1) 线形骨折：骨折线长短不一，单发或多发。骨折线由颅盖延伸到颅底者，称为联合骨折；

2) 凹陷骨折：系颅骨内板或颅骨全层陷入颅内。骨折片周围由环形骨折线环绕，中心部向颅内陷入；

3) 粉碎性骨折：由两条或两条以上骨折线，将颅骨分裂为数块，同时向颅内陷入者，称为凹陷粉碎骨折；

4) 洞形骨折：主要见于颅脑火器性穿透伤。

(2) 颅底骨折：按骨折部位分为颅前、中、后窝骨折。颅底部硬脑膜比较薄，且与颅底连接较紧密。易于随骨折而破裂。许多血管和神经通过颅底进入颅腔，加上颅底又与鼻旁窦相连接。故骨折时，常伴发颅神经损伤及脑脊液漏。

3.脑损伤分为原发性和继发性两类

(1) 原发性脑损伤可分为下列几种。

1) 脑震荡；

2) 脑挫裂伤：常合并脑室出血和蛛网膜下隙出血；

3) 脑干损伤；

4) 丘脑下部损伤。

(2) 继发性脑损伤：包括伤后脑水肿和颅内血肿。其中，颅内血肿按照解剖部位分类分为：硬脑膜外血肿、硬脑膜下血肿、脑内血肿、多发性血肿等；按照血肿形成的速度可分为：特急性血肿 (伤后 3 小时内)、急性血肿 (3 小时～ 3 天)、亚急性血肿 (3 天～ 3 周)、慢性血肿 (3 周以上)、迟发性外伤性颅内血肿。

4.火器性颅脑开放伤

(1) 非穿透伤

1) 头皮软组织伤：可合并脑震荡。

2) 开放性颅骨骨折：脑膜尚保持完整，感染机会相对较少，值得注意的是可合并脑挫伤或颅内血肿。

(2) 穿透伤：颅脑各层均受到创伤，伤情严重。

按伤情和伤道的形态，可再分为如下几种。

1) 切线伤：投射物与颅骨呈切线，颅骨与脑形成沟槽状伤道，颅内无金属异物，但有较多碎骨片。散布于脑实质内。

2) 非贯通伤：由弹片或力竭子弹造成，投射物停留于伤道最末端，只有一个入口，位于颅盖部或颅面部。入口侧脑组织内有数目不等的碎骨片。

3) 贯通伤：由子弹伤造成，有入口及出口，颅内五金属异物，入口侧脑内有碎骨片，出口侧骨折范围广泛，骨片常位于皮下。

(二) 伤情程度分类

我国急性闭合性颅脑损伤的临床分型，按昏迷时间、阳性体征及生命体征表现分为轻、中、重三型。从重型中又分出了特重型。目前上述分类已成为国内公认的标准。

1. 轻型 (指单纯性脑震荡伴有或无颅骨骨折)

1) 昏迷 0 ～ 30 分钟；

2) 仅有轻度头昏、头痛等自觉症状；

3) 神经系统和脑脊液检查无明显改变。

2. 中型 (指轻度脑挫裂伤伴有或无颅骨骨折及蛛网膜下隙出血，无脑受压者)

1) 昏迷在 12 小时以内；

2) 有轻度神经系统阳性体征；

3) 体温、呼吸、脉搏、血压有轻度改变。

3. 重型 (指广泛颅骨骨折，广泛脑挫裂伤及脑干损伤或颅内血肿)

1) 深昏迷，昏迷在 12 小时以上，意识障碍逐渐加重或出现再昏迷；

2) 有明显神经系统阳性体征；

3) 体温、呼吸、脉搏、血压有明显改变。

4. 特重型 (指重型中更急更重者)

1) 脑原发伤重，伤后深昏迷，有去大脑强直或伴有其他部位的脏器伤、休克等；

2) 已有晚期脑疝，包括双瞳散大，生命体征严重紊乱或呼吸已近停止。

(三) 昏迷程度分类

由于颅脑损伤的轻重程度常与昏迷的时间和程度相对应，呈正相关。1974—1976 年英国 Teasdale 和 Jennett 提出了格拉斯哥昏迷计分法 (GCS)。按检查时患者睁眼、语言和运动三项反应的情况给予计分，总分最高为 15 分，最低为 3 分。总分越低，表明意识障碍越重，总分在 8 分以下者表明昏迷，按 GCS 计分多少和伤后原发昏迷时间的长短，可将颅脑损伤患者的伤情分为轻、中、重、特重四型。

1. 轻型，GCS 13 ～ 15 分，伤后昏迷在 30 分钟以内。

2. 中型，GCS 9 ～ 12 分，伤后昏迷时间为 30 分钟至 6 小时。

3. 重型，GCS 6 ～ 8 分，伤后昏迷在 6 小时以上，或在伤后 24 小时内意识恶化再次昏迷 6 小时以上者。

4. 特重型，GCS 3 ～ 5 分，伤后持续昏迷。

格拉斯哥昏迷计分法简单易行，分级明确，便于观察。1975 年 Jennett 和 Bond 又提出伤后半年至一年患者恢复情况的分级——格拉斯哥预后分级 GOS：1 分为死亡；2 分为植物生存，长期昏迷，呈去皮质或去脑强直状态；3 分为重残，需他人照顾；4 分为轻残，生活能自理；5 分为良好，成人能工作、学习。

四、临床表现

(一) 一般表现

1. 意识障碍

伤后绝大多数患者都有立即出现的意识丧失，谓之原发性昏迷，也是判断患者有无脑损伤的重要依据。昏迷的时间可长可短，轻者数秒钟至数分钟即可逐渐清醒，重者可持续昏迷直至死亡。大脑皮层和脑干网状结构是维持醒觉的重要结构，当外力作用在头部引起广泛的皮层功能障碍或脑干网状结构的功能紊乱时，患者即发生长短不一的昏迷。

2. 头痛、呕吐

头部外伤后头痛可因头皮、颅骨的创伤而致，也可由蛛网膜下隙出血、颅内血肿，颅内压的高低或脑血管的异常舒缩而引起。头部局限性疼痛的部位，常代表致伤的着力点，而整个头部持续性剧痛伴眼球胀痛并不断加重时，常暗示颅内有继发性血肿的可能。头伤后呕吐也是常见的症状之一，早期的呕吐多因迷走或前庭神经等结构受损而致后期频繁呕吐，则可能是因颅内压进行性增高而引起的。故凡属头伤后头痛。呕吐不断加剧者，应警惕颅内血肿。

3. 眼部征象

颅神经Ⅱ～Ⅵ都与眼部功能有关，故眼部的症状和体征对头伤患者的伤情判断和预后估计均有重要意义。特别是当患者处于昏迷状态时，眼部体征更是能够客观反映病情的可靠征象。

(1) 瞳孔：由动眼神经的副交感神经纤维支配缩瞳肌和睫状肌，如果伤后一侧瞳孔立即散大，对光反应消失，或同时伴有眼内直肌麻痹，眼球外斜，而患者意识清醒，应考虑动眼神经的直接原发性损伤；若伤后双侧瞳孔不等大，光反应灵敏，瞳孔缩小侧睑裂变窄，眼球内陷，同侧面部潮红、少汗，为同侧霍纳 (Horner) 氏征，系颈交感神经节损伤所致；若伤后双侧瞳孔扩大或缩小，而对光反应正常，患者意识清楚，则无临床意义；若双侧瞳孔大小不等，一侧或双侧时大时小，伴有眼球位置歪斜时，表示中脑受损；若双侧瞳孔极度缩小，光反应消失，并伴中枢性高热时，为脑桥损伤；若一侧瞳孔先缩小，继而散大，光反应差，患者意识障碍加重，而对侧瞳孔早期正常，晚期亦随之散大，为典型的小脑幕切迹疝表现；若双侧瞳孔均散大固定，光反应消失，多示濒危状态。

(2) 眼球运动：眼外肌是由Ⅲ、Ⅳ、Ⅵ颅神经及其核所支配，任何一神经受损，均将出现眼球运动及位置异常，且有复视；如果双眼运动不协调，出现眼球分离、歪斜情况时，多示脑干损伤；若双眼同向凝视，常表示对侧额中回后份有激惹性损伤，如为破坏性损伤，双眼向同侧凝视；脑桥侧视中枢受损时，则双眼向对侧凝视；眼球震颤多见于小脑或前庭系统的损伤，前者呈水平粗大眼震，后者呈水平或旋转性眼震，属前庭神经损伤时常伴有听觉障碍，属核性损伤时为旋转性眼震，顺时针旋转表示右侧受损，逆时针为左侧。

(3) 眼底改变：头伤后早期多无眼底改变，但偶尔可因严重对冲性额、颞叶脑挫裂伤，前颅凹骨折，伴急性颅内出血或后颅窝血肿时，伤后 30 分钟即可出现眼底视乳突水肿及火焰状出血；同时，常伴有眼球张力增高、眼球前突及眼睑皮下瘀血等颅前窝骨折的征象。

4. 锥体束征

一侧上肢及面肌瘫痪和 (或) 运动性失语，说明大脑半球运动区域下份靠岛盖区的损伤；偏身运动或感觉障碍，多为中央区前或后的脑挫裂伤和 (或) 出血；若有双侧锥体束征，双下肢肌张力增加，腱反射亢进，病理反射阳性，则为脑干受压或后颅窝血肿所致，凡伤后早期没有表现的锥体束征，继后逐渐出现，同时，伴有躁动和意识障碍加重者，常为颅内继发血肿的信号；若表现阵发性四肢强直，角弓反张，两臂前旋时，呈去大脑强直发作，说明脑干受损，同时按去大脑强直发作出现的时间早晚，可以判定属原发性损伤还是继发性损害；若伤后单肢运动障碍，肌张力减低，可能为局限性脑皮质损伤，亦可能是周围神经损伤所致，后者常伴有感觉障碍，可资区别；头伤患者有一侧浅反射减退或消失，常表示对侧大脑半球损伤；当一侧肢体腱反射亢进并伴有恒定的病理反射阳性时，也说明对侧大脑半球运动域有损伤。

5. 生命体征

脑损伤时，患者立即出现意识障碍、面色苍白及四肢松软等一过性表现，同时伴有呼吸、脉搏浅弱，节律紊乱，血压下降，经数分钟及十多分钟后逐渐恢复正常。若伤后呼吸、脉搏、血压的暂时性紊乱时间延长，且无恢复的迹象，则常表明有脑干较严重的损伤；若伤后生命体征已恢复正常，但随后又渐次出现血压升高，脉压加大、呼吸和脉搏变慢等改变时，即说明有进行性颅内压增高，常暗示颅内有继发血肿；若头伤患者早期出现休克，除婴幼儿之外，均应考虑身体其他部分合并有创伤性出血。

6. 脑疝

是指颅内压增高后，由于颅内各腔室间压力不均衡，以致推压某些部分的脑组织向靠近的解剖间隙移位，并引起危及患者的生命的综合征。也是颅脑损伤后颅内压增高的严重后果。

(二) 特殊表现

颅脑外伤的临床表现虽有其共性，也有其个性，因为个体的差异、年龄的悬殊、致伤因素的多变和受伤部位的不同，故除有一般常见的临床表现之外，尚有其特殊的表现。

1. 水、盐紊乱的特殊表现

与颅脑损伤直接有关的水、盐紊乱亦不少见，特别是重型颅脑损伤患者，由于中枢神经系统受损，影响了神经内分泌调节，肾脏排泄功能及代谢紊乱，常致明显的，有时是特殊的水、电解质代谢紊乱，如尿崩、高钠或低钠综合征。由于颅脑损伤患者常采用强力脱水、激素、气管切开等治疗措施，也在一定程度上加重了水、盐代谢的失衡。常见的有高血钠综合征、低血钠综合征。

2. 高渗高血糖非酮性昏迷

当脑组织遭受严重损伤时，因为机体应激反应或下丘脑－垂体系统受损，可引起糖代谢紊乱，而致高血糖 (正常 3.9 ～ 5.9 mmol/L)、高渗透压 (大于或等于 300 mmol/L)、非酮症昏迷。加之头伤后常规使用糖皮质激素、甘露醇，并经静脉或鼻饲补给葡萄糖，更促使病情恶化。

3. 脑性肺水肿

严重颅脑损伤，可因下丘脑受损或因颅内压增高，引起下丘脑功能障碍，大量儿茶酚胺被释放入血，周围血管和肺血管痉挛，肺血流动力学紊乱，肺血容量骤增，从而导致急性肺水肿。

五、治疗

颅脑损伤是一个复杂多变的过程，它不仅包括受伤瞬间造成的原发损伤，而且还包括在此后的几小时到几天中仍在发展演变的继发损伤。对颅脑损伤救治的目的是一方面促进原发损伤恢复，另一方面要预防并减少继发损伤，两者相比，后者更为重要。

(一) 急救

对颅脑损伤患者进行正确和及时的急救是十分关键的。救治人员首先须对受伤时间、受伤原因及过程做重点了解，随即对头部及全身情况认真检查，不可因检查过久耽误急救处理；也不可粗心大意漏诊重要损伤。凡易危及生命的征象必先注意，可以边检查边处理。一般急救应分为现场急救、转运和急诊室救治三个过程。

1. 现场急救

救治人员赶到以后主要解决 ABC 三个方面的问题，即气道、呼吸、循环。颅脑损伤患者，尤其是重症颅脑损伤患者受伤后多伴有呼吸的改变，低氧血症的发生率可达 60% ~ 70%。其原因一方面可能与误吸有关，另一方面可能是由于脑干损伤，呼吸中枢受损所致。保持气道通畅，维持足够的通气十分重要。若呼吸较差，可给予适当辅助呼吸及吸氧。有关循环方面的急救，可通过胸外心脏按压、静脉补液、穿着充气抗休克衣及控制出血等办法来救治。

2. 转运

待初步控制并改善呼吸循环障碍后，应考虑尽快将患者向医院转运。但转运过程中应减少由此带来的继发损伤。其中最常见的损伤是脊髓损伤，尤其是颈髓损伤。救治人员应根据受伤机制对是否合并脊髓损伤进行初步的判断，对怀疑有脊髓损伤者，应安放颈托，使颈部完全制动，禁忌用枕垫头，以免造成颈部屈曲。搬动患者时应保持身体呈一直线，同步平托抬起，并用硬担架或木板运送患者。

3. 急诊室处理

在到达急诊室之前，救治人员很难对创伤性脑损伤做全面的诊断，尤其是容易忽视轻型脑损伤。因此，急诊室医生应对患者再进行一次迅速而全面的评价，以证实已知的诊断，并对不明显的损伤做出补充诊断。到达急诊室后，应尽可能对病史进行全面了解，包括：受伤机制、意识改变情况、是否发生呕吐或癫痫以及对伤前、伤后事件的遗忘。对待昏迷患者应除外是否有其他中毒物质的存在，如巴比妥、乙醇以及其他中枢神经系统抑制药等。随后，急诊室医生应迅速针对不同患者采取必要的检查及治疗。

(二) 患者的病情评价及分类处理

根据伤情可将患者分为四种情况分类处理。

1. 紧急抢救

伤情急重的闭合性颅脑损伤，持续昏迷或曾清醒再昏迷，GCS3 ~ 5 分，颅内压增高，一侧瞳孔散大或对侧也开始扩大，生命体征改变明显，情况危急来不及做进一步检查时，应根据受伤机制和临床表现定位，直接钻孔探查后行开颅手术抢救；若属脑干原发损伤、去脑强直、瞳孔时大时小、高热、生命体征紊乱，但无颅内高压时，则应行气管插管或切开、给氧、降温、颅压监护及适度脱水治疗等处理。

2. 准备手术

伤情严重，昏迷超过 6 小时或再昏迷，GCS 6 ~ 8 分，生命体征提示有颅内压增高改变，应立即行头部 CT 检查，明确定位，安排急症手术；若经辅助检查并未发现颅内血肿，则给予非手术治疗，放置颅内压监护及根据需要随时定时复查 CT；若属于开放性颅脑损伤则应在纠正血容量不足的同时准备手术清创。

3. 住院观察

伤情较重，昏迷时间 20 分钟~ 6 小时，GCS 9 ~ 12 分，有阳性或可疑的神经系统体征，生命体征轻度改变，CT 检查有局限性脑挫裂伤未见血肿，应收入院观察，定时复查 CT，对有颅内压增高表现者宜行颅内压监护。

4. 急诊室观察

伤情较轻，昏迷时间在 20 分钟以内，GCS 13～15 分，神经系统检查阴性，生命体征基本稳定，CT 检查亦无明显阳性发现时，应留急诊室观察 4～6 小时；若病情加重即收入院做进一步检查或观察；若病情稳定或好转，则可嘱其返家休息，但如有意识障碍等情况应立即返院复诊。

(三) 颅内压监护

对于脑外伤患者，伤后最大的危害是颅内压 (ICP) 的持续增高。ICP 正常值为 5～15 mmHg。

引起颅内压增高的常见原因主要有：①颅内血肿占位及脑水肿致脑体积增加；②颅内血容量增加，多由于呼吸道梗阻或呼吸中枢衰竭引起的 CO_2 蓄积或高碳酸血症，导致脑血管扩张，脑血容量急剧增加。有效、及时地控制颅内压增高是脑外伤治疗的首要任务。大量文献表明 ICP 监护在改善预后上起了重要作用。

监护 ICP 的主要目的是：①为治疗决策提供依据；②避免无谓地使用可能导致严重副作用的脱水药和其他降颅压措施；③有助于及时发现颅内占位病变；④有助于判断预后；⑤植入脑室的导管还可引流脑脊液降低 ICP。

ICP 监护的适应证为：① GCS < 8，伴有 CT 异常的患者；② GCS < 8，CT 无明显异常，但同时伴有以下三项中的两项，一是年龄 > 40 岁，二是单侧或双侧的去脑强直样发作，三是收缩压 < 90 mmHg。高 ICP 的直接危险是脑疝形成，此外还可使脑灌注压降低，加重可能存在的继发性脑缺血。因此目前多主张 ICP 超过 20 mmHg 时，应积极降颅压。

1. 脱水治疗

降低颅内压的另一有效方法是脱水治疗，即通过提高血内渗透压及利尿的方法，使脑组织内水分及脑脊液减少从而达到降低颅内压的目的。其中最常用的脱水药物是甘露醇，它对外伤后的脑肿胀和高颅压有肯定的治疗作用。有效剂量 0.25～1 g/kg，一次快速静脉点滴后数分钟即开始发生作用，药效与使用剂量相关，通常达峰时间为 30～60 分钟，可维持 3～6 小时。其降低颅内压的机制除高渗性脱水外，还与一过性扩充血容量、降低血液黏滞度、增加脑血容量、改善脑组织的灌注和氧合有关。但过量使用可致肾衰竭，少数出现高渗性非酮症糖尿病昏迷，故使用甘露醇应维持血浆渗透压 < 320 mOsm，以防损伤肾脏功能。此外，临床上还常用渗透性利尿药，如呋塞米（又名速尿），与甘露醇合用可以减少后者的用量及副作用。甘油果糖注射液虽也有高渗脱水作用，但起效慢，故在伤后早期少用。

2. 改善通气

急性颅脑损伤患者经常伴有气道不畅或肺部炎症，缺氧及 CO_2 蓄积可引起脑血管扩张、脑血容量剧增，导致颅内压增高加重病情。因此，保持气道通畅，维持良好的气体交换是极为重要的。对呼吸道有梗阻的患者，应充分吸痰并加强护理，若呼吸仍不能改善者应及早进行气管切开，并通过吸氧、过度通气等方法改善缺氧状态，控制 CO_2 蓄积。过度通气能快速降低颅内压，曾被广泛应用。但由于过度通气是使脑血管收缩而降低颅内压，因此脑血流量也会相应下降，尤其是脑外伤后早期脑血流量多已显著下降，此时若再给予人为过度通气将会加重脑缺血。因此，目前主张不应预防性地使用过度通气。

---

1 mmHg=0.133 kPa

3. 糖皮质激素

国内自 20 世纪 60 年代开始将糖皮质激素应用于脑外伤的治疗以来，至今相当一部分医生仍沿用着这种做法。但目前根据大规模临床试验的结果，这一观点已发生了变化，对于颅脑损伤患者的治疗，糖皮质激素已不推荐应用。

4. 巴比妥疗法

巴比妥类药物有降低颅内压的作用，用于严重颅内压增高症可取得一定的疗效。有研究表明，该疗法有助于降低其他方法难以控制的高颅压，但能否最终改善远期疗效和生存质量尚不能确定。

5. 亚低温法

治疗根据动物实验的结果，应用冬眠药物及安定剂和降温措施，使患者体温下降，并维持在 32℃～34℃，以减低脑耗氧量，同时通过脑血流与血压的降低，导致脑体积缩减，从而使颅内压下降。实验证实，温度每下降 1℃，耗氧量与脑血流可下降 6.7%，脑脊液压力和静脉压均降低 5.6%。临床上应用亚低温对重型颅脑损伤患者的救治，已取得一定效果，但由于降温开始及持续时间不同，以及缺少规范性操作，各家所得结果仍有差异。故对亚低温治疗，尚需统一规范化，以评估其临床价值。

第二节　开放性颅脑损伤

开放性颅脑损伤是指钝器、锐器或火器造成头皮、颅骨、硬脑膜破损，致使脑组织直接或间接与外界相通的颅脑损伤。硬脑膜是保护脑组织的一层坚韧的纤维屏障，硬脑膜是否破裂是区分颅脑损伤为闭合性或开放性的分界线。开放性颅骨骨折，颅腔虽已开放，但硬脑膜完整者不能认为是开放性颅脑损伤。颅底骨折常引起骨折部硬脑膜撕裂、脑脊液漏或气颅，故这类损伤属开放性颅脑损伤。

一、分类

按创口情况可将开放伤分为下列三类。

（一）非贯通伤

打击物穿入颅内，并停留于创道内。头部只有一入口处，其深浅不一，取决于致伤物的速度及能量。入口处的创伤常较狭小，但其颅内的损伤常较严重且范围广泛。如致伤物为枪弹，在入口处皮肤上可留有弹药的灰烬或烧伤的痕迹，从而可以大体判断出射击的距离。较低速的弹片伤没有这种痕迹。整个弹道及弹片均可在 CT 扫描图像中看到，可大体确定颅内损伤的范围和程度。如弹道贯穿整个头颅内径，称为直径伤，如子弹到达对侧颅骨内板后弹回，在脑内造成另一创道，称为反跳伤。

（二）贯穿伤

致伤物穿过整个颅腔所造成的创伤。有入口创和出口创，入口创要比出口创小。致伤物大多为高速火器，如步枪子弹或近距离的弹片。颅内没有致伤物存留，但有帽片、头发、皮肤、颅骨碎片等存在于创道。高速枪弹的能量极大，在它进入颅腔后，遇到一定阻力，发生翻滚，引起远较入口处范围为大的脑内损伤，故伤势大多极为严重，死亡率很高。

(三) 切线伤

致伤物呈切线方向擦过颅骨表面，并未穿入颅内，因此只有一个呈沟槽状的创口，创底颅骨因受致伤物冲击时引起的短暂空穴作用，发生粉碎性骨折，碎骨片可嵌入脑内，同时脑亦受到这空穴作用的影响而致严重的脑局部挫裂伤。

二、损伤机制

致伤物引起开放性颅脑损伤的作用主要取决于它的速度、距离及能量。高速步枪子弹的速度一般均在 700 m/s 以上，而手枪子弹的速度约在 400 m/s 以下，炸弹、地雷及手榴弹弹片的速度一般均较低。速度越高其单位时间内所携带的能量亦越大，在短时间内引起的高频空穴作用亦越大，因此造成的损伤不局限于创道，可累及创道的四周，甚至整个颅腔，其作用范围可超过致伤物本身体积的 50 倍以上。这时的颅内压在瞬间可超过 3000 mmHg，邻近脑组织受到如此巨大压力的牵扯或压迫，足以使延髓内的呼吸及心血管中枢均受到抑制而导致患者的立即死亡。因此从战场上的经验，枪弹引起的开放性颅脑伤的死亡率 (46.6%) 要比弹片所引起的 (15.1%) 高 3 倍，就是这一原因。在脑组织大量破坏的同时，脑血管自动调节功能丧失。当高速枪弹穿入颅腔时，颅内压的短暂升高，接着又迅速下降，均使动脉血压与脑灌注压显著下降，脑的血流量大为减少，以致引起脑的缺血。这也是造成患者致死的重要因素。

枪弹所引起的弹道，由于它的翻滚具有巨大的短暂空穴作用，这使弹道周围组织呈碎烂状，如果为贯穿伤，弹道呈梭形，中间部分膨大。如为反跳伤，则弹丸在被弹回时可从另一角度穿入脑内，造成第二个弹道。随着脑组织的大面积损伤，多少均有脑内出血发生，血液混同碎裂的脑组织凝结成血肿，如有较大血管的损伤，则血肿的发生将于短期内达到巨大程度，导致颅内压的再度升高。接着脑水肿发生，使颅内压又进一步加重，最终可导致患者的呼吸及循环功能抑制而死亡。

高速火器伤的冲击波尚有远达效应，颅脑损伤患者除颅脑损伤外，尚可有多种内脏及脊髓的损伤，其作用机制尚不很清楚。一般认为是与超压和负压作用、内爆效应及惯性作用及其所引起的血流动力学改变有关。

三、临床表现

开放性颅脑损伤的伤因暴力大小不一，产生损伤的程度与范围不同，其临床表现差别也较大。

1. 创面的表现

重者可见伤口裂开，颅骨碎裂外露，碎烂的脑组织、脑脊液外溢；轻者局部伤口可以很小，被头发掩盖而不易发现。检查时应注意创口的大小、方向及深度，对留置在创口内的致伤物不能轻易拔出，以免引起出血。

2. 全身症状

早期可出现休克及生命体征改变。休克的原因有：头皮裂伤及颅内大的动脉、静脉破裂失血；开放性颅脑损伤脑组织、脑脊液外漏，颅内压增高不明显，故颅内压增高引起的代偿性全身血压升高的改变减少；复合伤导致的其他脏器出血。常见的复合伤多为胸腹闭合性损伤。若颅脑损伤严重，临床征象大多以脑伤为主，容易漏诊复合伤。此外，开放性颅脑损伤可有低热，而伤口或颅内感染可引起高热，脑膜刺激征阳性，可资鉴别。

3.脑损害症状

开放性颅脑损伤患者常有不同程度的意识障碍，但不如闭合性颅脑损伤严重。颅内压增高常不明显，并发颅内血肿、颅内感染、脑挫裂伤、脑水肿严重时，亦可出现明显的颅内压增高。脑重要功能区损害时可出现局灶症状；脑干或下丘脑等重要结构受损时临床表现危重，预后不良。开放性颅脑损伤癫痫发生率较闭合性脑损伤高。

四、诊断

主要凭头部创口的检查，只宜肉眼观察，不可用探针探察。可确定入口及出口伤。头颅 X 线平片可以显示入口及出口创处大体骨折碎裂的情况、存留颅内致伤物的部位、数量、大小及颅内积气等。并从颅内积气的形态、钙化松果体移位等情况大体了解是否有颅内血肿存在，因此是最有帮助的检查。脑血管造影虽对颅内血肿的诊断有帮助但因需耗用相当长的治疗时间，并不合理。CT 扫描可显示创道的低密度及血肿的高密度，理论上是很有诊断意义的，但由于受到大块金属异物所引起严重痕迹的干扰，在极大程度上抵消了它的诊断价值。因此亦不宜于急性期中应用。

五、治疗

开放性颅脑损伤的治疗原则为对颅脑损伤的创面进行清创处理，变开放伤为闭合伤；再按闭合伤处理原则对脑挫裂伤、脑水肿及感染进行综合治疗。

1.清创术

应尽量在伤后 6 小时内进行，在使用有效抗生素的情况下，可延长到伤后 72 小时。患者若有休克，应首先加以纠正，小儿、老年人尤其要注意。清创应由浅入深，逐层清除挫碎及失去活力的组织、异物，小心摘除已松动的骨片，在直视下取出嵌入颅内的异物。

对于因就诊较晚或早期清创不彻底，创面已有感染迹象的伤后 4～6 天的开放性颅脑损伤，不宜进行彻底清创，而应清洁创面、改善引流条件，选择敏感抗生素抗感染；待创面分泌物减少、肉芽生长良好，局部细菌培养连续三次阴性时，即可全层减张缝合头皮创口，留置引流 2～3 天，必要时引流时间可延长。对于感染已严重的 7 天以上的晚期创面，只能简单扩创，以利引流，待感染控制后进一步处理。

2.脑损伤的治疗

开放性颅脑损伤经清创转变为闭合性颅脑损伤后，按闭合伤处理原则进行治疗，包括防治脑水肿、抗感染、促进神经功能康复等。

第三节　继发性脑损伤

一、外伤性脑水肿

外伤性脑水肿指头部损伤后，过多的液体积聚在脑组织的细胞外间隙和（或）细胞内的一种病理状态，当其发生在其他颅脑损伤之后时，称为继发性外伤性脑水肿，是颅脑损伤最常见的一种继发病变；当其单独存在，或合并存在的其他颅脑损伤很轻或不明显时，则称之为原发性外伤性脑水肿，其中以继发性者多见。

（一）发病机制

外伤性脑水肿主要是血脑屏障和细胞膜的代谢功能遭到损害，使液体自血管内外渗，积聚于脑细胞外间隙和脑细胞内而形成。按发病机制不同，有人将脑水肿分为血管源性、细胞毒性、渗压性和间质性脑水肿几类，外伤性脑水肿主要是血管源性。脑水肿的发生在脑损伤后几乎是立即发生的；如果没有及时有效地使用药物等方法治疗予以干预，则脑水肿渐进发展，一般在伤后 4 ～ 10 小时达到高峰；如果伤者没有死亡，也没有有效的药物干预，脑水肿在伤后 2 ～ 3 天开始减退，2 ～ 4 周后消退；如果使用药物治疗，脑水肿的发展速度和持续时间将缩短。脑水肿对生命有危险（如脑疝形成），一般发生于伤后 24 小时左右。

（二）临床表现

1. 局限性脑水肿

见于脑挫（裂）伤、脑火器伤及各种颅内血肿周围的脑组织。肉眼观水肿部位脑组织肿胀、脑沟变浅、脑回增宽。镜下见组织疏松，脑内小血管周围和脑神经细胞周围的间隙明显增宽。局限性脑水肿如果继续发展，有时可累及伤侧的整个大脑半球，但一般不会累及对侧。其临床表现与脑水肿范围有关，多有程度不同的颅内高压症状和体征，除非局限性脑水肿程度相当重，一般局限性单纯脑水肿较难引起脑疝和死亡。

2. 弥漫性脑水肿

指整个脑组织弥漫性肿胀，脑细胞周围间隙和脑细胞内液体积聚的一种病理状态。因而一般见于整个或大部分脑受到钝性暴力作用时，尤其见于闭合性脑损伤，如弥漫性轴索损伤，两侧大脑半球多发性的挫（裂）伤时。而开放性的颅脑损伤，即使是贯通性枪弹创，也不易引起弥漫性脑水肿。婴幼儿由于其颅脑解剖组织结构的特殊性，在头部受到较重钝性暴力打击后，有时仅见弥漫性脑水肿而检不出明显的其他脑损伤，因而称之为原发性外伤性脑水肿，它可能是尸检时唯一能识别的死因，应引起重视。有些成年人，在头部受到钝性暴力作用后，也可能发生这种原发性脑水肿，以弥漫性脑水肿为其唯一能解释死亡的原因。此时，脑外伤后不久不一定有明显的意识障碍，而经过至少数小时（4 ～ 10 小时），一般 1 ～ 2 天以后因脑水肿发展到高峰，引起颅内高压而才发生昏迷。尸检时可能仅能检见明显的弥漫性脑水肿和由其产生的脑疝。有时可能检见上矢状窦或大脑大静脉内的外伤性血栓形成。

弥漫性脑水肿时，肉眼观脑体积增大、重量显著增加，可达到 1600 ～ 1700 g 以上。而正常成人男性脑重 1300 ～ 1400 g。脑回增宽，脑沟变浅，脑室受压变狭小，触之较正常脑变实，伴有脑膜血管瘀血扩张。镜下所见与上述局限性脑水肿一样，只是病变呈弥漫性。弥漫性脑水肿的临床表现与局限性脑水肿也相似，只是程度重。意识障碍出现较快，在伤后数小时或数天，同时伴有颅内高压症状和体征。如果继发疝形成，则生命体征也会有明显变化，及出现不同脑疝所特有的一些表现。弥漫性脑水肿死亡率可高达 40% 以上，小儿则更高，可达 50% 以上。

（三）治疗

除针对病因外，主要对症治疗，原则是消肿，缩小脑容量或外科减压。

1. 严格控制加重脑水肿的因素

(1) 限制水入量

水入量过大可加重脑水肿，故在最初几日，应保持轻度脱水状态，使水出量略多于水入量。一般情况下水入量可按前一日尿量加 500 mL 计算。

(2) 控制血压

脑水肿时血压高会加重脑水肿，血压低会加重脑血液灌注不良。因此，对高血压及低血压均应纠正。

(3) 控制动脉氧 / 二氧化碳分压

动脉氧分压控制在 100 mmHg 以上；二氧化碳分压控制在 40 mmHg 以下。

(4) 控制体温

体温控制在 32℃ ～ 37℃ 之内。动物实验证明 40℃ 连续 2 小时可使冷冻性脑水肿动物脑水肿增加 40%。所以利用冬眠合剂配合物理降温将体温控制在 32℃ ～ 37℃ 之间，对脑水肿治疗是有益的。

(5) 纠正酸中毒，调节电解质紊乱。

2. 脱水疗法

脱水疗法常用药物及用法用量如下。

(1) 20% 甘露醇按每次 0.5 ～ 1 g/kg(成人每次 250 mL) 静脉快速滴注，于 15 ～ 30 分钟内滴完，依病情轻重每 6、8 或 12 小时重复一次。

(2) 20% 甘露醇与呋塞米联合应用可增强疗效。成人量前者用 125 ～ 250 mL，每 8 ～ 12 小时一次；后者用 20 ～ 60 mg，静脉或肌内注射，每 8 ～ 12 小时一次，两者可同时或交替使用。

(3) 血清蛋白与呋塞米联合应用可保持正常血容量，不引起血液浓缩，成人用量前者 10 g/d，静脉滴入；后者用 20 mg ～ 60 mg，静脉或肌内注射，每 8 ～ 12 小时一次。

(4) 甘油很少引起电解质紊乱，成人用量为 1 ～ 2 g/(kg·d)，分 1 ～ 4 次。静脉滴注量 10% 甘油溶液 500 mL/d，5 小时内输完。

遇急性颅内压增高已有脑疝征象时，必须立即用 20% 甘露醇 250 mL 静脉推注，同时用呋塞米 40 mg 静脉注射。在应用脱水疗法过程中，须适当补充液体与电解质，维持正常尿量，维持良好的周围循环和脑灌注压。并随时监测血电解质、血细胞比容容积、酸碱平衡及肾功能等。应用甘露醇时，可能出现血尿，并须注意其一过性的血容量增加可能使原有隐匿型心脏病患者发生心力衰竭。

3. 外科减压疗法

其是解除脑肿胀和颅内高压的急救措施，不是常规治疗，但对严重的血肿和脓肿等是较好的治疗手段。

4. 糖皮质激素疗法

大剂量糖皮质激素尤其地塞米松对解除血管源性脑水肿有明显效果，对细胞中毒性脑水肿也有良好效果，其作用是抑制炎症反应、降低微血管通透性 (抗渗出)、稳定细胞膜并恢复钠泵功能，改善线粒体功能，防止或减弱自由基引起的脂质过氧化反应，对炎症引起的间质性脑水肿也有效。

二、颅内血肿

由于创伤等原因，当脑内的或者脑组织和颅骨之间的血管破裂之后，血液集聚于脑内或者脑与颅骨之间，并对脑组织产生压迫时，颅内血肿因而形成。颅内血肿是颅脑损伤中常见且严重的继发性病变。发生率约占闭合性颅脑损伤的 10% 和重型颅脑损伤的 40%～50%。

按血肿的来源和部位可分为硬脑膜外血肿、硬脑膜下血肿及脑内血肿等。血肿常与原发性脑损伤相伴发生，也可在没有明显原发性脑损伤情况下单独发生。按血肿引起颅内压增高或早期脑瘤症状所需时间，将其分为三型：72 小时以内者为急性型，3 日以后到 3 周以内为亚急性型，超过 3 周为慢性型。

（一）病因

各种原因引起的颅内出血。

（二）病理

1. 硬脑膜外血肿

与颅骨损伤有密切关系，骨折或颅骨的短暂变形撕破位于骨沟内的硬脑膜动脉或静脉窦引起出血，或骨折的板障出血。血液积聚于颅骨与硬脑膜之间，在硬脑膜与颅骨分离过程中，可又撕破一些小血管，使血肿更加增大。由于颅盖部的硬脑膜与颅骨附着较松，易于分离，颅底部硬脑膜与颅骨附着较紧，所以硬脑膜外血肿一般多见于颅盖部。引起颅内压增高与脑疝所需的出血量，可因出血速度、代偿功能、原发性脑损伤的轻重等而异，一般成人幕上达 20 mL 以上，幕下达 10 mL 时，即有可能引起，绝大多数周急性型。出血来源以脑膜中动脉最常见，其主干或前支的出血速度快，可在 6～12 小时或更短时间内出现症状；少数由静脉窦或板障出血形成的血肿出现症状可较迟，可表现为亚急性或慢性型。血肿最常发生于颞区，多数为单个血肿，少数可为多个，位于一侧或两侧大脑半球，或位于小脑幕上下。

2. 硬脑膜下血肿

硬脑膜下血肿是指出血积聚于硬脑膜下腔，是颅内血肿中最常见者，常呈多发性或与别的血肿合并发生。

(1) 急性硬脑膜下血肿

急性硬脑膜下血肿根据其是否伴有脑挫裂创面而分为复合性血肿和单纯性血肿。复合性颅内血肿的出血来源可为脑挫裂伤所致的皮层动脉或静脉破裂，也可由脑内血肿穿破皮层流到硬脑膜下腔。此类血肿大多由对冲性脑挫裂伤所致。单纯性血肿较少见，为静脉损伤所致，此类血肿可不伴有脑挫裂伤，血肿较广泛地覆盖于大脑半球表面。

(2) 慢性硬膜下血肿

可能为相对独立于颅脑损伤之外的疾病，其出血来源和发病机制尚不完全清楚。好发于 50 岁以上老人，仅有轻微头部外伤或没有外伤史，有的患者本身患有血管性或出血性疾病。血肿可发生于一侧或双侧，大多覆盖于颞额部大脑表面，介于硬脑膜和蛛网膜之间，形成完整包膜。血肿增大缓慢，一般在 2～3 周后，由于脑的直接受压和颅内压增高两种原因引起临床病象。关于出血原因，可能与老年性脑萎缩的颅内空间相对增大有关，遇到轻微惯性力作用时，脑与颅骨产生相对运动，使进入上矢状窦的桥静脉撕裂出血。血液积聚于硬脑膜下腔，引起硬脑膜内层炎性反应形成包膜，新生包膜产生组织活化剂进入血肿腔，使局部纤维蛋白溶解过多，纤维蛋白降解产物升高，后者的抗血凝作用，使血肿腔内失去凝血功能，导致包膜新生的毛细血管不断出血及血浆渗出，从而使血肿再扩大。慢性压迫使脑供血不全和脑萎缩更加显著，造成此类患者的颅内压增高程度与血肿大小不成比例；早期包膜较薄，如及时做血肿引流，受压脑叶易于复位而痊愈；久后包膜可增厚、钙化或骨化。

3. 脑内血肿

(1) 浅部血肿的出血

均来自脑挫裂伤灶，血肿位于伤灶附近或伤灶裂口中，部位多数与脑挫裂伤的好发部位一致，少数与凹陷骨折的部位相应。

(2) 深部血肿

多见于老年人，血肿位于白质深部，脑的表面可无明显挫伤。

4. 脑室内出血与血肿

外伤性脑室内出血多见于脑室邻近的脑内血肿破入脑室，或外伤时脑室瞬间扩张所形成的负压，使室管膜下静脉破裂出血。出血量小者，因有脑脊液的稀释作用。血液常不凝固，出血量大者可形成血肿。

5. 迟发性外伤性颅内血肿

形成机制可能是外伤当时血管受损，但尚未全层破裂，因而一般检查未见出血；伤后由于损伤所致的局部二氧化碳蓄积、酶的副产物释放以及脑血管痉挛等因素，使得原已不健全的血管壁发生破裂而出血，形成迟发性血肿。

(三) 临床表现

1. 意识障碍

血肿本身引起的意识障碍为脑疝所致，通常在伤后数小时至 1～2 天内发生。由于还受到原发性脑损伤的影响，因此，意识障碍的类型可有三种：①当原发性脑损伤很轻 (脑震荡或轻度脑挫裂)，最初的昏迷时间很短，而血肿的形成又不是太迅速时，则在最初的昏迷与脑疝的昏迷之间有一段意识清醒的时间，大多为数小时或稍长，超过 24 小时者甚少，称为"中间清醒期"；②如果原发性脑损伤较重或血肿形成较迅速，则见不到中间清醒期，可有"意识好转期"未及清醒却又加重，也可表现为持续进行性加重的意识障碍；③少数血肿是在无原发性脑损伤或脑挫裂伤甚为局限的情况下发生，早期无意识障碍，只在血肿引起脑疝时才出现意识障碍。大多数患者在进入脑疝昏迷之前，已先有头痛、呕吐、烦躁不安或淡漠、嗜睡、定向不准、尿失禁等表现，此时已足以提示脑疝发生。

2. 瞳孔改变

小脑幕切迹疝早期，患侧动眼神经因牵扯受到刺激，患侧瞳孔可先缩小，对光反应迟钝；随着动眼神经和中脑受压，该侧瞳孔旋即表现进行性扩大、对光反应消失、睑下垂以及对侧瞳孔亦随之扩大。应区别于单纯前颅窝骨折所致的原发性动眼神经损伤，其瞳孔散大在受伤当时已出现，无进行性恶化表现。视神经受损的瞳孔散大，有间接对光反应存在。

3. 锥体束征

早期出现的一侧肢体肌力减退，如无进行性加重表现，可能是脑挫裂伤的局灶体征；如果是稍晚出现或早期出现而有进行性加重，则应考虑为血肿引起脑疝或血肿压迫运动区所致。去大脑强直是脑疝的晚期表现。

4.生命体征

常为进行性的血压升高、心率减慢和体温升高。由于颞区的血肿大都先经历小脑幕切迹疝，然后合并枕骨大孔疝，故严重的呼吸循环障碍常在经过一段时间的意识障碍和瞳孔改变后才发生；额区或枕区的血肿则可不经历小脑幕切迹疝而直接发生枕骨大孔疝，可表现为一旦有了意识障碍，瞳孔变化和呼吸骤停几乎是同时发生。

（四）诊断

急性或亚急性脑内血肿的临床表现与脑挫裂伤硬膜下血肿相似，根据头部外伤史；有或无颅骨骨折；伤后有意识障碍变化，出现中间清醒期或好转期，恢复意识后又逐渐恶化；剧烈头痛、呕吐、严重躁动不安；伴生命体征的变化，均应考虑脑内血肿的可能。结合头颅 CT 检查或其他辅助检查，多可明确诊断。脑内血肿的检查主要根据头颅 CT，急性期的脑内血肿在 CT 上表现为高密度团块，周围有低密度的水肿带，当血肿发展到 2～4 周时 CT 上则变为等密度，容易漏诊。此时行 MRI 检查可见 T_1、T_2 加权像上表现为高信号占位，即可明确诊断。脑内血肿到 4 周以上时，在 CT 上则表现为低密度。根据 CT 检查，明确血肿的部位、大小、是否多发及脑室受压、中线移位等情况，对决定以何种方式进行治疗，具有重要意义。

1.硬脑膜外血肿

CT 检查，若发现颅骨内板与脑表面之间有双凸镜形或弓形密度增高影，可有助于确诊。CT 检查还可明确定位、计算出血量、了解脑室受压和中线结构移位以及脑挫裂伤、脑水肿、多个或多种血肿并存等情况。

2.硬脑膜下血肿

硬脑膜下血肿是指出血积聚于硬脑膜下腔，最常见的颅内血肿，常呈多发性或与其他血肿合并发生。

(1) 急性硬脑膜下血肿 CT 检查：颅骨内板与脑表面之间出现高密度等密度或混合密度的新月形或半月形影，可有助于确诊。

(2) 慢性硬膜下血肿 CT 检查：如发现颅骨内板下低密度的新月形、半月形、双凸镜形影像，可有助于确诊；少数也可呈现高密度等密度或混杂密度，与血肿腔内的凝血机制和病程有关，还可见到脑萎缩以及包膜的增厚与钙化等。

3.脑内血肿

CT 检查，在脑挫裂伤灶附近或脑深部白质内见到圆形或不规则高密度血肿影，有助于确诊，同时亦可见血肿周围的低密度水肿区。

4.脑室内出血与血肿

CT 检查，如发现脑室扩大，脑室内有高密度凝血块影或血液与脑脊液混合的中等密度影，有助于确诊。

5.迟发性颅内血肿

指颅脑损伤后首次 CT 检查时无血肿，而在以后的 CT 检查中发现了血肿，或在原无血肿的部位发现了新的血肿，此种现象可见于各种外伤性颅内血肿。确诊须依靠多次 CT 检查的对比。

根据病史、临床症状和影像检查资料可以确诊。

（五）治疗

颅内血肿的治疗方面需要涉及的问题很多，重点是处理继发性脑损伤，着重于脑疝的预防和早期发现，特别是颅内血肿的早期发现和处理，以争取良好的疗效。对原发性脑损伤的处理除了病情观察以外，主要是对已产生的昏迷、高热等病症的护理和对症治疗，预防并发症，以避免对脑组织和身体的进一步危害。少量脑内血肿可以采取保守治疗，一般以脱水、止血治疗为主，预防其他常见并发症。有以下情况时应行手术治疗：①头颅 CT 检查显示脑内血肿，血肿量超过 30 mL，有明显的脑室受压和中线移位；②进行性颅内压增高神经症状及体征不断加重；③当硬脑膜下或硬脑膜外血肿清除后颅内压仍高，脑组织向外膨出，脑皮质有局灶性挫伤，触之有波动感者，应切开探查，排除血肿。

1. 急诊处理要求

(1) 轻型（Ⅰ级）

①留急诊室观察 24 小时；②观察意识、瞳孔、生命体征及神经系体征变化；③颅骨 X 线摄片，必要时做头颅 CT 检查；④对症处理；⑤向家属交代交代有迟发性颅内血肿可能。

(2) 中型（Ⅱ级）

①意识清楚者留急诊室或住院观察 48～72 小时，有意识障碍者须住院；②观察意识、瞳孔、生命体征及神经系体征变化；③颅骨 X 线摄片，头部 CT 检查；④对症处理；⑤有病情变化时，头部 CT 复查，做好随时手术的准备工作。

(3) 重型（Ⅲ级）

①须住院或在重症监护病房；②观察意识瞳孔、生命体征及神经系体征变化；③选用头部 CT 监测、颅内压监测或脑诱发电位监测；④积极处理发热、躁动、癫痫等，有颅内压增高表现者，给予脱水等治疗，维持良好的周围循环和脑灌注压；⑤注重昏迷的护理与治疗，首先保证呼吸道通畅；⑥有手术指征者尽早手术；已有脑疝时，先予以 20% 甘露醇 250 mL 及呋塞米 40 mg 静脉推注，立即手术。

2. 昏迷患者的护理与治疗

长期昏迷多因较重的原发性脑损伤或继发性脑损伤未能及时处理所致。昏迷期间如能防止各种并发症，保持内外环境的稳定，使身体不再受到脑缺血、缺氧、营养障碍或水、电解质紊乱等不利因素影响，则相当一部分患者可望争取较好的预后。

(1) 呼吸道

保证呼吸道通畅、防止气体交换不足是首要的。在现场急救和运送过程中须注意清除呼吸道分泌物，呕吐时将头转向一侧以免误吸，深昏迷者须抬起下颌，或将咽通气管放入口咽腔，以免舌根后坠阻碍呼吸。估计在短时间内不能清醒者，宜尽早行气管插管或气管切开。呼吸减弱潮气量不足者，应及早用呼吸机辅助呼吸，依靠血气分析监测，调整和维持正常呼吸生理。及时清除呼吸道分泌物，保持吸入空气的湿度和温度。注意消毒隔离与无菌操作以及定期做呼吸道分泌物细菌培养和药敏试验等措施是防治呼吸道感染的关键。

(2) 头位与体位

头部升高 15°，有利于脑部静脉回流，对脑水肿的治疗有帮助。为预防压疮，必须坚持采用定时翻身等方法，不断变更身体与床褥接触的部位，以免骨突出部位的皮肤持续受压缺血。

(3) 营养

营养障碍将降低身体的免疫力和修复功能，使易于发生或加剧并发症。早期采用肠道外营养，如静脉输入 20% 脂肪乳剂、7% 氨基酸、20% 葡萄糖与胰岛素以及电解质、维生素等，以维护需要；待肠蠕动恢复后，即可采用肠道内营养逐步代替静脉途径，通过鼻胃管或鼻肠管给予每日所需营养；超过 1 个月以上的肠道内营养，可考虑行胃造瘘术，以避免鼻、咽、食管的炎症和糜烂。肠道内营养除可应用牛奶、蛋黄、糖等混合膳，配制成 4.18 kJ/mL(1 kcal/mL) 并另加各种维生素和微量元素以外，也可用商品制剂，通常以酪蛋白、植物油、麦芽糖糊精为基质，含各种维生素和微量元素，配制成 4.18 kJ/mL。总热量和蛋白质，成人每日约 8 400 kJ(2 000 kcal) 和 10 g 氮的供应即可，有高热、感染、肌张力增高或癫痫时，须酌情增加。定时测量体重和肌丰满度。监测氮平衡、血浆白蛋白、血糖、电解质等生化指标以及淋巴细胞计数等免疫学测试，以便及时调整热量和各种营养成分的供应。

(4) 尿潴留

长期留量导尿管是引起泌尿系感染的主要原因。尽可能采用非导尿方法。如在膀胱膀胱尚未过分膨胀时，用热敷、按摩来促使排尿；必须导尿时，严格执行无菌操作。选择优质硅胶带囊导尿管，并尽早拔除导尿管，留置时间不宜超过 3～5 天；经常检查尿常规、尿细菌培养及药敏试验。需要长期导尿者，可考虑行耻骨上膀胱造瘘术，以减轻泌尿系感染。

(5) 促苏醒

关键在于早期的防治脑水肿及时解除颅内压增高，并避免缺氧、高热、癫痫、感染等不良因素对脑组织的进一步危害；病情稳定后如仍未清醒。可选用胞磷胆碱、乙醚谷酰胺、氯脂醒、乙胺硫脲以及能量合剂等药物或高压氧舱高压氧舱治疗。对一部分患者的苏醒可有帮助。

3. 脑水肿的治疗

(1) 脱水疗法

适用于病情较重的脑挫裂伤，有头痛、呕吐等颅内压增高表现，腰椎穿刺或颅内压监测压力偏离，CT 发现脑挫裂伤合并脑水肿，以及手术治疗前后。常用的药物为甘露醇、呋塞米 (速尿) 及清蛋白等。

(2) 激素皮质激素

用于重型脑损伤，其防治脑水肿作用不甚确定；如若使用，以尽早短期使用为宜。

用法有：①地塞米松成人量 5 mg 肌内注射，6 小时一次，或 20 mg/d 静脉滴注，一般用药 3 天；② ACTH 成人量 25～50 U/d，静脉滴注，一般用药 3 天。用药期间可能发生消化道出血或加重感染，宜同时应用 H_2 受体拮抗剂如雷尼替丁等及大剂量抗生素。

(3) 过度换气

适用于重度脑损伤早期，已行气管内插管或气管切开者。静脉给予肌松弛剂后，借助呼吸机作控制性过度换气，使血 CO_2 分压降低，促使脑血管适度收缩，从而降低了颅内压。CO_2 分压宜维持在 30～35 mmHg 之间，不应低于 25 mmHg，持续时间不宜超过 24 小时，以免引起脑缺血。

(4) 其他

曾用于临床的尚有氧气治疗、亚低温治疗、巴比妥治疗等。

4. 手术治疗

(1) 开放性脑损伤

原则上须尽早行清创缝合术，使之成为闭合性脑损伤。清创缝合应争取在伤后 6 小时内进行；在应用抗生素的前提下，72 小时内尚可行清创缝合。术前须仔细检查创口，分析颅骨 X 线与 CT，充分了解骨折、碎骨片及异物分布情况、骨折与大静脉窦的关系、脑挫裂伤及颅内血肿等；火器伤者还需了解伤道方向、途径、范围及其内的血肿、异物等情况。清创由浅而深、逐层进行，彻底清除碎骨片、头发等异物，吸出脑内或伤道内的凝血块及碎裂的脑组织，彻底止血。碎骨片最易引起感染而形成外伤性脑脓肿，故必须彻底清除；为避免增加脑损伤，对位置较深或分散存在的金属异物可暂不取出。如无明显颅内溶血，也无明显脑水肿或感染征象存在，应争取缝合或修复硬脑膜，以减少颅内感染和癫痫发生率。硬脑膜外可置放引流。其他的手术治疗原则同闭合性脑损伤。

(2) 闭合性脑损伤

主要是针对颅内血肿或重度脑挫裂伤合并脑水肿引起的颅内压增高和脑疝，其次为颅内血肿引起的局灶性脑损害。由于 CT 检查在临床诊断和观察中广泛应用，已改变了以往的血肿即是手术指征的观点。一部分颅内血肿患者，在有严格观察及特殊监测的条件下，应用脱水等非手术治疗，可取得良好疗效。颅内血肿可暂不手术的指征为：无意识障碍或颅内压增高症状，或虽有意识障碍或颅内压增高症状但已见明显减轻好转；无局灶性脑损害体征，且 CT 检查所见血肿不大 (幕上者 < 40 mL，幕下者 < 10 mL)，中线结构无明显移位 (移位 < 0.5 cm)，也无脑室或脑池明显受压情况；颅内压监测压力 < 27 cmH_2O。上述患者在采用脱水等治疗的同时，须严密观察及特检监测，并做好随时手术的准备，如备血、剃头等，一旦有手术指征，即可尽早手术。

颅内血肿的手术指征为：①意识障碍程度逐渐加深；②颅内压的监测压力在 27 cmH_2O 以上，并呈进行性升高表现；③有局灶性脑损害体征；④尚无明显意识障碍或颅内压增高症状，但 CT 检查血肿较大 (幕上者 > 40 mL，幕下者 > 10 mL)，或血肿虽不大但中线结构移位明显 (移位 > 1 cm)、脑室或脑池受压明显者；⑤在非手术治疗过程中病情恶化者。颞叶血肿因易导致小脑幕切迹疝，手术指征应放宽；硬脑膜外血肿因不易吸收，也应放宽手术指征。

重度脑挫裂伤合并脑水肿的手术指征为：①意识障碍进行性加重或已有一侧瞳孔散大的脑疝表现；② CT 检查发现中线结构明显移位、脑室明显受压；③在脱水等治疗过程中病情恶化者。凡有手术指征者皆应及时手术，以便尽早地去除颅内压增高的病因和解除脑受压。已经出现一侧瞳孔散大的小脑幕切迹疝征象，更应力争在 30 分钟或最迟 1 小时以内将血肿清除或去骨瓣减压；超过 3 小时者，将产生严重后果。

常用的手术方式有：

1) 开颅血肿清除术：术前已经 CT 检查血肿部位明确者，可直接开颅清除血肿。对硬脑膜外血肿，骨瓣应大于血肿范围，以便于止血和清除血肿。遇到脑膜中动脉主干出血，止血有困难时，可向颅中凹底寻找棘孔，用小棉球将棘孔堵塞而止血。术前已有明显脑疝征象或 CT 检查中线结构有明显移位者，尽管血肿清除后当时脑未膨起，也应将硬脑膜敞开并去骨瓣减压，以减轻术后脑水肿引起的颅内压增高。对硬脑膜下血肿，在打开硬脑膜后，可在脑压板协助下用生理盐水冲洗方法将血块冲出。由于硬脑膜下血肿常合并脑挫裂伤和脑水肿，所以清除血肿后，也不缝合硬脑膜，并去骨瓣减压。对脑内血肿，因多合并脑挫裂伤与脑水肿，穿刺或切开皮质达血肿腔清除血肿后，以不缝合硬脑膜并去骨瓣减压为宜。

2) 去骨瓣减压术：用于重度脑挫裂伤合并脑水肿有手术指征时，做大骨瓣开颅术，敞开硬脑膜并去骨瓣减压，同时还可清除挫裂糜烂及血循环不良的脑组织，作为内减压术。对于病情较重的广泛性脑挫裂伤或脑疝晚期已有严重脑水肿存在者，可考虑行两侧去骨瓣减压术。

3) 钻孔探查术：已具备伤后意识障碍进行性加重或出现再昏迷等手术指征，因条件限制术前未能做 CT 检查，或就诊时脑疝已十分明显。已无时间做 CT 检查，钻孔探查术是有效的诊断和抢救措施。钻孔在瞳孔首先扩大的一侧开始，或根据神经系体征、头皮伤痕、颅骨骨折的部位来选择；多数钻孔探查需在两侧多处进行。通常先在颞前部（翼点）钻孔，如未发现血肿或疑其他部位还有血肿，则依次在额顶部、眉弓上方、颞后部以及枕下部分别钻孔。注意钻孔处有无骨折，如钻透颅骨后即见血凝块，为硬脑膜外血肿；如未见血肿则稍扩大骨孔，以便切开硬脑膜寻找硬脑膜下血肿，做脑穿刺或脑室穿刺，寻找脑内或脑室内血肿。发现血肿后即做较大的骨瓣或扩大骨孔以便清除血肿和止血；在大多数情况下，需敞开硬脑膜并去骨瓣减压，以减轻术后脑水肿引起的颅内压增高。

4) 脑室引流术：脑室内出血或血肿如合并脑室扩大，应行脑室引流术。脑室内主要为未凝固的血液时，可行颅骨钻孔穿刺脑室置管引流；如主要为血凝块时，则行开颅术切开皮质进入脑室清除血肿后置管引流。

5) 钻孔引流术：对慢性硬脑膜下血肿。主要采取颅骨钻孔，切开硬脑膜到达血肿腔，置管冲洗清除血肿液。血肿较小者行顶部钻孔引流术，血肿较大者可行顶部和颞部双孔引流术。术后引流 48 ~ 72 小时。患者取头低卧位，并给予较大量的生理盐水和等渗溶液静脉滴注，以促使原受压脑组织膨起复位，消除无效腔。

三、弥漫性轴索损伤

弥漫性轴索损伤 (DAI)：指头部受到外伤作用后发生的，主要弥漫分布于脑白质、以轴索损伤为主要改变的一种原发性脑实质的损伤。其特点为：①广泛性白质变性，小灶性出血；②神经轴索回缩球，小胶质细胞簇出现；③常与其他颅脑损伤合并，死亡率高。

（一）发病机制

目前对于 DAI 发病机制的认识基本一致，即由于外伤使颅脑产生旋转加速度和（或）角加速度，使脑组织内部易发生剪力作用，导致神经轴索和小血管损伤。根据这一原理制成的动物模型也成功模拟了临床所见的 DAI。而白质和灰质交界处，两大脑半球之间的胼胝体以及脑干头端则是剪应力作用下的易损区。

1.机械应力学说

一般认为 DAI 是由于头部遭受旋转暴力即由角加速度损伤所致。直接暴力作用于一侧顶部、枕部、额部，间接暴力作用于颌面部，以及间接暴力所致的头部挥鞭样动作，都可以产生多方向的头部旋转，引起 DAI。患者中绝大多数原发脑伤重，意识障碍明显且持久。部分伤者有颅内高压征象，但 DAI 的颅内高压很少表现为 Cushing 反应（仅 14%），反而常出现呼吸心率增快，血压变化等生命体征的改变，可能因为 DAI 累及了视丘下部或脑干等重要部位，直接影响了自主神经中枢或心血管中枢所致。

2. 沃勒 (Waller) 变性学说

Smith 等认为轴索回缩球并非是外力直接作用所致，而是轴索变性形成。脑外伤时，轴索局部肿胀，其近端与神经元胞体保持整体联系。其远端与胞体中断联系，发生"沃勒变性"轴索局部肿胀的远端与近端轴索及胞体分离，同时神经元胞体内产生的轴浆流至轴索肿胀分离部位，再反流至细胞体，由此进一步加重轴索局部肿胀。继而形成轴索回缩球。

3. 钙离子内流学说

正常生理神经细胞外的 Ca^{2+} 不能通过轴索膜进入轴索内。颅脑损伤瞬时产生的剪切力和张力可牵拉轴索骨架，造成轴索膜通透性增加，启动 Ca^{2+} 通道，致 Ca^{2+} 大量内流，激发依赖 Ca^{2+} 的多种酶促反应，从而造成轴索骨架功能和结构的破坏。有研究表明，将离体神经轴索暴露于高浓度 Ca^{2+} 中，可以引发轴索内不可逆转的微管、微丝排列紊乱、内质网肿胀、线粒体空泡形成。研究证实，实验性脑损伤中，伤后 30 分钟即出现 Ca^{2+} 超载，伤后 6 ～ 7 小时 Ca^{2+} 超载达到高峰。DAI 早期钙颗粒细小，以后其数量逐步增多，并出现粗大钙颗粒，Ca^{2+} 超载越明显，轴索损伤越重。

(二) 病理

DAI 病变好发于神经轴索集聚区，如胼胝体、脑干头端背外侧、脑白质、小脑、内囊及基底节。根据受伤程度、受伤动物种类、组织处理和观察方法及检测时间不同，DAI 病变在脑内分布不同。DAI 越重，损伤部位越趋于脑深部或中线结构。DAI 尸检标本中病变分布密度依次为胼胝体＞脑干＞皮质下白质＞基底节。组织间隙的血管撕裂性出血灶是 DAI 肉眼所见的病理变化，尸检病例中见严重 DAI 数时或数日内的胼胝体区及脑干上端背外侧常有局限性出血灶，数周后出血区形成棕色颗粒状结构，数月后该部瘢痕收缩囊泡形成；轴索球是 DAI 光镜下诊断依据，其 HE 染色呈粉红色为圆形或卵圆形小体，平均直径 5 ～ 20 μm。轴缩球是由轴索断裂后近端轴浆溢出膨大所致，临床上于伤后 12 小时出现，2 周逐渐增多，持续可达 64 天。轴索断裂不是外伤即刻由剪力造成，而是伤后病理生理变化的结果，Maxwell 等证实轴索受牵拉 15 分钟内，朗氏节处由轴浆外突而成膜大泡，6 ～ 12 小时细胞器及神经纤维丝断片在节处轴索内集聚。12 小时后轴索于该部断裂轴缩球形成并发育。DAI 数周后轴索及髓鞘多节段断裂，吞噬细胞侵入，特征性的出现小胶质细胞群落，但也可弥散存在非特异性的星形细胞。数月后轴索远端发生 Wallerian 变性，胶质增生，瘢痕收缩，此时缺乏光镜下 DAI 典型征。

病理分级：Adams 等提出 DAI 三级分法。

Ⅰ级：显微镜下见轴缩球，分布于全脑轴索集聚区；

Ⅱ级：除具Ⅰ级特点外，胼胝体出现局灶性出血坏死；

Ⅲ级：除具有Ⅰ、Ⅱ级特点外，脑干也出现局灶性出血坏死。

(三) 临床表现

意识障碍是其典型的表现，临床诊断较困难且预后差。病理改变主要以位于脑的中轴部 (胼胝体、脑白质、脑干上端背外侧及小脑上脚等处) 的挫伤、出血及水肿为主。DAI 越重，损伤越趋于脑深部或中线结构。大体改变：组织间裂隙及血管撕裂性出血灶。在尸检时可见 DAI 后数小时或数日内胼胝体区及脑干上端背外侧局限性出血灶，偶见脑干上端背外侧损伤，而呈组织疏松或空泡状。数周后出血区形成棕褐色颗粒状结构。数月后该部瘢痕收缩、囊泡出现。DAI 晚期，因白质瘢痕收缩，脑组织萎缩脑室被动扩张，呈脑积水改变。DAI 镜下检查的特征是伤后数小时至数日可见轴索断裂、轴浆溢出。呈现圆形轴索回缩球及血球溶解含铁血黄素。数月后瘢痕收缩，呈现囊变及胶质增生。通常 DAI 均有脑干损伤表现，无颅内压增高。

（四）辅助检查

目前对于脑损伤的诊断多依赖 CT、MRI 等影像学技术，而 DAI 尤其是非出血性病灶和针尖样大小的出血点很难在 CT 上识别，尽管 MRI 较 CT 分辨率和敏感度增高，但对于微小病灶和轻型 DAI，假阴性仍不在少数。所以，DAI 的漏诊率相当高。

Gentleman 等采用高度敏感性的 β – 淀粉前体蛋白 (β–APP) 免疫组化检测法，研究了一组致死性闭合性头伤的脑切片，发现几乎均有 DAI 存在。这反映了 DAI 的严重性和其存在的广泛性。Graham 等通过病理及临床研究发现临床上明显的损伤，如颅骨骨折、脑挫裂伤、大的颅内血肿等，很可能并非是临床表现、病理、预后之间最重要的相关性损伤因素，而重要的相关因素 DAI 往往不易识别，需借助高分辨 CT、MRI 和（或）显微镜。

CT 及 MRI 不能直接显示轴索损伤，常以 DAI 中组织撕裂性变化作为间接诊断依据。

根据相关文献，早期 CT 图像特征如下：

(1) 弥漫性脑肿胀是其最常见的 CT 表现，主要表现为双侧大脑半球灰白质呈境界不清的广泛低密度区，脑组织呈饱和状，脑沟、脑裂减少或消失，脑室、脑池受压减少或闭塞，且呈多脑叶同时受累。

(2) 脑组织多发或单发点状斑片状出血灶也较为常见，多分布在大脑灰白质交界区，其次见于基底节内囊区及胼胝体、脑干等部位，以多发性为主，直径＜2 cm，均不构成血肿，无占位效应。

(3) 蛛网膜下腔出血多见于脑干周围，特别是幕切迹、四叠体池、环池及纵裂、侧裂池；脑室内出血多见于侧室及三脑室。

(4) 部分患者颅脑 CT 早期可未发现异常，但临床症状却很严重，这可能是 CT 对一些病变不灵敏造成的，对于这些患者，应短期内复查颅脑 CT，并建议使用薄层 CT，必要时使用增强对比剂以期发现病变。

MRI 与 CT 相比其灵敏度较高，能清晰显示脑干和胼胝体等结构的小局灶性病变，尤其对非出血性 DAI 检查更明显优于 CT 扫描。DAI 急性期在 MRIT_1 加权像中，组织撕裂出血点（灶）呈高强信号，为卵圆或线状结构，多见于皮质下区及胼胝体；T_2 加权像中则呈低信号。组织撕裂非出血性损害在 T_1 加权像中呈低强信号，T_2 加权像中则呈高强信号。梯度回波成像比自旋回波成像对显示出血点更敏感。依组织撕裂损伤的影像表现作为诊断 DAI 的依据，尚存在许多问题。DAI 越重，依其影像学证据的诊断就越可靠。CT 或 MRI 示脑干出血，则确诊的把握性最大。在 DAI 预后评估上，也有研究指出影像诊断的不可靠性。目前国内外已有学者采用检测血浆或脑脊液中碱性髓鞘蛋白 (MBP) 水平对 DAI 进行评价，以更早更准确地诊断 DAI，弥补影像学及临床特征诊断 DAI 的不足，同时判断其预后。

（五）诊断

目前对于脑损伤的诊断多依赖 CT、MRI 等影像学技术，而 DAI 尤其是非出血性病灶和针尖样大小的出血点很难在 CT 上识别，尽管 MRI 较 CT 分辨率和敏感度增高，但对于微小病灶和轻型 DAI，假阴性仍不在少数。所以，DAI 的漏诊率相当高。Gentleman 等采用高度敏感性的 β- 淀粉前体蛋白 (β-APP) 免疫组化检测法，研究了一组致死性闭合性头伤的脑切片，发现几乎均有 DAI 存在。这反映了 DAI 的严重性和其存在的广泛性。Graham 等通过病理及临床研究发现临床上明显的损伤，如颅骨骨折、脑挫裂伤、大的颅内血肿等，很可能并非是临床表现－病理－预后之间最重要的相关性损伤因素，而重要的相关因素 DAI 往往不易识别，需借助高分辨 CT、MRI 和 (或) 显微镜。因此，临床工作中临床判断和影像学应同时并重，在两者不相符时，尤其是临床上伤情重，而 CT、MRI 显示为非功能区的脑挫裂伤或无明显异常改变时，应高度怀疑并存的 DAI。对于脑损伤患者进行内减压手术时，应尽可能取材进行银染色和 β- 前体蛋白检测，有条件的还可以进行电镜检查，以提高 DAI 的检出率和诊断正确率。

（六）治疗

临床迄今无治疗 DAI 的有效药物或措施。目前主要采取脱水剂、巴比妥类药物、钙离子阻滞剂、自由基清除剂、脑疝危象时行开颅减压术。并发症的防治及神经营养药物等综合治疗措施。随着对 DAI 超早期病理生理过程认识的加深，许多有可能干预病变进展的药物及措施已在动物实验中证实并开始应用于临床。

1. 高压氧治疗

研究表明，早期高压氧治疗对于改善 DAI 患者的神经功能和意识有肯定且明显的疗效。

高压氧对 DAI 的作用机制有：

(1) 提高血氧浓度，增加组织间氧的弥散度；

(2) 加强脑血管收缩，降低血管的通透性，减少渗出，促进脑水肿的吸收；

(3) 早期促进可逆细胞的恢复，晚期促进毛细血管的形成和侧支循环的建立，改善急性期的病理变化，打破脑缺氧－脑水肿恶性循环，从而保护和促进神经功能恢复；

(4) 促进神经轴突的再生和神经纤维的生长速度；

(5) 改善脑干功能，激活网状上行系统，从而促进患者早日苏醒；

(6) 脑功能的整体改善，有利于各种药物发挥作用。但高压氧的治疗时机、压力大小的选择及疗程等仍需在临床中进一步研究探索。

2. 亚低温治疗

近年来，亚低温 (33℃～ 35℃) 的脑保护作用得到国内外实验的广泛支持，在治疗重型脑外伤、缺血性脑损伤及脑复苏方面已取得较好的效果。尤其是对于弥漫性轴索损伤患者以及颅内压控制在 25 ～ 60 mmHg 之间的脑外伤患者。其机制主要是降低细胞代谢率，减少耗氧量，减少兴奋性氨基酸的释放和减少氧自由基、氧化亚氮 (NO) 以及炎性介质的产生等。同时，轴索损伤后轴突细胞骨架解构的机制目前认为 Ca^{2+} 内流是一个重要因素。Mitanl 等发现，亚低温能显著抑制缺氧所造成的 Ca^{2+} 内流，降低神经细胞内 Ca^{2+} 浓度，能有效地使脑损伤动物脑组织内微管相关蛋白含量恢复至正常水平。亚低温可能通过稳定轴膜结构，保护 Ca^{2+} 泵活性，维持了细胞内外的 Ca^{2+} 平衡：通过促使神经元表达和合成细胞结构蛋白而发挥神经保护作用。另外，亚低温还对细胞代谢产生影响，对于脑外伤患者正常脑组织具有保护作用。

3. 镁制剂治疗

据报道用镁制剂治疗，能明显改善脑外伤后神经细胞能量代谢，促使动物伤后神经功能恢复，并指出最佳给药时间为伤后 20 分钟～ 24 小时，且存在明显的剂量效应依赖关系。大剂量镁 750 μmol/kg 较小剂量效果更佳，能减轻脑水肿及显著改善脑外伤后记忆功能障碍。

4. 环孢素 A 治疗

近来大量实验表明环孢素 A(CSA) 对神经元及其轴索损伤有着显著的保护和治疗作用，能有效地预防颅脑伤后神经轴索继发性损伤。有学者通过对加速性脑损伤的大鼠在 30 分钟鞘内注射 CSA 证实，伤后给 CSA 能明显减少 76% 的皮质脊髓束及内侧束轴索内钙介导的血影蛋白水解及神经丝的收缩，这两者都是轴索损伤及裂解的病理变化过程中至关重要的一步，同时还发现脑组织中 DAI 标记物淀粉样蛋白前体物质显著减少，这些都证实了 30 分钟内给予 CSA 能显著减少中枢轴突损伤的密度，从而防治随之发生的轴索断裂分离。

5. 激素疗法

由于激素具有预防病变血管壁及细胞膜通透性亢进、抗炎作用能强化细胞及细胞膜、对血脑屏障损害有防卫和修复作用，临床上主要用于阻止脑水肿形成和促使脑水肿消散。在应用激素疗法的同时，必须注意激素的应用时间及副作用应用，如升高血糖、消化道溃疡、降低免疫力等。

6. 神经营养药物治疗

Adams 等研究发现，80% 弥漫性轴索损伤患者伴有丘脑的损伤，同时指出脑干背外侧的损伤预后最差。解剖学上，这些部位是维持觉醒的脑干网状结构的位置，和觉醒关系最为密切，故弥漫性轴索损伤患者伤后即昏迷且昏迷时间长。早期使用神经营养药物能促使轴索再生、神经细胞修复以及神经通路重建。实验研究证明神经节苷脂效果最佳，早期使用能促使患者苏醒，改善神经功能，降低死亡率和病残率。

弥漫性轴索损伤是神经外科临床救治的重点和难点，由于目前尚无明确的诊断标准和切实有效的治疗方案，虽然我们对弥漫性轴索损伤有了正确的认识，早期做出正确诊断，并给予积极治疗，在一定程度上降低了死亡率和病残率，但死亡率和病残率仍高。DAI 作为一种特殊类型的颅脑损伤，已成为颅脑创伤研究的热点之一。目前 DAI 的研究已深入到亚细胞及分子生物学水平，随着对 DAI 超早期病理生理过程认识的加深以及影像学技术的迅猛发展，对 DAI 进行早期诊断已成为可能，根据其病理生理特点干预病变进展的治疗措施对降低 DAI 死亡率及提高患者生存质量具有重要意义。尽管对 DAI 的研究取得一定进展，但对其发生、发展机制和防治仍缺乏完整的认识，有待今后继续深入探讨。

四、脑疝

正常颅腔内某一分腔有占位性病变时，该分腔的压力比邻近分腔的压力高，脑组织从高压区向低压区移位，被挤到附近的生理孔道或非生理孔道，使部分脑组织、神经及血管受压，脑脊液循环发生障碍而产生相应的症状群，称为脑疝。脑疝是由于急剧的颅内压增高造成的，在做出脑疝诊断的同时应按颅内压增高的处理原则快速静脉输注高渗降颅内压药物，以缓解病情，争取时间。当确诊后，根据病情迅速完成开颅术前准备，尽快手术去除病因，如清除颅内血肿或切除脑肿瘤等。

（一）病因

脑内任何部位占位性病变发展到一定程度均可导致颅内各分腔因压力不均诱发脑疝。引起脑疝的常见病变如下。

(1) 损伤引起的各种颅内血肿，如急性硬脑膜外血肿、硬脑膜下血肿、脑内血肿等。

(2) 各种颅内肿瘤特别是位于一侧大脑半球的肿瘤和颅后窝肿瘤。

(3) 颅内脓肿。

(4) 颅内寄生虫病及其他各种慢性肉芽肿。

(5) 先天因素，如小脑扁桃体下疝畸形。此外，如对颅内压增高的患者，腰椎穿刺释放过多的脑脊液，导致颅内各分腔之间的压力差增大，可促使脑疝的形成。

（二）发病机制

正常情况下，颅腔被大脑镰和小脑幕分割成压力均匀、彼此相通的各分腔。小脑幕以上称幕上腔，又分为左右两分腔，容纳左右大脑半球；小脑幕以下称为幕下腔，容纳小脑、脑桥和延脑。当某种原因引起某一分腔的压力增高时，脑组织即可从高压力区通过解剖间隙或孔道向低压力区移位，从而产生脑疝。疝出的脑组织压迫邻近的神经、血管等组织结构，引起相应组织缺血、缺氧，造成组织损伤功能受损。

1. 神经受压或牵拉

脑疝压迫或牵拉临近脑神经产生损伤，最常见动眼神经损伤。动眼神经紧邻颞叶沟回，且支配缩瞳的神经纤维位于动眼神经的表层，对外力非常敏感。

2. 脑干病变

移位的脑组织压迫或牵拉脑干导致脑干变形、扭曲，影响上、下行神经传导束和神经核团功能，出现神经功能受损。

3. 血管变化

供应脑组织的动脉直接受压或者牵拉引起血管痉挛，造成缺血、出血、继发水肿、静脉瘀滞，可出现静脉破裂出血或神经组织水肿。

4. 脑脊液循环障碍

中脑周围脑池是脑脊液循环必经之路，小脑幕切迹疝可使中脑周围脑池受压，导致脑脊液向幕上回流障碍。

5. 疝出脑组织的变化

疝出脑组织可因血液循环障碍发生充血、出血或水肿，对临近组织压迫加重。

（三）病理生理

颅内压力的增高依颅内病变的性质、形成快慢及其引起的脑水肿的轻重而分为急性颅内压增高和慢性颅内压增高。急性颅脑损伤的颅内压增高是以急性颅内压增高的形式出现的。颅内压增高的全过程，依其增高程度与颅内代偿情况不同而显示出其阶段性，一般分为以下三个阶段。

1. 代偿阶段

在颅内压增高的早期，脑缺氧、脑水肿较轻，这时表现为脉搏缓慢且宏大有力、血压逐渐升高，这是身体内在的主动性代偿作用。当颅内压增高到一定程度，颅内代偿能力也发挥到一定限度，病情就逐渐转化，由颅内压增高的代偿阶段进入脑疝形成的前驱期（初期），为脑疝即将形成前的一个短暂阶段，其主要表现为突然发生或再度加重的意识障碍、剧烈头痛、烦躁不安、频繁呕吐以及轻度的呼吸深、快，脉搏增快，血压升高，体温上升等。这些症状是由于颅内压增高致使脑缺氧突然加重所引起。

2. 脑疝形成阶段

又称脑疝代偿期或中期。当颅内病变继续发展，使颅内压力继续增高，增高到颅内再无余地可以代偿时，脑疝即形成。在此阶段全脑的病变较前驱期又有加剧，但尚能通过一系列的调节机制来继续维持生命。此时所见的症状，一方面是由颅内压增高所致的全脑缺氧和疝出脑部所致的脑干局部损害共同引起，如昏迷加深、肌张力改变、呼吸再加深或减慢，血压再升高而脉搏减慢，体温再升高等；另一方面则为疝出脑部所引起的局限性症状，如小脑幕切迹疝时所见的动眼神经及中脑脚受损害后反映出来的症状等。

3. 失代偿阶段

又称脑疝衰竭期、晚期或瘫痪期。由于颅内压严重增高，脑疝继续发展，脑干已受到极为严重的损害，到了无力维持生命的阶段。此期最突出的症状是呼吸及循环功能衰竭，如周期性呼吸、肺水肿、脉搏细速不规则、血压的急速波动并逐步下降、体温下降、双侧瞳孔均散大且固定，四肢肌张力消失，进而呼吸和心跳相继停止而进入临床死亡。

（四）临床表现

脑疝综合征的临床症状包括颅内压增高症状，意识障碍（慢性枕骨大孔疝无意识障碍）和脑疝的特有症状。由于其发生的部位不同，临床表现各有特点。

1. 瞳孔改变和眼外肌症状

动眼神经是一混合神经，其中包含有两种作用不同的纤维：一部分是副交感纤维（从动眼神经副核，即艾威核发出），支配瞳孔括约肌和睫状肌；另一部分是运动纤维（从动眼神经核发出），支配除上斜肌和外直肌以外的其他眼外肌。由于这两种纤维的生理作用不同，可在临床反映出不同的症状。瞳孔首先是脑疝侧缩小（维持时间不长，易被忽视）；继之逐渐散大，对光反应消失，这就是所谓的 Hutouinson 氏瞳孔。在脑疝侧瞳孔尚未完全散大之前或稍后，对侧瞳孔也按同一规律发生变化，但其经过一般均较脑疝侧为快。于瞳孔开始发生变化的同时、稍后或之前，眼外肌方面首先发生眼睑下垂，继而其余的眼外肌麻痹，最后眼球固定。由于滑车与展神经末未受累及有时尚可观察到两眼位置不正。如病程发展缓慢，患者尚能合作，偶尔还可查出眼外肌麻痹有一种规律：先为提睑肌，次为上直肌、内直肌，最后是下直肌麻痹。

2. 意识障碍

如果患者本来意识清醒，在脑疝前驱期多半有不同程度的意识改变，如意识模糊、谵妄等，但在慢性枕骨大孔疝的患者意识多半无障碍。到了脑疝代偿期多已昏迷，至脑疝衰竭期几乎都已进入深昏迷。因此，在颅内压增高的患者中，突然发生或突然加重的意识障碍是一个危险信号，其发生越是突然，脑疝的可能性越大，昏迷越深，预后越坏，已形成脑疝者而无意识改变几乎是没有的，急性颅脑损伤患者尤其是这样。研究证明，中脑被盖上行性网状结构和大脑皮质在维持意识中起同等重要的作用，缺一不可。

3. 急性肌张力改变

在常见的两类脑疝中可见到的急性肌张力改变表现为两种形式：一种是去大脑强直；另一种是发作性肌张力减退。两者常见于脑疝代偿期或失代偿期，去大脑强直有阵发性和持续性伸性强直，通常发生于两侧肢体，偶尔发生于一侧的上下肢。上述情况出现常表明患者脑干受压而其功能障碍严重，伤势严重，预后不良。

4. 锥体束受损

脑疝形成时，多数患者在脑疝之对侧肢体出现偏瘫与病理反射等锥体束受损征。但也有少数患者在脑疝同侧出现锥体束征。

5. 生命功能改变

在脑疝前驱期，由于颅内压增高所致的脑血液循环障碍，造成全脑尤其是延髓缺氧和血内二氧化碳增多。一方面使呼吸中枢的兴奋性加强，于是呼吸加深增快；同时又使心加速中枢、血管收缩中枢及颈动脉球等化学感受器的兴奋加强，结果使全身小动脉收缩，血压上升，脉搏加快。由于脑缺氧致代谢率增高，所以体温上升。

在脑疝代偿期，由于颅内压再增高，脑缺氧更严重，以至于以至于呼吸及心血管中枢再次加强其调节作用来克服缺氧。此时常有突出的血压升高，而且高到整个病程的最高峰（收缩压有时升到 200 mmHg 以上），并出现代偿性缓脉，甚至慢到 40 次 / 分以下。这种血压升高而脉搏徐缓的现象称为 Cushing 反应。当血压增高之后又通过主动脉弓和颈动脉窦的压力感受器将冲动传入延髓，抑制呼吸中枢，使呼吸减慢。因体温调节中枢（下丘脑）及其调节机构（脑干内的有关神经传导束、呼吸及血液循环低级中枢）先后受脑水肿、脑移位等影响，体温迅速上升，高达 40℃以上。

在脑疝衰竭期，由于脑干本身（包括生命中枢在内）已经发生了某些不可逆的病理变化，呼吸及心血管中枢及其相关机构已经已经受到了严重的损害，它们再也无力发挥其正常调节作用，以至于以至于呼吸循环逐渐失去了原来的规律性和稳定性。在呼吸方面，此时则可出现各式各样的周期性或间断性呼吸，如 Biot、Cheynestokes 氏呼吸，抽搐样呼吸（或叹息样呼吸）、双吸气呼吸、暂停等呼吸衰竭征象，最后呼吸停止。在循环方面，血压不但逐渐下降，而且常发生波动，脉搏细速不整。体温也逐渐下降，甚至不升。

6. 颈强直与强迫头位

在枕骨大孔疝患者颈强直是一重要的体征，在慢性病例，部分患者自觉有颈部发硬、不灵活或头痛，疝出急速者颈强直较明显，疝出缓慢者则可不出现颈强直。有颈强直者多数克匿格征阴性，此与脑膜炎有所不同。颈强直的发生与局部解剖结构特点有关。颅后窝硬脑膜主要由舌咽神经、迷走神经支配，第 1、2 颈神经的分支借舌下神经进入颅内分布于颅后窝底部分硬脑膜（包括枕骨大孔部位的硬脑膜），颈上段脊神经分支分布于颈肌群。枕骨大孔疝有时由于硬脑膜神经末梢受刺激，可出现颈部疼痛，并反射性地引起颈强直。强迫头位的发生并非枕骨大孔疝所特有，但与其有一定的关系。对称疝时患者常取低头正中位，一侧疝或双侧疝而患侧较重者头常偏向患侧或较重侧、很少数偏向健侧。对此定位有一定的参考价值。

（五）诊断

病史及临床体征。注意询问是否有颅压增高症的病史或由慢性脑疝转为急性脑疝的诱因。

颅压增高征患者神志突然昏迷或出现瞳孔不等大，应考虑为脑疝。颅压增高患者呼吸突然停止或腰椎穿刺后出现危象，应考虑可能为枕骨大孔疝。

诊断小脑幕切迹疝的瞳孔改变应注意下列各种情况：

(1) 患者是否应用过散瞳或缩瞳剂，是否有白内障等疾病。

(2) 脑疝患者如两侧瞳孔均已散大，不仅检查瞳孔，尚可检查两眼提睑肌肌张力是否有差异，肌张力降低的一侧，往往提示为动眼神经首先受累的一侧，常为病变侧。

(3) 脑疝患者两侧瞳孔散大，如经脱水剂治疗和改善脑缺氧后，瞳孔改变为一侧缩小，一侧仍散大，则散大侧常为动眼神经受损侧，可提示为病变侧。

(4) 脑疝患者，如瞳孔不等大，假使瞳孔较大侧光反应灵敏，眼外肌无麻痹现象，而瞳孔较小侧提睑肌张力低，这种情况往往提示瞳孔较小侧为病侧。这是由于病侧动眼神经的副交感神经纤维受刺激而引起的改变。

(5) 腰椎穿刺。脑疝患者一般禁止腰椎穿刺。即使有时腰椎穿刺所测椎管内压力不高，也并不能代表颅内压力，由于小脑扁桃体疝可以梗阻颅内及椎管内的脑脊液循环。

(6)CT 小脑幕切迹疝时可见基底池 (鞍上池)、环池、四叠体池变形或消失。下疝时可见中线明显不对称和移位。

(7)MRI：可观察脑疝时脑池的变形、消失情况，直接观察到脑内结构如沟回、海马旁回、间脑、脑干及小脑扁桃体。

(六) 治疗

脑疝是由于急剧的颅内压增高造成的，在做出脑疝诊断的同时应按颅内压增高的处理原则快速静脉输注离高渗降颅内压药物，以缓解病情，争取时间。当确诊后，根据病情迅速完成开颅术前准备，尽快手术去除病因，如清除颅内血肿或切除脑肿瘤等。如难以确诊或虽确诊而病因无法去除时，可选用下列姑息性手术，以降低颅内高压和抢救脑疝。

1. 手术治疗

(1) 侧脑室体外引流术

经颞、眶、枕部快速钻颅或锥颅，穿刺侧脑室并安置硅胶引流管行脑脊液体外引流，以迅速降低颅内压，缓解病情。特别适于严重脑积水患者，这是常用的颅脑手术前的辅助性抢救措施之一。

(2) 脑脊液分流术

脑积水的病例可施行侧脑室 – 腹腔分流术。侧脑室 – 心房分流术现已较少应用。导水管梗阻或狭窄者池分流术或导水管疏通术。可选用侧脑室 – 枕大池分流术或导水管疏通术。

(3) 减压术

小脑幕切迹疝时可采用颞肌下减压术；枕骨大孔疝时可采用枕肌下减压术。重度颅脑损伤致严重脑水肿而颅内压增高时，可采用去骨瓣减压术，但目前已较少应用。以上方法称为外减压术。在开颅手术中可能会遇到脑组织肿胀膨出，此时可将部分非功能区脑叶切除，以达到减压目的，称为内减压术。

1) 外减压术。

2) 内减压术。在开颅术中遇到脑组织大量膨出，无法关闭脑腔时，不得不做部分脑叶切除以达到减压目的。但这只能作为一种最后的方法来考虑。首先应用大量广谱抗生素控制感染，可用甘露醇降低颅内压力，然后做耳内或耳后切口，将鼓室乳突腔内残留病灶如死骨、胆脂瘤、肉芽等清除干净，然后将疝出脑膜脑组织切除，不能还纳颅内，否则坏死变性的脑组织形成脓肿，将加深感染。随后取阔筋膜或颞筋膜缝合修补脑膜缺损处。另取带蒂颞肌瓣或胸锁乳突肌瓣填塞术腔。如颅骨缺损较大，可采用自体肌片或肋软骨片移植。该修补术必须在感染彻底控制之后才可进行。近年来颅内并发症已明显减少，此并发症也可望于不久能够绝迹。

如为沟回疝，应立即输注甘露醇、激素；如为小脑扁桃体疝，应立即人工辅助呼吸，紧急作侧脑室穿刺放液。并尽快查明病因，手术切除病变或行减压术。

2. 康复护理

(1) 体位

术后 6 小时内去枕平卧，头偏向健侧，去骨瓣处向上，头部垫枕抬高 15°～30°，以利颅内静脉回流。每 2 小时更换体位 1 次。术后 72 小时内，取头高位半坡卧位，头部保持中位，避免前屈、过伸、侧转，以免影响脑部静脉回流，尽量避免过度刺激和连续性护理操作。昏迷患者头偏向一侧，以防止舌后坠及呼吸道分泌物增多，造成患者窒息。

(2) 呼吸道管理

保持呼吸道通畅，定时更换体位，按时翻身叩背，促进痰液排出，及时清除口、鼻腔及气道内分泌物或血液。防止呼吸道感染。术后常规持续氧气吸入 3～5 天，氧流量 2～4 L/min，以供给脑细胞充足的氧。进行动脉血气监测，指导呼吸管理。加强人工气道管理，做好气管插管、气管切开及呼吸机的护理。加强气道湿化与促进排痰。给予雾化吸入，气管内滴药等。定期痰培养，并做药敏试验，选用有效抗生素。加强营养，提高机体抵抗力，减少探视，避免外来呼吸道疾病的传播引起交叉感染。

(3) 控制体温

术后 2～3 日吸收热过后，如患者体温超过 38.5℃，应警惕颅内感染和肺内感染。根据药敏应用有效的抗生素，及时采取降温措施，部分患者因丘脑下部受损，体温调节中枢失控，出现中枢性高热，我们对这类患者尽早应用人工冬眠疗法，以减轻脑组织的耗氧量，防止脑水肿。在冬眠期间，应严密观察病情变化，体温不可降得过快，体温控制在 32℃～34℃为宜，并避免皮肤冻伤。

第四节　血脑屏障损伤

血脑屏障是指脑毛细血管壁与神经胶质细胞形成的血浆与脑细胞之间的屏障和由脉络丛形成的血浆和脑脊液之间的屏障，这些屏障能够阻止某些物质（多半是有害的）由血液进入脑组织。血液中多种溶质从脑毛细血管进入脑组织，有难有易；有些很快通过，有些较慢，有些则完全不能通过，这种有选择性的通透现象使人们设想可能有限制溶质透过的某种结构存在，这种结构可使脑组织少受甚至不受循环血液中有害物质的损害，从而保持脑组织内环境的基本稳定，对维持中枢神经系统正常生理状态具有重要的生物学意义。

一、病理

各类脑损伤无一例外可导致血脑屏障结构的完整性破坏并使其通透性增加，造成严重的神经功能损伤。病理条件下，中枢神经系统中各种细胞包括血管内皮能诱导花生四烯酸、氧化亚氮、细胞因子、黏附分子及其一些血管活性物质的产生，从而影响血脑屏障的结构和功能，有害成分进入脑内，进一步加重脑损伤。

脑外伤早期血脑屏障的开放可能与脑组织的机械损伤和显著的血管内皮损害有关。研究表明，脑外伤后 60 分钟内，可见损伤部位血管壁的严重损害。在非直接损伤脑区，血脑屏障的开放可能与紧密连接的暂时性开放和内皮细胞的囊泡转运的激活有关。脑震伤对脑微血管的机械刺激亦可诱导内皮细胞的囊泡转运。

脑水肿为脑外伤后最严重的并发症之一。脑闭合性外伤早期 (24 小时内)，在血脑屏障通透性增加的同时，脑含水量亦显著增加；而且血脑屏障通透性的变化要先于脑水肿的形成。脑冲击伤后，脑含水量逐渐增加，24 小时达高峰，亦比血脑屏障的开放稍迟后；而 3 天后，脑含水量逐渐降低，但此时血脑屏障通透性再增加。在脑挫裂伤和冷冻伤后亦观察到血脑屏障的开放期和脑水肿形成不一致的现象。因此，脑外伤早期血脑屏障通透性增加可能有助于脑水肿的形成；而血脑屏障的迟发性开放与脑水肿形成的关系不大。

血脑屏障破坏后导致血液中毒性物质进入脑内，离子平衡失调引起脑水肿。而脑水肿是脑血管疾病的严重并发症，可导致颅内压升高引起脑疝，往往是患者死亡的主要原因。提示脑血管疾病治疗过程中，保护血脑屏障，减轻脑水肿是降低死亡率的重要措施。

二、治疗

血脑屏障损害是导致血管源性脑水肿的直接因素，故血脑屏障损害的治疗是创伤性脑水肿治疗中的一个重要方面，及时去除导致血脑屏障损害的病理因素，减轻血脑屏障受损，对于阻止创伤性脑水肿的发生与发展都具有重要意义。治疗的措施包括过度换气、早期使用钙离子拮抗剂和糖皮质激素以及改善脑微循环等。

(一) 过度换气

严重脑损伤弥漫性脑肿胀患者应尽早行气管插管或气管切开，并予控制性过度换气，以降低血 $PaCO_2$，使脑血管收缩，降低脑血流过度灌注，同时使损伤局部"盗血"现象得以纠正，改善血脑屏障功能，对消除血管源性脑水肿非常有利。但过度换气不宜超过 24 小时，以免加重脑缺血缺氧性损害。

(二) 钙离子拮抗剂治疗

重型脑损伤早期使用钙离子拮抗剂尼莫地平阻止钙离子大量进入微血管内皮细胞和脑血管平滑肌细胞，减轻内皮细胞损害，改善脑血管痉挛，防止血脑屏障破坏进一步加重。这一观点目前已被广泛接受，并在临床应用中收到意想不到的效果。钙离子拮抗剂使用越早越好，但在亚急性期应用亦可防止或减轻迟发性脑血管痉挛所致的血脑屏障破坏和血管源性脑水肿。用量和用法同创伤性脑水肿的治疗。

(三) 糖皮质激素治疗

大剂量糖皮质激素治疗指地塞米松 3 ～ 5 mg/kg 或甲基强地的松龙 30 mg/kg，可减轻内皮细胞损伤和血脑屏障通透性升高。

其作用机制为：①清除氧自由基并抑制内皮细胞膜的脂质过氧化反应；②稳定内皮细胞膜钙离子通道，促进钙离子外移；③增加脑损伤区的血流量，改善局部微循环。研究发现，一次给予地塞米松 3 ～ 5 mg/kg 或甲基强地的松龙 30 mg/kg 具有最大的抗脂质过氧化、增加局部血流量和促进钙离子外移作用，大于或小于该剂量均使治疗作用降低。另外，大剂量激素治疗应尽早使用并重复给药，以维持血液浓度。短期使用大剂量激素不会产生应激性溃疡等并发症。应激性溃疡是重型颅脑损伤本身极易发生的并发症，若患者已有应激性溃疡伴上消化道出血发生，则应慎用糖皮质激素治疗，并常规使用雷尼替丁、奥美拉唑或奥曲肽抑制胃酸分泌。

（四）改善脑微循环

氢溴酸山莨菪碱 (654-2) 是抗胆碱能药，对钙通道有显著的阻断作用，大剂量应用可改善脑微循环，抑制各种血管活性物质的缩血管效应，解除微血管痉挛，选择性地增加局部脑血流量。尤其是血脑屏障遭受破坏的脑缺血区域，改善内皮细胞功能，降低血脑屏障通透性。该药药理作用的特点是要达到一定剂量才产生效果，故用量要大，一般 20 ～ 100 mg/d 静脉滴注。

钙离子拮抗剂尼莫地平亦有明显的预防和减轻微血管痉挛、阻止微血栓形成、增加脑微循环血流量、减轻血脑屏障损伤和通透性增高作用。

第五节　颅脑损伤并发症与后遗症

一、颅内低压综合征

颅内低压综合征是由多种病因引起的，侧卧位腰椎穿刺脑脊液压力 < 7 cmH_2O，以体位性头痛为特征性表现的临床综合征。

（一）病因

原发性病因不明。可能与病毒感染有关；继发性主要由于脑脊液大量漏出或脑脊液生成减少造成。如腰椎穿刺、脑外伤和脑手术等引起的脑脊液持续外漏，休克、严重失水、脑血管痉挛、脑膜脑炎、严重全身感染、中毒及头颅放疗等引起脑脊液量减少。

若脑脊液分泌减少，或脑脊液外漏，则引起颅内低压综合征。颅内低压综合征分为原发性和症状性两种，症状性又包括多种类型，各型病因不尽相同。主要是由于颅腔内容物的容积减少引起：①脑脊液容量的减少，最为常见；②脑血容量的减少；③脑组织的体积减小；④原发性颅内低压综合征。

（二）临床表现

外伤后低颅压多发生在头伤后 1 ～ 2 小时，有时在 2 ～ 3 天之后以头痛最为突出，常位于前额及后枕部，且随头位的升高而加剧。严重时遍及全头并向颈、背、肩，甚至向下肢放射，采平卧或头低位时头痛随即减轻或消失。过去认为这种体位性头痛与脑组织下沉有关，但最近通过 MRI 研究并未得到证实。因此，头痛的原因可能与颅内血管受到牵扯或推压有关；与颅内容量减少而使脑膜的张力产生顺应变化有关；或与颅腔容量代偿性调节，使血量与脑脊液量互补，所引起的颅内血管扩张有关。其次是眩晕和呕吐，每于头位变动时或剧烈头痛之后，即出现头昏目眩、恶心呕吐，患者常有动脉细速、血压偏低、畏光、乏力、厌食、失水及颈僵等表现，严重时可出现意识障碍，轻者嗜睡，重者昏迷。少数患者尚可出现自主神经症状，如生命体征显著波动、面部和颈部皮肤阵发性潮红，甚至个别患者因脑组织失去脑脊液的托浮和衬垫作用，使颅神经直接受到挤压或牵扯而出现瞳孔不等大和（或）外展肌麻痹等征象，易与颅内压升高相混淆，应予警惕。

（三）检查

1. 体格检查

患者常有颈强直，少数患者可有面神经、三叉神经及动眼神经等颅神经表现，其余神经系统检查均为阴性。可有轻度颈部抵抗，直立时心率减慢，神经系统常无阳性定位体征。

2. 腰椎穿刺检查

显示脑脊液压力低于 7 cmH$_2$O，CSF 检查：可以正常，也可有细胞数及蛋白的增多。

3. CT 或 MRI 检查

(1) 头颅 CT：示脑室系统，脑池及脑沟变窄，缩小，以侧脑室、鞍上池的变化尤为明显。部分患者还可见硬膜下积液。

(2) MRI：是目前公认的诊断首选的无创性检查方法，但单纯 MRI 对本病诊断不具特异性，还需行颅脑 MRI 强化扫描，主要表现如下。

1) 硬脑膜增厚并强化：硬脑膜弥漫性对称性增厚并线样强化是 IHS 的特征性表现，幕上及幕下硬脑膜均有累及，无软脑膜受累，增厚的硬脑膜在 FLAIR 像和 T$_1$WI 上较 T$_2$WI 易于观察。

2) 脑组织移位：低颅压时由于 CSF 的衬垫作用减弱或消失，脑组织受重力作用出现移位如后颅窝拥挤、小脑扁桃体下移等。

3) 静脉窦及脑静脉扩张：上矢状窦及窦汇窦腔扩张，横截面呈"O"形或弧形后凸。

4) 脑室变化：脑组织肿胀，脑室变窄。

5) 硬膜下积液及硬膜下血肿：硬膜下积液被认为是颅内液体腔隙对 CSF 低压的一种代偿性反应。

6) 垂体增大：上述征象会随着低颅压的纠正而改善或消失。

7) 其他：此外，脊椎 MRI 表现主要有硬脊膜弥漫性强化、硬脊膜外静脉丛充血扩张、硬脊膜外积液、神经根袖的异常、脊膜憩室等显示脑萎缩。以钆喷酸二甲葡胺 (Gd-DTPA) 增强扫描 MRI 可显示全脑硬脑膜弥漫性强化，脑垂直移位。

（四）诊断

外伤性低颅压综合征的诊断主要依靠临床特点和腰椎穿刺测压来确诊。临床上遇有头伤后出现较重的头昏、头痛、乏力、厌食等症状，与脑损伤的轻重程度不符，特别是具有明显的抬高头位头痛加剧、放低头位疼痛减轻的规律时，即应想到颅内低压的可能。如果腰椎穿刺卧位测压在 8 cmH$_2$O 以下时即可明确诊断，若压力低于 4 cmH$_2$O 则属重度低颅压，常伴有严重失水及电解质紊乱。由于颅内压显著降低，脑体积缩小，颅内静脉扩张并被牵拉，易致渗血或出血，故脑脊液常呈黄色或有不同数量的红细胞发现，蛋白质含量亦稍高，个别患者甚至并发硬膜下血肿。因此，曾有作者提出对颅内低压患者不宜行腰椎穿刺，以免进一步加重脑脊液的流失，建议采用脑室钻孔的方法了解颅内低压的情况，既准确又安全。其实在颅脑影像为检查已有高度发展的今天，只要临床特点相符，如果 CT 或 MRI 检查业已排除其他可能混淆的病变，即可采用治疗试验加以证实，用平卧或足高头低位、吸入含 5% CO_2 与 95% 的混合气 5～10 分钟或静脉注射蒸馏水 10～15 mL 以观察头痛有无缓解或消失。

(五) 治疗

外伤后低颅压综合征的治疗，可因不同的病因而略有差异，但基本原则相同，常用的治疗方法有：平卧休息、不睡枕头，必要时采取足高头低位；增加液体摄入量，每日经口服或静脉滴注均匀滴注生理盐水 1000 mL 及 5% 葡萄糖液约 2500～3000 mL；给予含 5% CO_2 的氧气吸入，每小时 5～10 分钟，可使脑血管扩张、阻力减小促进脑脊液分泌；静脉注射蒸馏水 10～15 mL/d，可以反射性刺激脑脊液的生成，但必须注意溶血反应；必要时可静脉滴注 0.5% 的低渗盐水 500～1000 mL/d，亦有增加脑脊液之功效；用 0.5% 奴夫卡因 10 mL 行左、右侧颈交感神经节交替封闭，每日 1 次，可使颅内血管扩张；经脑室内注入生理盐水或过滤空气 10～15 mL 或经腰椎穿刺鞘内注射 15～20 mL 生理盐水或空气，不仅能直接充填蛛网膜下隙容积，同时有刺激脑脊液分泌的作用，但是有腰椎穿刺后残留穿刺漏液之弊；其他有利于改善颅内低压的药物如罂粟碱、麻黄碱、肾上腺素、垂体后叶素、咖啡因、毛果芸香碱、新斯的明、右旋硫酸苯异丙胺、乌洛托品及皮质类固醇等亦可适量投给以促其恢复。此外，对继发性颅内低压的患者，则应针对病因及时处理，例如，脑脊液漏修补术。

二、脑脊液漏

鼻腔、鼻窦及咽鼓管等处，均有骨板和硬脑膜与颅内结构相隔离，脑脊液不会向外流出。但是，一旦这些相隔的组织由于外伤或病变使其发生破裂或损坏时，脑脊液即可直接或间接流至鼻腔而排出，或经鼻咽部而流入胃内，均叫脑脊液鼻漏。有的颞骨骨折的病例，脑脊液可经过中耳腔和咽鼓管流入鼻腔而排出，这叫作脑脊液耳鼻漏。

(一) 病因

脑脊液经颅前窝底、颅中窝底或其他部位的先天性或外伤性骨质缺损、破裂处或变薄处，流入鼻腔，称之为脑脊液鼻漏。在各种脑脊液鼻漏中，以外伤最多见。脑脊液耳漏常为颅中窝骨折累及鼓室所致。颅中窝底骨折后致使中耳上部的脑膜被撕裂，同时造成鼓膜破裂，则可以造成脑脊液从外耳道向外渗漏形成脑脊液耳漏。耳漏和鼻漏主要提示可能发生颅底骨折，并且由于感染可能从耳或鼻传染到脑膜，可能有并发脑膜炎的危险。

(二) 发病机制

1. 脑脊液鼻漏

外伤是各种脑脊液鼻漏中最常见的原因。无论平时或战时的外伤均可发生，均是由于闭合性或开放性颅脑伤引起颅底骨折而发生。颅底骨折常伴有硬脑膜和蛛网膜同时撕裂，使蛛网膜下隙与鼻窦或鼻腔相通，脑脊液通过鼻窦和鼻腔流出，或者通过筛状板直接经鼻腔流出，形成外伤性脑脊液鼻漏。据 Caienlerra(1980) 统计头部外伤发生颅底骨折者占 5%，并发脑脊液鼻漏者占 2%。

颅中窝底骨折可损伤较大蝶窦之上壁而致脑脊液鼻漏。筛骨筛板骨折所致的脑脊液鼻漏发生率最高。脑脊液鼻漏可在受伤时刻发生，也可在伤后经过一段潜伏期才发生；后者称为迟发性，可能因为伤时仅有骨板断裂而硬脑膜完整，以后受颅内压和脉搏呼吸的影响，硬脑膜逐渐疝入骨折裂隙内，久之致硬脑膜纤维断开，形成小孔，遂发生脑脊液鼻漏。另一原因是受伤时血块将硬膜和骨板裂口暂时封闭，以后血块分解，脑脊液流致鼻腔。中耳乳突天盖或咽鼓管骨部骨折造成的脑脊液漏可经咽鼓管流到鼻腔，称为脑脊液耳鼻漏。医源性脑脊液鼻漏如中鼻甲切除术或筛窦切除术使筛骨筛板损伤，经蝶窦垂体瘤切除术等。

颅底的硬脑膜与颅底骨粘连较紧密，在发生颅底骨折时，其硬脑膜常被同时撕裂，因而易发生脑脊液鼻漏。其骨折的部位大多在颅前窝、骨折线常通过额窦后壁、筛窦顶壁或筛状板。少数患者骨折发生于颅中窝，骨折线通过蝶鞍或蝶骨大翼内的蝶窦气房。还有更少数的患者为颅后窝的骨折所致，其骨折线通过蝶窦后壁。颅中窝及颅后窝骨折引起的脑脊液鼻漏，均系脑脊液通过蝶窦而自鼻腔流出。

2. 脑脊液耳漏

常为颅中窝骨折累及鼓室所致，因岩骨位于颅中、后窝交界处，无论岩骨的中窝部分或后窝部分骨折，只要伤及中耳腔，则皆可有血性脑脊液进入鼓室。若耳鼓膜有破裂时溢液经外耳道流出，鼓膜完整时脑脊液可经耳咽管流向咽部，甚至由鼻后孔返流到鼻腔再自鼻孔溢出，酷似前窝骨折所致之鼻漏，较易误诊，应予注意。

3. 脑脊液伤口漏

岩骨骨折后常有面神经及听神经损伤，偶尔可致展神经或三叉神经损伤。此外，耳后乳突区迟发性皮下瘀斑 (Battle 征) 亦为颞岩部骨折常见的体征。脑脊液伤口漏 (皮漏) 几乎均为开放性颅脑损伤初期处理不当所致，多见于火器性脑穿透伤，因为硬脑膜修复欠妥或因创口感染愈合不良而引起。若脑脊液漏直接来自脑室穿通伤时，常有大量脑脊液流失，不仅全身情况低下，而且往往导致严重脑膜炎及脑炎，尤其是儿童患者，要及时进行清创、修复。脑脊液经由鼻腔、耳道或开放创口流出，是颅脑损伤的严重并发症，可导致颅内感染，脑脊液漏是因为颅骨骨折的同时撕破了硬脑膜和蛛网膜，以致脑脊液由骨折缝裂口经鼻腔、外耳道或开放伤口流出，使颅腔与外界交通，形成漏孔，同时，空气亦能逆行逸入造成气颅。

(三) 临床表现

若在外伤后立即发生的脑脊液鼻漏，其漏液内混合有较多血液，最初流量较多，以后逐渐减少，多于数日后自行停止。少数病例可持续数周或更长时间，甚至形成慢性脑脊液鼻漏而不能自愈。鼻漏液可自一侧鼻孔流出，也可自两侧鼻孔流出、即使是一侧瘘孔，漏液也可自两侧鼻孔流出。有的漏液较少，不自鼻孔流出，而只见患者经常有不自主的吞咽动作，或自觉咽部有咸味。有的患者的瘘孔较大、漏液中可能混有碎块脑组织或小的碎骨片。

按骨折不同部位，可发生相应的颅骨骨折症状。可有嗅觉消失，眼睑皮下或结膜下瘀血，也可出现视觉障碍或复视等。三叉神经、动眼神经、滑车神经或展神经均可出现损害症状。此外，还可能出现颅内低压综合征，而有头昏、头痛等症状，站立时更为明显，但这些症状早期很可能被颅脑损伤的其他症状所掩盖。

(四) 诊断

1. 诊断

根据临床表现确定是否为脑脊液鼻漏，依据葡萄糖定量分析，其含量需在 1.7 mmol/L

(30 mg%) 以上，排除泪液及血液的污染即可确诊为脑脊液。耳鼻漏的排除除询问有无耳聋、耳闷、头晕等症状外，可行耳镜检查。

确定瘘孔位置。临床观察：漏液流量多而快时，瘘孔常较大，可能与蝶窦、颅底脑池相通。恒定由一侧鼻孔漏液者，瘘孔常在该侧。鼻内镜检查常用于脑脊液鼻漏的定位诊断，量多的脑脊液鼻漏可见清亮液体自某一位置流出或呈搏动性溢出，按压同侧颈内静脉有助于脑脊液鼻漏的定位诊断。另外，应用影像学的检查方法：高分辨率 CT 或 MRI 脑池造影也有助于脑脊液漏的定位诊断。

2. 鉴别诊断

诊断不困难，如流出的脑脊液少而血液较多时，常和单纯出血难以鉴别，这时可将流出的液体滴在吸水纸上或纱布上，如果很快看到血迹周围有一圈被水湿润的环形红晕，即可确定混有脑脊液。间断或少量的漏出应和变应性鼻炎或血管运动性鼻炎相鉴别。若耳鼓膜有破裂时溢液经外耳道流出，鼓膜完整时脑脊液可经耳咽管流向咽部，甚至由鼻后孔返流到鼻腔再自鼻孔溢出，酷似前窝骨折所致之鼻漏，较易误诊，应予注意。

（五）治疗

1. 保守治疗

外伤性脑脊液鼻漏大部可用保守法治愈。脑脊液鼻漏的治疗原则主要是预防和控制感染，待其自然愈合。此法包括预防感染，预防颅压增高，创造条件促进瘘孔自然愈合，取头高卧位，限制饮水量和食盐摄入量，避免用力咳嗽和擤鼻，预防便秘。对瘘孔位于筛骨筛板前部者，可在表面麻醉下，用 20% 硝酸银在明视下涂于瘘孔边缘的黏膜上，造成创面以促使愈合。在涂腐蚀剂时切忌过深，以免引起脑膜炎。

除鼻出血严重者外，一般说鼻腔可不填塞，更不可做鼻腔冲洗。对清醒的患者宜取头高位，借颅内压降低或脑的重力压迫破口，以减少或阻止脑脊液流出，从而促进破口的粘连和愈合。嘱患者勿用力擤鼻、咳嗽或打喷嚏，以减少发生逆行颅内感染的机会。全身用足量有效的抗生素或磺胺药，鼻腔滴 10% 弱蛋白银或其他抗生素溶液。无脑膜刺激症状者，一般不做腰椎穿刺，以免使颅内压更低，和可能使鼻腔分泌物反流而造成颅内感染。有的患者经过以上处理后，大约两周得以自愈。自愈率国外报道约为 26%。实际上可能有些病例未成立诊断即已自愈，而未统计在内。

有些病例经过以上处理 2 周以后仍不能自愈者，也可采用鼻内腐蚀疗法协助之。此法特别适合于瘘孔在筛状板，而且流量不多的病例，本方法是在鼻腔黏膜表面麻醉下，经鼻内镜确定瘘孔部位后，用卷棉子蘸少量 10% 硝酸银，在明视下涂于瘘孔边缘的黏膜上，造成创面促使其愈合，涂药后仍按以上所述的保守疗法配合治疗。

2. 手术治疗

手术修补脑脊液鼻漏一般是在经过一定时间的保守治疗无效、为了防止反复颅内感染而施行的，其修补手术的适应证和时机大致如下：①脑脊液鼻漏伴有气脑（颅脑积气）、脑组织脱出、颅内异物；②合并反复发作化脓性脑膜炎；③由于肿瘤引起的脑脊液鼻漏。

以往一直认为脑脊液鼻漏的修补手术，应该由颅脑外科医师施行，鼻科医师对其处理不够积极。自从 1948 年由 Dohlman 首先报道鼻科手术治愈 1 例以后，不断有鼻科医师做此工作，并取得了良好成绩。因此，发展至今，似乎给人们得出这样一个概念，即急性外伤性脑脊液鼻漏伴有脑组织损伤，在处理脑外伤时，若发现有脑脊液瘘孔，应立即由脑外科医师进行缝合或移植修补。或者估计有颅内血肿、异物或碎骨片等需要开颅处理者，或者有颅骨骨髓炎或额窦炎等不便鼻科处理者，可由颅脑外科行修补手术。除上述之外的脑脊液鼻漏病例，均可先试行鼻科修补手术，若不成功再行开颅修补手术。因为鼻科行修补手术，虽然视野较狭小，但其损伤程度较开颅手术为轻且其成功率不比开颅修补手术低。

(1) 颅脑外科修补手术：颅脑外科医师施行修补手术多主张采用额部冠状切口，这是因为大多数脑脊液鼻漏来自筛窦或额窦，而蝶窦骨折所致者较少见。而且骨折线累及两侧鼻窦者颇不少见，虽然一侧鼻腔漏液多来自同侧鼻腔顶或同侧鼻窦的骨折，但是，有的也可来自对侧鼻腔顶或对侧鼻窦的骨折，冠状切口便于同时检查两侧鼻腔顶、鼻窦顶。

额部冠状切口的方法是：从右侧颞部至左侧颞部沿发线后约 1 cm 处切开皮肤及皮下组织。将皮瓣翻向下方达眉弓处。在眉弓上方用骨钻钻成 6 个骨孔，上排 3 个孔，下排 3 个孔，每孔相距约 5 cm。用线锯锯成双侧额骨骨瓣，留颞侧骨膜作为骨瓣的蒂部。仔细剥离颅前窝的硬脑膜，并将额叶脑组织向后上抬起，如此可以检查整个颅前窝，包括两侧额窦后壁和两侧筛窦顶板直至视神经交叉部位。不能满足于只发现一个裂孔，有时可能有多个裂孔存在，必须注意。现根据不同部位的骨折分别处理如下。

1) 额骨骨折所致者：这种病例的骨折线常累及额窦后壁，可将硬脑膜自额窦后壁剥离，因该处硬脑膜比较松弛，故一般可将硬脑膜直接缝合。若裂口较大不能缝合者，可用颞筋膜或阔筋膜移植修补。线型骨折一般不需特殊处理。骨折裂隙较大者、可用骨蜡封闭。若额窦前后壁均为粉碎性骨折，应摘除骨折片，将额窦前后骨壁及其黏膜完全去除，压迫额部皮肤使其与硬脑膜粘连，所造成的畸形，半年以后进行修复手术。

2) 筛骨骨折所致者：脑外科修补硬脑膜裂口可分硬脑膜外和硬脑膜内两种方法。上段所述修补额窦骨折的脑膜裂口的方法是硬脑膜外修补法。筛骨骨折引起的骨折线多经过两侧筛窦顶及筛状板，因该处的硬脑膜不易剥离，也难于缝合，故采用硬脑膜内进路，用颞肌筋膜进行修补。

硬脑膜内进路的优点有：①较易探查颅前窝各个部位；②瘘孔常呈漏斗状，有硬脑膜甚至脑组织突入瘘孔内，易于看清瘘孔；③不易使硬脑膜的裂口扩大或另外撕裂；④在硬脑膜内放置筋膜片比较妥帖，操作方便，成功率高；⑤可能保留嗅神经不受损伤；⑥术后硬脑膜外无效腔可减少感染机会。

硬脑膜内修补术的操作方法是：在额叶前端切开硬脑膜，如裂口已伸延至对侧，可结扎矢状窦前部。取一块筋膜片覆盖于裂口处，边缘以丝线缝合数针以固定之。脑组织复位后使筋膜与硬脑膜紧密接触，即可能顺利愈合。

3) 蝶骨骨折所致者：鞍处的瘘孔在颅底的中央部位，且有视交叉等重要结构，开颅修补裂口时暴露较困难。一般采用筋膜片覆盖或肌肉片填塞瘘孔。也有人主张在鞍结节处钻孔，用肌肉填塞蝶窦腔。对于骨折线经过蝶骨大翼内的蝶窦扩展气房的脑脊液鼻漏，其瘘孔在颅中窝底，可经过颞部进路抬起颞叶，用筋膜片进行覆盖修补。

无论脑脊液鼻漏来自何处，在修补硬脑膜裂口时，都应将液化的脑组织及附近的游离骨片清除干净。但眶上缘内侧 1/3 部的骨质应尽量保留，以免损伤上睑肌而造成上睑下垂。硬脑膜缝合或移植修补术后，最好表面再覆盖一层吸收性明胶海绵或肌肉片以加固之。

(2) 鼻科修补术：许多学者的意见都认为鼻科进行经鼻修补手术，损伤的范围较小，尤其对于蝶鞍处漏液的修补胜于开颅手术。

Mccoy(1963) 曾归纳用鼻科手术修补有如下 3 种适应证：①额窦后壁缺损经颅内修补手术未成功者，适于做额窦消除手术；②瘘孔部位未确定，需要做一个以上颅窝的探查手术时，可采用鼻外额筛蝶窦手术做探查或修补手术；③已证实脑脊液鼻漏来自蝶窦，颅内修补较为困难，可做鼻外额筛蝶窦手术以修补瘘孔。

在考虑手术方案时，应按具体情况做具体分析。对不同部位的瘘孔，固然应采取不同的方法。即使在同一部位，也应根据不同病因、不同流量和不同的鼻腔条件制订不同的手术方案，以期尽量用最简单的方法而能达到最理想的效果。

现将较常用的鼻科修补手术方法分述如下。

1) 额窦消除手术：沿两侧眉弓做蝶形切口，即自一侧眉弓的外端切开至内侧端、跨过鼻根部，再从另一侧眉弓的内端切开至外侧端。在骨膜下向上剥离软组织。完全去除两侧额窦前壁及额窦中隔，刮净额窦腔内的肉芽及黏膜。切除额窦后骨壁，缝合硬脑膜。然后缝合皮肤切口。将额部皮肤向内压入，使皮肤内侧面与硬脑膜接触，外用加压包扎，促使其互相粘连。

2) 鼻外额筛窦手术：修补筛窦顶壁或筛状板　常规做鼻外额筛窦手术切口，去除筛骨纸样板和部分额窦前壁，刮除该侧全部筛房。此时可见筛窦顶壁的瘘孔处有乳头状肉芽突起，或见硬脑膜突出，刮去瘘孔周围肉芽及窦腔黏膜，切去突出的硬脑膜。用一块带肌肉的阔筋膜，将肌肉塞入瘘孔内，用阔筋膜覆盖于筛窦顶壁的骨面上，再用眼眶筋膜瓣重叠于其表面，并填塞加固之。抗生素填塞纱条 2 周取出。

若为筛状板瘘孔，可去除筛瘘内壁及鼻中甲，切除筛骨正中板及同侧粘骨膜。先用筋膜覆盖瘘孔，然后用筛骨正中板的对侧粘骨膜向上翻转，并重叠覆盖于筋膜上，也用抗生素纱条填塞 2 周。

3) 鼻外额筛蝶窦手术修补蝶窦瘘孔：按照鼻外额筛蝶窦手术步骤做切口及剥离软组织，去除筛骨纸样板及部分额窦前壁，刮除患侧全部筛房。去除蝶窦前壁，刮净蝶窦腔内的肉芽及黏膜。用带有肌肉的筋膜 1 块，将肌肉塞入瘘孔内，筋膜贴于骨壁表面，用抗生素纱条填塞蝶窦腔及筛窦腔，缝合切口，填塞纱条于 2 周内分次取出。

4) 鼻侧切开术：利用鼻中隔粘骨膜瓣修补蝶窦瘘孔按常规鼻侧切开术切开皮肤、剥离软组织及去除部分梨状孔缘。刮除同侧全部筛房，去除筛窦内侧壁及鼻中甲。去除蝶窦前壁及其底壁，刮净蝶窦腔内的肉芽及黏膜。切除靠近蝶窦的筛骨正中板和部分犁骨及同侧的粘骨膜，向上与蝶窦顶平齐。蝶窦瘘孔处用带肌肉的筋膜填塞及覆盖，然后用对侧鼻腔的鼻中隔粘骨膜向上翻转，并覆盖于筋膜表面。用抗生素纱条填塞蝶窦腔及筛窦腔。填塞纱条于 2 周内取净。

5) 鼻内进路利用鼻中隔粘骨膜瓣修补筛窦顶或筛状板瘘孔：自鼻前孔进路，刮除同侧全部筛房及去除鼻中甲，刮除瘘孔处的肉芽及顶壁黏膜。将患侧鼻中隔粘骨膜切成长方形粘骨膜瓣，其蒂留在后上方。然后将粘骨膜瓣向上扭转，并覆盖于筛骨顶板或筛状板的瘘孔处，用抗生素纱条填塞固定之。此法血运较充足，较易于成活，但视野较小，操作较为困难。

6) 鼻中隔进路用筋膜修补蝶窦瘘孔：此法特别适用于经鼻中隔和蝶窦施行蝶鞍内肿瘤手术后发生的脑脊液鼻漏。手术方法是经原手术进路到达蝶窦腔，清除原来放置的填塞物，刮除肉芽及残余黏膜。用带肌肉的筋膜将肌肉填入瘘孔内，将筋膜覆盖于顶壁骨面，然后再用一侧的鼻中隔粘骨膜瓣覆盖于筋膜上加固，用抗生素纱条填塞蝶窦腔及鼻腔。填塞纱条于2周后取出。

三、脑膨出

多发生在去骨瓣或骨切除减压术后。因为硬脑膜敞开，加上导致颅内压增高的原因，脑组织便会突出颅外。在头皮创口裂开处，脑组织突出，其表面沟回隐约可见。脑膨出之基部，常有脓性分泌物。当颅骨缺损大时，膨出之脑组织有搏动。如缺损小，膨出之脑组织嵌顿于瓶颈部，便不见搏动。

清创要彻底，硬脑膜缺损应修补，防止感染，控制颅内压，这是预防的重要措施。对膨出的脑组织应注意保护。更换敷料时，应清除颈部脓性分泌物，勿使之进入颅内。针对颅内压增高的原因进行治疗，如血肿的清除、脓肿的穿刺或切除等。对不需手术或已手术过的患者，均应给予大剂量抗生素，腰椎穿刺放液减压，应用脱水剂，高渗盐水湿敷膨出的脑组织，促使炎症消退，颅内压降低，膨出的脑组织缩回。

四、颅骨缺损

颅骨缺损大都因开放性颅脑损伤或火器性穿透伤所致，部分患者是因手术减压或有病颅骨切除而残留骨缺损。直径3 cm以上的缺损，特别是位于额部有碍美观和安全的缺损，常有这样或那样的症状，如头昏、头疼、局部触痛、易激怒、不安等表现；或者患者对缺损区的搏动、膨隆、塌陷存恐惧心理，怕晒太阳、怕震动甚至怕吵闹声，往往有自制力差、注意力不易集中和记忆力下降。由于对重型颅脑损伤脑压较高的病例，盛行去骨瓣减压之法，因而人为的巨大颅骨缺损亦为数不少，实际上其中有相当一部分患者是无须施行大骨瓣减压术的，大多是在手术时仓促中做出的决定，不无欠妥之处。

治疗缺损直径超过3 cm，有上述症状者，均可做颅骨修补术，但如颅内尚有异物、颅内压高或伤情仍处于严重状态时，均不宜手术。颞肌下或枕下减压的骨缺损，因有厚实肌肉保护，不需修补。修补颅骨的材料，多用有机玻璃，也用钽、钛及合金钢片。手术时间：对无感染的病例，在创口愈合3个月以后；有感染的病例，则在创口愈合半年以后。

五、外伤性癫痫

外伤性癫痫是指继发于颅脑损伤后的癫痫性发作，可发生在伤后的任何时间，早者于伤后即刻出现，晚者可在头伤痊愈后多年后开始突然发作。并非所有的脑外伤患者都并发癫痫，发病的时间、情况不同，差异也很大。外伤性癫痫的发生以青年男性为多，可能与头伤机会较多有关。另外，遗传因素与外伤癫痫亦有一定关系。一般说来，脑损伤越重并发癫痫的机会愈大，并且开放性脑损伤较闭合性者多。

（一）病因

外伤性癫痫发作，多见于年轻成年男性，具有癫痫家族史者更易发生，可发生在伤后的任何时间，早者于伤后即刻出现，晚者可在头伤痊愈后多年始突然发作。不过，并非所有的脑外伤患者都并发癫痫，按初次癫痫发作的时间可分为早期、中期、晚期癫痫。

（二）分类

外伤性癫痫分为两类：

1.早期癫痫多于受伤1周内发生，多由颅骨骨折、颅内异物、颅内血肿、脑挫裂伤等引起，以局限性癫痫（皮质性癫痫）出现。往往是重型颅脑外伤多见，但是5岁以下者，由于轻微外伤也可引起，局限性发作比全身性发作多见。

2.晚期癫痫多为受伤1周后发生癫痫，约占头部外伤5%以上。急性颅内血肿、脑挫裂伤、凹陷骨折等引起的晚期癫痫发生率分别为：32%、25%、15%。半数以上在1年内发病，20%经过4年以后发病。

（三）临床表现

1.癫痫发作形式

除小发作与双侧严重肌阵挛以外，任何类型的癫痫均可出现。额极脑膜脑癫痫常引起无先兆的大发作型；额顶中央区病灶常引起对侧肢体运动或感觉性局限性发作；颞叶病灶引起精神运动性发作，枕叶病灶多有视觉先兆。多数患者的发作类型较固定，少数可有改变，早期及中期癫痫患者在2年或稍长的期间内自行缓解而停止，但晚期癫痫常有加重的趋势，可由局部性发作而演变为全身性发作，严重时并有记忆力减退、人格障碍、智力低下等表现。

2.颅脑损伤的症状与体征

早中癫痫患者多有脑挫裂伤、颅内血肿、颅骨骨折，晚期癫痫患者多有脑退行性变、瘢痕形成，患者可有局灶性神经缺失征象，脑脓肿亦有其特殊临床表现。

（四）检查

1.头颅X线平片检查

疑有颅骨骨折者应摄正、侧位片。枕部着力伤加摄额枕位（汤氏位）片，凹陷性骨折摄切线位片。疑有视神经损伤摄视神经孔位片，眼眶部骨折摄柯氏位片。

2.腰椎穿刺

了解蛛网膜下隙出血程度及颅内压情况。重型伤颅内高压明显或已出现脑疝征象者禁忌腰椎穿刺。

3.CT扫描

其是目前辅助诊断颅脑损伤的重要依据。能显示颅骨骨折、脑挫裂伤、颅内血肿、蛛网膜下隙出血、脑室出血、气颅、脑水肿或脑肿胀、脑池和脑室受压移位变形、中线结构移位等。病情变化时应行CT复查。

4.MRI

急性颅脑损伤患者通常不做MRI检查。但对病情稳定的弥漫性轴索损伤、大脑半球底部、脑干、局灶性挫裂伤灶和小出血灶等密度亚急性颅内血肿等，MRI常优于CT扫描。

5.脑电图

源于大脑皮质的癫痫波常为高波幅的尖波、棘波、尖慢波或棘慢波综合，位相一般为阴性；病灶深在者，其波形多为尖波或尖慢波综合，波幅较低，位相有时阴性，有时阳性。癫痫灶的定位，除根据波形、波幅及位相之外，尚应注意痫波出现的同步性。两个以上同步的癫痫波，有时来自同一病灶，呈现双侧同步的阵发性慢波，一般认为中央系统发作，或陈旧性癫痫。

（五）诊断

既往无癫痫发作史，而于伤后出现癫痫发作，对于脑组织损伤部位与痫灶相符合的局部性发作而伤前无癫痫病史的患者，不难确诊。除临床表现及其特点之外，尚须依靠脑电图检查。行脑电图检查，可发现慢波、棘波、棘慢波等局限性异常。行 CT 检查可显示颅内的异常改变，从而确诊。癫痫灶的定位，除根据波形、波幅及位相之外，尚应注意癫痫波出现的同步性。两个以上同步的癫痫波，有时来自同一个病灶，呈现双侧同步的阵发性慢波，一般认为是中央系统发作，或陈旧性癫痫。此外，脑 CT 或 MRI 扫描亦有助于了解病灶的部位和性质。

（六）治疗

对反复发作的早期或中期癫痫则应给予系统的抗菌药物治疗。一般应根据发作类型用药，如大发作和局限性发作，选用抗癫痫药物的顺序为苯妥英钠、苯巴比妥、卡马西平、扑痫酮或丙戊酸钠；小发作则常用丙戊酸钠、乙琥胺、安定或苯巴比妥；精神运动发作则首选卡马西平，其次为苯妥英钠、苯巴比妥、扑痫酮、丙戊酸钠或安定；肌阵挛发作则宜选用安定、硝西泮或氯硝基安定等。

六、外伤性脑脂肪栓塞综合征

脂肪栓塞综合征 (FES) 是血管内脂肪滴栓塞所造成的一系列病理改变。常见于多发性损伤和长骨骨折后。FES 是外伤中常见而严重的并发症。脑脂肪栓塞是 FES 中的一部分。脂肪栓子形成的机制目前尚未完全阐明，主要有两个学说。①血管外源学说（机械学说）：受伤时局部脂肪细胞破裂，由于局部组织压力高和静脉开放，导致血管外脂肪进入血管内形成栓子，发生栓塞；②血管内源学说（生理化学学说）：外伤或其他疾病改变了血浆中脂肪的正常乳化状态，使乳糜微粒聚合成为大的脂肪滴，形成栓塞。

（一）病因

脂肪栓子形成的机制目前尚未完全阐明，主要有两个学说。

1. 血管外源学说（机械学说）：受伤时局部脂肪细胞破裂，由于局部组织压力高和静脉开放，导致血管外脂肪进入血管内形成栓子，发生栓塞。

2. 血管内源学说（生理化学学说）：外伤或其他疾病改变了血浆中脂肪的正常乳化状态，使乳糜微粒聚合成为大的脂肪滴，形成栓塞。

（二）临床表现

患者常见于多发性损伤和长骨骨折后。一般在外伤后 1～6 天内出现症状，最常见于伤后 48～72 小时，急性暴发型者可于伤后数小时发病。

FES 主要病变在肺部，其次为脑部。典型临床表现为伤后全身情况逐步稳定好转，于第 2 天或第 3 天突然出现面色苍白，心率加快（每分钟 120～140 次），呼吸急促（每分钟 30～40 次），体温高达 39℃，可出现发绀，有的因呼吸功能衰竭而死亡。若发生全身性脂肪栓塞则可累及脑、皮肤和肾脏。约 1/3 的脂肪栓塞患者发生脑栓塞，表现为头痛、躁动不安、谵妄、昏迷以及偏瘫、去脑强直等体征。若累及生命中枢可致死亡。

（三）辅助检查

眼底检查可能发现视网膜出血和水肿，并可伴有视力下降及盲点。约 60% 的患者可于伤后 2～3 天发生皮肤出血点，但短时间即消退。栓塞累及肾脏可少尿。胸部 X 线早期多无阳性发现；中晚期可出现局限性或多灶性浸润表现；严重者可出现"暴风雪"样大片浸润表现。

（四）治疗

1. 激素的应用

激素可减轻肺泡及脑细胞的炎性反应，降低血管通透性，减轻间质水肿。剂量为：地塞米松每日 400 ～ 800 mg，分次静脉滴注，3 ～ 5 天后停用，无须逐渐减量。

2. 肝素应用

小剂量肝素有清除脂肪血症功效，其抗凝作用有助于疏通微循环，剂量为 12 ～ 15 mg，静脉滴注，每 6 小时 1 次。该剂量不致引起出血，但肝素有增强脂肪酶的作用，可促使中性脂肪分解为游离脂肪酸，其副作用为加重肺组织损害。

3. 乙醇应用

乙醇可扩张血管和抑制脂肪酶的产生，用法：将乙醇溶于 5% 葡萄糖中或做成 5% 葡萄糖 +5% 乙醇溶液，在发病后 3 ～ 4 天内每 12 小时静脉滴入 1000 mL，此量可计入每日应补充的液量内，用药前要估计和了解患者对乙醇的耐受程度。

4. 低分子右旋糖酐应用

改善微循环，减轻红细胞在血管内的凝聚，降低血液黏滞度，增加组织灌注，剂量为：每 12 小时 500 mL。用药禁忌：肺水肿、充血性心力衰竭、肾衰竭、严重脱水、血小板减少、低纤维蛋白血症。

5. 一般治疗

(1) 及时有效地处理外伤：原则上首先处理致命的或相对较重的外伤。四肢骨折及时正确的处理对预防脂肪栓塞尤为重要。在搬动患者前应就地固定伤肢，动作要轻柔，防止骨折端进一步损伤血管和软组织，以免脂肪滴更多地被挤入血管内。闭合性骨折的复位手术可在 72 小时后进行。

(2) 补充血容量：低血容量有利于脂肪滴进入血管，并加重组织缺氧。骨折后 24 ～ 72 小时内大量血液和体液渗入伤部，使血容量急剧减少，常被忽视或低估。所以，伤后早期及时补足血容量也是预防脂肪栓塞的重要环节。

(3) 其他：保持呼吸道通畅，吸氧，补充营养，纠正水、电解质紊乱，抗感染等。

七、去大脑皮质综合征和迁延性昏迷

严重原发或继发脑干损伤或广泛重度脑挫裂伤，以及各种原因引起的呼吸、心搏骤停致脑组织较长时间处于缺血、缺氧状态，经积极抢救治疗，病情逐步稳定，但意识处于昏迷状态，丧失思维和对外界的正常反应，并出现去大脑皮质状态或类似植物状态。这些表现被称为去大脑皮质综合征。该状态持续 3 个月以上，则称为迁延性昏迷。

（一）临床表现

患者多有严重的脑干损伤或广泛脑挫裂伤病史，或颅脑损伤后颅内血肿或严重脑水肿引起脑疝病史，经积极治疗后病情逐渐稳定，由于皮层、间脑和脑干受损程度不同，患者可出现程度不等，持续时间不等的意识障碍。

如果损伤影响到前庭核与延髓网状结构的抑制区，失去了大脑皮层和皮层下中枢的抑制，则可出现去大脑强直现象，患者呈角弓反张状态。

经治疗病情稳定或好转后可进入去大脑皮质综合征时期，其临床表现为意识和思维能力丧失，对外界各种刺激包括声、光等反应消失或极差，但皮层下和脑干功能逐渐恢复。患者呈昏迷状态，但能自动睁眼，并有似常人一样的睡眠和睁眼周期，貌似"清醒"眼球可转动，偶有无意识动作。角膜、瞳孔、吞咽和咳嗽等反射逐渐恢复。肌张力增高，特别是上肢屈肌和大腿内收肌增高明显。因此，双上肢呈屈曲状，肘、腕、指三关节呈三屈曲状态。双下肢交叉样收缩，伸直和内旋、双足跖屈。这种昏迷又被称为睁眼昏迷，醒状昏迷或无动性缄默症。昏迷时间超过 3 个月则称为迁延性昏迷。

(二) 治疗

目前对去大脑皮质综合征和迁延性昏迷尚无特效治疗方法，临床上以预防和综合治疗为主。

1. 防治脑水肿

伤后及时应用有效脱水剂，可减轻脑水肿所引起的继发性损害，临床上常首选甘露醇，心肾功能不全的患者可选用呋塞米，也可短期内应用大剂量皮质激素，以改善血脑屏障的通透性，减轻脑细胞水肿。

2. 防治各种并发症

尤以防治高热、癫痫及坠积性肺炎为重要。及时有效地控制高热和癫痫，以免加重脑缺氧。体温高者可给予物理或药物降温，必要时可应用冰帽。对中枢性高热，物理和一般药物降温无效者，应尽早使用人工冬眠疗法。在防治外伤性癫痫时，抗癫痫药物用量要足，病情未稳定前不宜减量，更不能停药。

3. 应用神经营养药

生命体征稳定后，即可开始应用神经营养药物，常用的有甲氯芬酯、胞磷胆碱、脑活素、醋谷胺、吡硫醇、吡拉西坦、神经生长因子等。国内有报道应用中药、变构蛇神经毒素 (MN-81) 等药物治疗植物生存状态，效果不错。其他药物还有哌醋甲脂 (哌甲酯)、丙咪嗪、地昔帕明、单胺氧化酶抑制剂、歧化酶、左旋多巴等。

4. 高压氧治疗

外伤后患者一旦伤情稳定、条件允许者应尽早进行高压氧治疗。高压氧对于昏迷患者，尤其脑干损伤患者，可减轻或阻断继发损害，具有促醒作用，并可缩短病程，减轻或减少后遗症状。没有条件做高压氧治疗者，急性期过后，颅内压不高者，可施行椎管内注氧。

5. 一般治疗

防治脑缺血、缺氧，避免或减轻脑干及皮层的进一步损害，防止症状继续加重。伤后早期应保持呼吸道通畅，避免窒息和胃内容物呕吐后反流入气管内，估计昏迷时间较长的患者，应早做气管切开术，有条件的可行血气监测，维持氧分压在 70.68 mmHg 以上，二氧化碳分压维持在 25.08 ~ 35.72 mmHg 之间，必要时可尽早使用人工间歇性加压呼吸。

由于患者昏迷及长期卧床，所以护理工作十分繁重，在预防肺部、泌尿道、四肢僵直和压疮等并发症上，精心而细致的护理比治疗更为重要。由于患者昏迷时间较长，需通过鼻饲管进食，在饮食结构上需要合理调配，保证足够的能量和营养。对昏迷超过 1 个月以上的患者，以胃造瘘代替鼻饲管对增加营养、减轻咽部刺激和防止胃内容物反流等副作用有一定好处。

坚持不懈的治疗常可使一些患者获得意识和功能的恢复。一般认为昏迷时间在 24 小时至

1周的患者，治疗时间平均需要6个月，而意识丧失2～7周的患者则需1年，对伤势很重和昏迷8周以上的患者需2年的治疗时间。

八、颅脑损伤后综合征

脑外伤患者在急性创伤已恢复之后，仍有许多自觉症状长期不能消除，但临床上又没有确切的神经系统阳性体征，甚至通过CT、MRI等检查亦无异常发现。这类患者往往是轻度或中度闭合性颅脑损伤，伤后一般情况恢复较好，但头昏、头痛及某些程度不一的自主神经功能失调或精神性症状却经久不愈。如果这些症状持续至伤后3个月以上仍无好转时，即称之为脑外伤后综合征。以往虽曾有脑震荡后遗症或脑外伤后神经官能症之称，但对其发病原因究竟属器质性或是功能性，至今仍无定论。不过从目前的观点看，可能是在轻微脑器质性损害的前提下，再加上患者心身因素与社会因素而促成。在暴力打击头部之后，无论轻重都将引起一系列不同程度的脑组织病理生理改变。轻者仅有暂时的生物化学及脑血灌注方面的变化，例如，头伤后颅内循环减缓即可持续数月之久，重者不仅造成脑挫裂伤、颅内血肿、脑缺血、缺氧，也可引起蛛网膜下隙出血、轴突断裂及某些细微的损伤，其中，显著的病变在后期检查时易于发现，但也有一些难以查出的轻微病变。例如，头皮的外伤性神经瘤、颅内外小血管沟通、脑膜—脑软膜粘连、蛛网膜绒毛封闭、轴突断裂、脑白质或脑干内的微小出血、软化，以及颅颈关节韧带或肌肉的损伤累及颈神经根等，都可引起各种症状。必须指出，脑外伤后综合征的发生与脑组织受损的严重程度并无相应的关系，相反，脑损伤轻不伴有明显神经功能障碍的比重型脑外伤有神经功能缺损者为多。有作者认为本综合征的发生率中失业者较已就业者为多，且智商较高又拥有专业知识的人则较少。上述情况足以说明患者的身心因素、社会影响以及生活、工作是否安定均与本症的发病有密切关系。

（一）病因

本病多由于颅脑损伤后致脑组织点状出血、小软化灶、轻度而广泛的退行性变，引起皮层和皮层下自主神经中枢的功能失调。此外，颅脑损伤后蛛网膜下隙轻度出血，继而发生蛛网膜粘连，引起脑膜和神经根的刺激。约70%的蛛网膜下隙出血患者可出现颅脑损伤后综合征。颅脑损伤时，如果患者精神过分紧张，对伤情恐惧，为将来担忧，这样就可能使已产生的症状，在大脑皮层内形成优势灶而固定下来，甚至产生新的症状。

（二）临床表现

有颅脑损伤病史，急性损伤时伤情多不严重，甚至无昏迷史。初诊时多诊为脑震荡，经常规对症、健脑治疗，症状改善不明显，且持续3个月以上。临床特点：头痛、头昏、头晕、耳鸣、注意力不集中、记忆力减退、烦躁不安、易激怒、怕声响、失眠、心悸、多汗、手足发抖等。症状伤后即有，可好一段时间，遇到某些刺激因素时，症状又复出现甚至较前加重，或者还出现新的症状。

（三）辅助检查

腰椎穿刺：脑脊液压力正常或偏低。CT及MRI扫描脑部正常或脑室轻度扩大。

（四）诊断

脑外伤后综合征的诊断必须慎重，首先应在认真排除器质性病变之后始能考虑。对这类患者应耐心询问病史，了解自伤后至现在整个病情的全过程，包括各项检查的结果、治疗经过、手术发现以及曾经做出的诊断意见和治疗效果。在全面了解患者情况之后，再根据需要进行必要的检查。虽然神经系统检查常为阴性，但认真仔细的查体仍有重要意义，有时能从一些蛛丝马迹中发现线索，从而找到病因或排除器质性损害。其次可根据病史和检查有目的地安排辅助性检查：腰椎穿刺可以测定颅内压以明确有无颅压增高或降低，同时，能了解脑脊液是否正常；脑电图检查有助于发现局灶性损害及有无持久的异常波形，以决定进一步的检查方向；CT 扫描能够明确显示有无脑萎缩、脑积水或局限性病灶；MRI 更有利于发现脑实质内的微小出血点或软化灶；放射性核素脑脊液成像可以了解脑脊液循环是否存在阻碍。

（五）治疗

1. 对症治疗

对有精神症状者，可选用氯丙嗪或氯普噻吨；有自主神经功能紊乱者，可选用谷维素、吡硫醇、吡拉西坦、溴钙合剂、异丙嗪、东莨菪碱、苯巴比妥等西药；头痛明显者，可选用索米痛片、镇脑宁及氟桂利嗪等药。

2. 心理治疗

要重视心理治疗，解除对颅脑损伤的重重顾虑，合理安排作息时间，使生活规律，配合适当的体育锻炼，如气功治疗和太极拳等。饮食宜清淡易于消化，以及体虚而进食滋腻之物不利脾胃消化，反致胃呆不能受纳。保持精神愉快，恬淡虚无，怡乐自得。

第七章 脑疝和颅内压增高

第一节 脑疝

正常颅腔内某一分腔有占位性病变时,该分腔的压力比邻近分腔的压力高,脑组织从高压区向低压区移位,被挤到附近的生理孔道或非生理孔道,使部分脑组织、神经及血管受压,脑脊液循环发生障碍而产生相应的症状群,称为脑疝。脑疝是由于急剧的颅内压增高造成的,在做出脑疝诊断的同时应按颅内压增高的处理原则快速静脉输注高渗降颅内压药物,以缓解病情,争取时间。当确诊后,根据病情迅速完成开颅术前准备,尽快手术去除病因,如清除颅内血肿或切除脑肿瘤等。

一、病因

脑内任何部位占位性病变发展到一定程度均可导致颅内各分腔因压力不均诱发脑疝。引起脑疝的常见病变有:

(1) 损伤引起的各种颅内血肿,如急性硬脑膜外血肿、硬脑膜下血肿、脑内血肿等;

(2) 各种颅内肿瘤特别是位于一侧大脑半球的肿瘤和颅后窝肿瘤;

(3) 颅内脓肿;

(4) 颅内寄生虫病及其他各种慢性肉芽肿;

(5) 先天因素,如小脑扁桃体下疝畸形。此外,如对颅内压增高的患者,腰椎穿刺释放过多的脑脊液,导致颅内各分腔之间的压力差增大,可促使脑疝的形成。

二、脑疝分类

按照脑疝部位分:将脑疝分为以下常见的三类:

(一) 小脑幕切迹疝

为幕上的颞叶的海马旁回、沟回通过小脑幕切迹被推移至幕下,或小脑蚓部及小脑前叶从幕下向幕上疝出。

(二) 枕骨大孔疝又称小脑扁桃体疝

为小脑扁桃体及延髓经枕骨大孔推挤向椎管内。

(三) 大脑镰下疝又称扣带回疝

一侧半球的扣带回经镰下孔被挤入对侧分腔。

三、发病机制

正常情况下,颅腔被大脑镰和小脑幕分割成压力均匀、彼此相通的各分腔。小脑幕以上称幕上腔,又分为左右两分腔,容纳左右大脑半球;小脑幕以下称为幕下腔,容纳小脑、脑桥和延髓。当某种原因引起某一分腔的压力增高时,脑组织即可从高压力区通过解剖间隙或孔道向低压力区移位,从而产生脑疝。疝出的脑组织压迫邻近的神经、血管等组织结构,引起相应组织缺血、缺氧,造成组织损伤功能受损。

（一）神经受压或牵拉

脑疝压迫或牵拉临近脑神经产生损伤，最常见动眼神经损伤。动眼神经紧邻颞叶沟回，且支配缩瞳的神经纤维位于动眼神经的表层，对外力非常敏感。

（二）脑干病变

移位的脑组织压迫或牵拉脑干导致脑干变形、扭曲，影响上、下行神经传导束和神经核团功能，出现神经功能受损。

（三）血管变化

供应脑组织的动脉直接受压或者牵拉引起血管痉挛，造成缺血、出血、继发水肿和坏死软化、静脉瘀滞、静脉破裂出血或神经组织水肿。

（四）脑脊液循环障碍

中脑周围脑池是脑脊液循环必经之路，小脑幕切迹疝可使中脑周围脑池受压，导致脑脊液向幕上回流障碍。

（五）疝出脑组织的变化

疝出脑组织可因血液循环障碍发生充血、出血或水肿，对临近组织压迫加重。

四、病程发展规律

典型患者依据脑干症状及其他症状的出现、发展演变过程可大致分为三期。

（一）早期

早期患者的主要症状是：意识障碍突然发生或再度加重，患者突然出现剧烈头痛、烦躁、频繁呕吐、呼吸加速加深、脉搏增快、血压增高、体温上升等，这种改变为脑缺氧突然加重所致。

（二）中期

中期脑疝，脑的病变较前加剧，脑干直接受压，出现脑干、疝出组织缺血、缺氧进一步加重，局部坏死软化等。该期除疝出脑组织引起的局限性症状外，尚有脑干损伤的症状及原发损伤加重的表现，如昏迷加深、肌张力改变、呼吸加深或减慢、血压升高而脉搏减慢、体温升高等。此时机体尚能通过一系列的调节功能来维持生命。

（三）晚期

晚期由于脑干严重受损，则出现呼吸循环功能衰竭，如周期性呼吸、肺水肿、脉搏不稳定、脉速而不规则、血压波动并渐降低、体温下降、四肢肌张力消失、两侧瞳孔散大固定等。此种病例若不实行抢救治疗，则几乎均死于呼吸停止，而抢救治疗的成功率亦较低。当然，上述分析常对于较典型病例而言，对复杂或不典型病例则要依据具体条件进行具体分析。

五、脑疝临床表现

（一）小脑幕切迹疝

1.颅内压增高的症状

表现为剧烈头痛及频繁呕吐，其程度较在脑疝前更形加剧，并有烦躁不安。

2.意识改变

表现为嗜睡、浅昏迷以至昏迷，对外界的刺激反应迟钝或消失。

3.瞳孔改变

两侧瞳孔不等大，初起时病侧瞳孔略缩小，光反应稍迟钝，以后病侧瞳孔逐渐散大，略不规则，直接及间接光反应消失，但对侧瞳孔仍可正常，这是由于患侧动眼神经受到压迫牵拉之故。此外，患侧还可有眼睑下垂、眼球外斜等。如脑疝继续发展，则可出现双侧瞳孔散大，光反应消失，这是脑干内动眼神经核受压致功能失常所引起。

4.运动障碍

大多发生于瞳孔散大侧的对侧，表现为肢体的自主活动减少或消失。脑疝的继续发展使症状累及双侧，引起四肢肌力减退或间歇性地出现头颈后仰、四肢挺直、躯背过伸、呈角弓反张状，称为去大脑强直，是脑干严重受损的特征性表现。

5.生命体征的紊乱

表现为血压、脉搏、呼吸、体温的改变。严重时血压忽高忽低，呼吸忽快忽慢，有时面色潮红、大汗淋漓，有时转为苍白、汗闭，体温可高达41℃以上，也可低至35℃以下而不升，最后呼吸停止，终于血压下降、心脏停搏而死亡。

(二) 枕骨大孔疝

患者常只有剧烈头痛，反复呕吐，生命体征紊乱和颈项强直、疼痛，意识改变出现较晚，没有瞳孔的改变而呼吸骤停发生较早。

(三) 大脑镰下疝

引起病侧大脑半球内侧面受压部的脑组织软化坏死，出现对侧下肢轻瘫，排尿障碍等症状。

六、诊断

病史及临床体征。注意询问是否有颅压增高症的病史或由慢性脑疝转为急性脑疝的诱因。颅压增高征患者神志突然昏迷或出现瞳孔不等大，应考虑为脑疝。颅压增高患者呼吸突然停止或腰椎穿刺后出现危象，应考虑可能为枕骨大孔疝。

诊断小脑幕切迹疝的瞳孔改变应注意下列各种情况。

1.患者是否应用过散瞳或缩瞳剂，是否有白内障等疾病。

2.脑疝患者如两侧瞳孔均已散大，不仅检查瞳孔，尚可检查两眼提睑肌肌张力是否有差异，肌张力降低的一侧，往往提示为动眼神经首先受累的一侧，常为病变侧。

3.脑疝患者两侧瞳孔散大，如经脱水剂治疗和改善脑缺氧后，瞳孔改变为一侧缩小，一侧仍散大，则散大侧常为动眼神经受损侧，可提示为病变侧。

4.脑疝患者，如瞳孔不等大，假使瞳孔较大侧光反应灵敏，眼外肌无麻痹现象，而瞳孔较小侧提睑肌张力低，这种情况往往提示瞳孔较小侧为病侧。这是由于病侧动眼神经的副交感神经纤维受刺激而引起的改变。

5.腰椎穿刺。脑疝患者一般禁止腰椎穿刺。即使有时腰椎穿刺所测椎管内压力不高，也并不能代表颅内压力，由于小脑扁桃体疝可以梗阻颅内及椎管内的脑脊液循环。

6.CT 小脑幕切迹疝时可见基底池 (鞍上池)、环池、四叠体池变形或消失。下疝时可见中线明显不对称和移位。

7.MRI。可观察脑疝时脑池的变形、消失情况，直接观察到脑内结构如沟回、海马旁回、间脑、脑干及小脑扁桃体。

七、治疗

处理脑疝是由于急剧的颅内压增高造成的，在做出脑疝诊断的同时应按颅内压增高的处理原则快速静脉输注高渗降颅内压药物，以缓解病情，争取时间。当确诊后，根据病情迅速完成开颅术前准备，尽快手术去除病因，如清除颅内血肿或切除脑肿瘤等。如难以确诊或虽确诊而病因无法去除时，可选用下列姑息性手术，以降低颅内高压和抢救脑疝。

（一）脑室外引流术

可在短期内有效地降低颅内压，暂时缓解病情。对有脑积水的病例效果特别显著。

（二）减压术

小脑幕切迹疝时可做颞肌下减压术，枕骨大孔疝时可做枕下减压术。这种减压术常造成脑组织的大量膨出，对脑的功能损害较大，故非迫不得已不宜采用。

（三）脑脊液分流术

适用于有脑积水的病例，根据具体情况及条件可选用：

(1) 脑室脑池分流术；

(2) 脑室腹腔分流术；

(3) 脑室心房分流术等。

（四）内减压术

在开颅术中遇到脑组织大量膨出，无法关闭脑腔时，不得不做部分脑叶切除以达到减压目的。但这只能作为一种最后的方法来考虑。

八、疾病的预防及保健

脑疝是脑血管病的最危险信号。约有 50% 以上的患者死于脑疝。因此，在急性期应密切注意患者的呼吸、脉搏、体温、血压和瞳孔变化，及早发现脑疝，并积极进行脱水治疗，控制颅内高压，减少病死率。

第二节 颅内压监护

传统的腰椎穿刺测压方法，由于只能测定一次结果，不能持续地观察颅内压力的变化，且对颅内高压患者有导致或加重脑疝的危险，故应慎用。在已有脑疝的情况下，颅腔与椎管已不相通，则腰椎穿刺的测压不能代表颅内的压力。现今所用的持续颅内压监护有许多优点，可弥补腰椎穿刺法的不足。

一、监护的方法及内容

（一）脑室内压监护

通常采用侧脑室前角穿刺法。在冠状缝前或发际内 2 cm、正中矢状线旁 2.5 cm 交点，用颅锥或颅钻钻孔，达硬脑膜。以穿刺针经颅骨孔刺入，与矢状面平行，针尖向后下方，对准两侧外耳道连线，刺入 5～6 cm 即可。见脑脊液流出，证明进入侧脑室前角。将硅胶管经导针置入侧脑室内。将硅胶管另一端连接引流瓶，直接测出颅内压，或连接于传感器，利用脑脊液作为传感物质，输入压力监护仪，经示波器显示颅内压或经记录仪描记打印出颅内压。

（二）硬脑膜下压监护

做颅骨钻孔并切开硬脑膜，将压力传感器置于硬脑膜下腔，经导线与压力监护仪装置相连接即可记录颅内压。

（三）硬脑膜外压监护

与硬脑膜下压监护不同的是压力传感器置于硬脑膜外腔。

（四）遥测监护法

将传感器完全置于颅内，经遥测技术监护患者的颅内压。因头部无导管或外接线路，患者可自由活动。但临床很少采用，因为颅内压监护主要用于危重神经外科患者。

（五）光纤颅内压监测法

将柔细的光纤颅内压探头（直径仅 1.5 mm，长 3 mm）直接放置在硬脑膜外、硬脑膜下、脑实质内或脑室内，经光导纤维传至颅外压力监护仪，能准确动态监测患者的颅内压。由于该系统操作简单、损伤少、性能稳定，是目前国际上最理想的颅内压监护装置。

二、压力图像的解释

正常颅内压力曲线是由脉搏波以及颅内静脉回流随着呼吸运动的影响形成的波动组成。当记录时（80 ～ 200 mm/min）这两种波形都可以分别从图像上看出来。但进行颅内压监护时常须持续记录数日，因此压力图像常用慢记录表示。当慢记录时（20 mm/min），则各波互相重叠，组成一粗的波状曲线，曲线的上缘代表收缩期颅内压，下缘代表舒张期颅内压。舒张压加 1/3 的脉压（收缩压－舒张压）为平均颅内压。

颅内压监护仪所记录图像的类型与临床意义，目前尚未完整而明确地建立起来，但可看出两种主要的变化。

（一）颅内压力

压力水平的高低，正常成人平卧位的颅内压为 5 ～ 15 mmHg。颅内压的高低以 mmHg 为单位，其目的是便于与动脉或静脉压相对比。特别是计算平均动脉压与颅内压之差（即 CPP），临床上是有重要意义的。

对颅内压水平粗略的分级为：1 ～ 15 mmHg 属正常，15 ～ 45 mm 属轻度与中度增高。45 mm 以上属严重增高。此外也有按 20 mmHg 以下；20 ～ 40 mmHg；40 mmHg 以上分级的。在判断颅内压力水平的高低与临床症状两者之间的关系时，有三种情况必须说明：①早期轻度的颅内压增高，由于患者"空间代偿"机制作用发挥较好，所以常不出现临床症状，对这类患者，颅内压监护有利于早期发现颅内压增高；②较重的颅内压增高，由于它可以引起脑灌流不足或（和）脑干的移位与脑疝的形成，则颅内压力水平的高低与临床症状的出现及其严重程度就多数人来说是一致的；③另一方面脑组织的原发损害可以很严重，但不是颅内压增高所引起的，这样就出现了少数颅内压力水平较低而症状较重的不一致的情况。因此颅内压力水平的高低，虽为判断颅内情况的一重要参数，但必须结合影响脑功能损害的各方面因素全面分析，才能得出正确的判断。当前多数学者均主张选用 35 ～ 40 mmHg 为危险的颅内压增高的临界点。

（二）压力的波动与波幅

正常的颅内压常表现为较平直的、低波幅的图像。这是因为在正常情况下，颅内调节机制完全正常，一般的脉搏与呼吸运动的变化，都不致明显地影响颅内压力的波动。在颅内压增高的情况下，则常表现为波动范围较大，振幅增高。如因躁动、咳嗽、头部的活动等所引起的不规则的短期的颅内压力的波动较正常颅内压患者对这些刺激的变化要明显得多。

正常脑压波振幅的大小，主要是与脉络丛的搏动有关，其他脑与脊髓动脉的搏动也起到一定的作用，颅内静脉的回流也同时影响到振幅的大小。在正常脉搏与呼吸运动影响颅内静脉回流的共同作用下，脑压波的振幅为 3.3 mmHg。颅内压增高时，颅压波动振幅也增大。当患者垂危血压下降时，振幅又变小了。

由于脑内压监护可以对颅内压进行持续有记录的观察，除正常波型外，并可观察到 A、B、C 三种波型。对 A 波的解释意见比较一致，但 B 与 C 两种波型则不完全一致。

1.A 波

即高原波。多见于后颅窝肿瘤的患者，而少见于脑外伤的患者。高原波是在颅内压力增高的情况下，压力突然呈间歇性的波动，其特点是压力曲线迅速上升，可高达 60 ～ 100 mmHg，高峰呈平顶 (高原状)，维持 5 ～ 20 分钟，而后突然下降至原来的水平或更低。可以间歇数分钟至数小时发作一次。典型高原波发作时患者有剧烈头痛、恶心、呕吐、面色潮红、呼吸急促、脉搏增加、不自主排尿、烦躁、神志不清，甚至抽搐或短暂强直发作。这些症状的出现一方面与 CPP 降低有关，另一方面与脑干受压或扭曲有关。

高原波的发生是颅内压增高发展的一个过程，表示此时空间代偿能力已完全丧失。开始发作时，其压力可能仅为中度增高，不伴有任何症状，如进一步发展，发作时则压力更高，持续时间也更长，症状也明显，甚至出现持续高压状态。

高原波的发生主要是颅内压增高时，因缺血缺氧或高碳酸血症导致阻力血管扩张的结果，应用同位素技术测定，当出现高原波时，CBF 减少，而颅内血容量增加。在颅内压增高的患者，当容积 / 压力曲线已处于临界点时，微量的颅内容量增加，即足以引起颅内压力急剧的上升。因此，咳嗽、呼吸障碍、呕吐、用力等，均可诱发高原波。在睡眠时，可能由于 CO_2 潴留、颅内血管扩张、血容量增加，也可出现高原波。高原波持续一段时间又突然下降，其机制尚不清楚，可能与压力下降前常出现过度换气，呼出 CO_2，使动脉 CO_2 分压降低。导致颅内血管收缩有关。

高原波的反复发作，加重了对脑干的压迫与扭曲，加重了脑血管循环障碍，部分脑血管可出现 "不再灌流" 的现象，导致脑功能不可逆的损害。因此，某些病例即使高原波消失后，压力下降至原来的水平，但脑功能已不一定能完全恢复。所以，尽快设法中断高原波，对保证脑功能的恢复是非常重要的。

2.B 波

乃是一种节律性振荡，0.5 ～ 2 次 / 时，振幅增大为 5 ～ 50 mmHg，可发生在颅内压正常睡眠时的患者而不伴有任何神经系统的变化。B 波的发生与入睡时的周期性呼吸有关，认为没有什么病理的重要性。根据观察，B 波的出现有时是颅内代偿机制受损的表现，可能与脑干的血灌流不足导致脑干功能失调而产生的周期性呼吸运动 (如陈 – 施氏呼吸) 有关。

3.C 波

这种波是与不稳定的全身动脉压引起的颅内压的波动有关，振幅是低的，如 Traube-Hering-Mayer 波。

除以上典型的压力波动以外，还有一些"非典型"波。这些非典型波可能是流产的高原波，它的形式取决于早期的容积代偿功能如何。有些波动可能是由非周期性的呼吸变化所引起，又有时是由于许多因素联合作用影响了颅内动力变化，可出现难以解释的不规则的波动。然而，所有这些快速变化的波动，均应引起医务人员的重视，它表明颅内已处于"紧张"状态。

三、颅内压监护的适应证

1. 重型颅脑伤患者。

2. 高血压脑出血患者。

3. 颅内动脉瘤和动静脉畸形出血患者。

4. 某些择期开颅术后患者。

5. 其他需要了解颅内压动态变化的神经外科患者。

第三节 颅内压增高

正常人颅内有一定压力，称为颅内压（简称颅压），通常是指在水平卧位、身体松弛的状态下，经腰椎穿刺接上一定内径的管子所测得压力，因而又确切地称之为脑脊液压力。正常成人如超过 20 cmH$_2$O 即为颅内压增高。老年人颅内压增高症发生在恶性肿瘤患者时，则绝大多数为颅内转移所致。正常成人在身体松弛状态下侧卧时的腰椎穿刺或平卧时侧脑室内的压力高度为 8～18 cmH$_2$O，儿童为 4～9 cmH$_2$O；坐位时腰椎穿刺压力为 35～45 cmH$_2$O。用 ICP 监护仪测定 ICP 曲线上显示的平均 ICP，是曲线图上相当于波宽的 1/3 处，也就是曲线下缘的舒张压处加上 1/3 的脉压（曲线图上、下压力之差），相当于 5～15 mmHg。

平卧时成人 ICP 持续超过正常限度 20 cmH$_2$O 或 15 mmHg，即为颅内高压。ICP 生理性增高可发生于咳嗽、喷嚏、体位变化或压迫颈静脉等情况。这些升高有时可很显著，但因其为一过性且压力通过颅脊轴均等分布，一般耐受良好。病理性升高可表现为慢性进行性、突然升高或持续性稳态颅内高压。如不能及早发现和及时处理，则可导致脑灌注压降低.脑血流量减少，因缺血、缺氧而造成中枢神经系统功能障碍，甚至可因颅内高压而引起脑疝，危及患者生命。

一、颅内高压的发生机制

脑转移常继发于原发性恶性肿瘤转移至肺脏后，肿瘤细胞再经血循至脑实质故常属第三肿瘤灶部位。然而肺癌的脑转移，由于原发灶已在肺脏则常为第二肿瘤灶故较其他恶性肿瘤的脑转移发生率明显增高且出现较早，甚至可以首发症状出现。

脑转移灶在脑实质部位的分布主要在脑皮质，这与肿瘤细胞经颈内动脉至管径最小的微血管似经过滤筛而剩留有关且在各脑叶发病的频率与其脑实质重量和血流量密切相关。例如小脑约占全脑重量的 13%，其转移发生率约为 15%；幕上脑实质重量与转移率也相对应约为 80% 各脑叶脑转移的实际发生率。基底节、丘脑和脑干部转移灶共约占 10%，这些部位的转移灶常可在较短时间内威胁生命。

脑被颅骨、硬脑膜等硬性物质包围以保持稳定，不易为外力损伤，但因其弹性差，致颅内压容积恒定。在一定程度内，脑脊液、脑血管容量或细胞外液容积能相互改变，得以缓冲，维持颅内压稳定。如果脑转移性肿瘤长期进行性增大，或增大较快，或是转移性肿瘤压迫静脉致回流受阻，或是大脑导水管受压影响脑脊液排放和吸收，或是动脉受阻促使脑细胞缺氧，或是转移灶直接损伤血管内膜导致血脑屏障改变，血管通透性增强，致使细胞外间隙的水和离子增多并沿白质束纵行扩散，出现同侧大脑半球水肿影响脑的正常代谢。脑实质也可被转移灶挤压变形中线大脑镰移位，并可因小脑幕和枕骨大孔的固定性，在幕上腔内压力急剧上升时常诱发脑疝如颞叶沟回疝或小脑扁桃体疝挤压脑干和生命中枢，导致急性危象，出现神智丧失，呼吸和心搏骤停而致不可逆的损害终至死亡。

二、颅内高压的常见病因

ICP 增高是神经系统多种疾病所共有的一种综合征。由于 ICP 增高主要是颅腔空间与其内容物体积之间不平衡引起，故引起 ICP 增高的具体病因不外乎两大类：各种引起颅腔空间狭小的情况和颅内容物体积扩张的各种情况。

(一) 引起颅腔狭小的原因在颅脑损伤情况下，主要是广泛性颅骨凹陷骨折，其他尚包括各种先天性狭颅畸形、颅颈交界畸形、颅骨向内的异常增厚，如向内生长的颅骨骨瘤、颅骨结构不良、畸形性骨炎等。

(二) 引起颅内容物体积增加的原因

1.脑体积增加临床上最常见的是脑水肿，可由脑损伤、炎症 (脑炎、脑膜炎)、全身性疾病如休克、窒息、小儿中毒性肺炎或中毒性痢疾引起的中毒性脑病等。

2.脑血容量增加各种原因引起的二氧化碳蓄积和碳酸血症；颅内各种血管性疾病如动、静脉畸形、血管瘤、脑毛细血管扩张症；下丘脑、鞍区或脑干等处血管运动中枢附近受到刺激后所导致的急性脑血管扩张 (急性脑肿胀)，以及各种类型的严重高血压症等均可因脑血容量增加而引起 ICP 增高。

3.脑脊液量增多脑脊液分泌和吸收功能障碍所引起的交通性脑积水，常见的有婴幼儿先天性脑积水，静脉窦栓塞或蛛网膜粘连后引起的交通性脑积水，蛛网膜下隙出血后因红细胞堵塞蛛网膜颗粒所引起的脑积水等。较多见的是因脑脊液通路上受阻塞的阻塞性脑积水，或先天性延髓及扁桃体下疝畸形 (Arnold-chiari 畸形)、第四脑室闭锁症 (Dandy-Walker 症) 等。

4.颅内占位性病变常见的有颅内血肿、自发性颅内出血 (出血性脑卒中、血管瘤或动、静脉畸形引起的蛛网膜下隙出血)、颅内肿瘤 (胶质瘤、脑膜瘤、神经纤维瘤、巨大的颅咽管瘤或垂体瘤、松果体瘤、皮样或上皮样囊肿、脊索瘤和转移瘤)、颅内脓肿、颅内肉芽肿 (结核瘤、真菌性肉芽肿等)、寄生虫病 (颅内血吸虫、囊虫、包虫及肺吸虫等)。

这些疾病可由于上述 4 种因素之一或两种以上的因素而产生 ICP 增高，如颅脑创伤患者可同时或在疾病发展过程中先后出现脑血管扩张、脑水肿、颅内血肿等。

三、病理生理学

各种原因所引起颅腔容积与颅内容物容积之间的稳态平衡遭到破坏，且超过一定的代偿限度，就发生 ICP 增高。由于颅内容积代偿功能的存在，随着各种引起 ICP 增高的情况出现，早期即可启动脑脊液量的被置换出颅内和调节脑血流量的代偿过程，压力和容积间的关系，通过 ICP 的持续监测，可以颅内容积 / 压力关系曲线来反映 ICP 增高的过程和生理调节功能。

如 ICP 增高超过了颅内代偿功能限度，ICP 不断持续升高，则可引起脑血流量调节功能发生障碍，脑组织缺血缺氧严重，加重了脑水肿，使脑组织体积增加，ICP 更上升，可使脑组织移位形成脑疝，终致脑干受压造成呼吸、心血管中枢衰竭而死亡。

（一）颅内容积代偿

可以从 ICP 监测所示的容积／压力曲线反映出临床特点。容积／压力曲线是 1965 年 Langfitt 用狗为实验动物，硬脑膜外腔置入一小水囊，每小时向囊内注入生理盐水 1 mL，观察 ICP 变化曲线。曲线的水平部分代表 ICP 增高时的代偿期，垂直部分代表失代偿期，转折点即为两者的临界点。在临界点前虽颅内容物容积有增加，但可借脑脊液置换和脑血流量减少来代偿，不致出现明显的 ICP 增高症状。若一旦达到临界点后，增加的颅内容积仅少量，但 ICP 上升的幅度却明显加快，说明此时的生理调节功能已渐丧失。临床上可见到缓慢生长的肿瘤，可较长时间不出现颅内高压症状，一旦出现 ICP 增高症状，病情发展明显加速，短期内即可出现颅内高压危象或发生脑疝。在一些进展迅速的占位性病变，ICP 短期就开始升高，并随着病变的发展使 ICP 持续上升。

压力－容积关系也可用颅内的回缩性和顺应性来表示。两者是一对矛盾。回缩性来自颅脊髓腔内结构的可塑性与弹性所产生的阻力，即单位容积的变化所产生的 ICP 变化；顺应性表示颅内的容积代偿能力，即允许颅腔内所能接受的容量，是单位 ICP 的变化所需的容积量，即颅腔内可供调节 ICP 升高的容积量。当代偿功能较多地保留时，则顺应性强而回缩性弱；反之，则顺应性弱而回缩性强，两者成反比。在颅腔内容积压力代偿过程中，ICP 的上升速率依赖于脑的顺应性。严格地讲，顺应性定义为压力变化时功能性的体积变化。因此，言及 ICP 最合适的说法应是可塑性，即体积变化时功能性的压力变化。而顺应性更多的是反映颅腔容积代偿的能力。在正常情况下，脑顺应性良好，可以耐受中度体积变化而 ICP 升幅极小。当顺应性受损时（如水肿、血肿、血管充血、脑脊液或血管通路的梗阻），微小不良刺激即引起 ICP 急剧升高。

1973 年 Marmarou 提出用压力－容积指数（PVI）来量化颅内顺应性。由于典型的容积－压力曲线表现为指数曲线，在曲线上某一点所测得顺应性不等于其他部位的顺应性。若将压力转换为对数，在半对数坐标上，可使容积－压力曲线直线化，该直线斜率即为 PVI。

PVI 是一个计算值，表示为使 ICP 升高 10 倍所需的液体量。为确定 PVI，注射或抽取 1 mL 液体进出脑室系统，可发现立即产生的 ICP 瞬变值。PVI 值在 20 mL 以上说明顺应性正常；PVI 值介于 15～20 mL 提示顺应性下降，存在 ICP 显著增高的可能，通常适度处理后可以控制；PVI 值小于 15 mL 提示顺应性很差，预示很大可能发生不可控制的颅内高压。

遗憾的是，测定 PVI 有风险。注射或抽取液体必须开放脑室引流系统，明显提高感染概率。当顺应性降低时，注射液体来测定 PVI，可诱发或加重颅内高压。抽取液体时，有将脉络丛或室管膜组织吸入导管的可能性，装置内全部液体可被迅速抽取，而不能正确反映压力变化，均影响 PVI 的准确性。这些因素严重限制了 PVI 的临床应用。

（二）脑血流量的调节

脑血液循环的主要功能是向脑组织供氧及其他营养物质、清除其代谢废物、运送激素与介质以实现脑组织对靶器官的调节功能。脑组织血液供应极其丰富，正常成人平均脑血流量（CBF）约为 60 mL/（100 g 脑组织 •min），全脑的供血量约占心排出量的 15%，而脑组织的重量仅占身体重量的 2%，说明脑组织的复杂功能需要总体较多的血液来支持。另一方面，脑组织没有足够的能量储备，所以脑组织对缺血缺氧非常敏感，容易遭受缺血缺氧损害，但脑血流量太多也会破坏脑组织的内环境稳定而导致脑损伤。因此保证脑组织恒定适当的血流量对维持其生理功能是非常重要的。

脑血流量的大小与脑灌注压 (CPP) 成正比，与血管阻力 (CVR) 成反比。血管阻力主要取决于阻力血管管径的大小即血管的收缩或舒张，血液的黏稠度也起一定的作用，为了保证脑组织恒定适当的脑血流量，机体依靠精密的脑自动调节功能来维持这种关系。从生理上可分为两种自动调节功能：压力自动调节和代谢自动调节，两者都是通过改变阻力血管的管径 (即改变 CVR) 来发挥作用的。

1. 压力自动调节

脑血管随管腔压力变化而改变其管径，使脑血流量在一定灌注压范围内得以保持稳定不变或少变，此调节过程称脑血流的压力自动调节。当 CPP 增高，阻力血管壁上的平滑肌受到的压力增加，阻力血管即发生收缩，使管径缩小，CVR 增大，减少过多的血流通过；反之，当 CPP 下降，阻力血管扩张，管径扩大，CVR 减少，使通过的血流量增加，使 CBF 不致减小，此即为脑血管的压力自动调节。脑血管的这种压力自动调节，对全脑血流量的稳定具有保证作用。脑血管的自动调节功能是有限度的，阻力血管平滑肌收缩都有一定限度，当阻力血管的平滑肌收缩已达极限，再增加 CPP，血管的阻力也不会再增大，这就是自动调节的上限，相当于 CPP 为 120～130 mmHg，越过此上限，则 CBF 将随 CPP 的增高呈线性递增，即发生脑灌注压突破 (脑过度灌注)，脑血管将扩张、充血，血管渗透性增加，有血液或血细胞渗出，出现脑肿胀，使 ICP 增高。如 CPP 下降，阻力血管扩张，血管腔扩大到极限，如 CPP 继续下降，血管也不会再扩大，这就是自动调节的下限，相当于 CPP 为 50～60 mmHg，CPP 低于这个水平，CBF 将随 CPP 的下降呈线性减少，发生脑缺血甚至梗死。压力自主调节在脑损伤时常被破坏。多数情况下其功能可得到部分保留，表现为自主调节的 CPP 下限移向较高的 CPP 水平 (上限基本不变)，低于此水平，将发生灌注不足。各种旨在提高 CPP 的治疗措施的目标是努力维持 CPP 在此范围之上。遗憾的是，对特定患者而言，无法知道可以接受的最低 CPP 值，经常应用的 CPP 治疗阈值 60～90 mmHg 主要是理论上的推测。脑血管的压力自动调节功能不是固定不变的，受多种因素的影响，如神经调节功能、脑的代谢情况、颅脑损伤或病变的影响、血二氧化碳及氧分压和患者全身情况等。在自动调节功能被完全破坏情况下，CBF 与 CPP 呈正比，应尽力维持 CPP 在稍高于可保持适当充足 CBF 的 CPP 点之上的一个窄幅范围内，若 CPP 太低，将发生灌注不足，CPP 过大，CBF、脑血容量 (CBV) 增大，导致 ICP 增高、血管源性脑水肿加重。因此，此时估计个体患者的 CPP 值具有重要意义。

2. 代谢自动调节

脑代谢自动调节系脑组织根据细胞代谢需要自动调节 CBF 水平，对脑血流量在脑内的分布起着合理分配作用，以维持脑的正常生理功能。脑代谢增高时，细胞外液内氢离子、钾离子及腺苷的浓度增高，血管便扩张，CBF 就增加；反之，脑代谢降低时，细胞外液内增高的化学物质被冲洗，便使血管收缩，局部脑血流量就减少。通过脑代谢自动调节机制，脑组织缺血缺氧或高碳酸血症时，血管便扩张，CBF 增加；过度通气时引起血中氢离子减少，促使血管收缩，

CBF 减少。CBF 不足导致代谢应激，引发血管扩张，将提高 CBV，从而诱发或加重颅内高压。与自动调节功能部分保留的情况相类似的是，此时通过提高 CPP 来升高 CBF 可以实际上降低 CBV，降低 ICP。脑损伤一般不易使代谢自动调节功能受损，即使在严重颅脑损伤仍多保留。

(三) 全身性血管加压反应

在急性颅脑损伤和急性 ICP 增高的患者中，为保持脑灌注的相对恒定，机体通过自主神经系统的反射作用来调节脑血流量，此时体内儿茶酚胺异常释放，又名神经性调节反应 (Cushing 三主征)。即周围动脉收缩而使动脉压升高，增加每次心搏出量而出现心搏有力而慢，以达到提高脑血流的灌注压。同时呼吸变慢变深，使肺泡内二氧化碳和氧能充分交换，以提高血氧饱和度，改善缺氧情况。但当 ICP 急剧上升达动脉舒张压水平，动脉血二氧化碳分压上升近 50 mmHg 亦可使此神经反应丧失而发生血压骤然下降，脉搏变细弱，呼吸变浅或不规则甚至停止。这种全身性血管加压反应的中枢，不仅在延髓内的血管运动中枢和呼吸整合中枢，还受自额叶眶回、额极、岛叶尖端到扣带回前部内脏运动中枢的影响，并与下丘脑视前区、垂体漏斗、中脑等处血管运动和呼吸整合中枢相联系，也受到主动脉弓和颈动脉窦的压力和化学感受器的支配。

呼吸整合中枢较血管运动中枢的应激性为高，对缺血缺氧的敏感性也灵敏，但耐受性较差。因此，临床上呼吸的节律和幅度改变较血压、心跳等的变化为早，也易于衰竭，不易恢复。

(四) 临床所见 ICP 增高的类型

由于 ICP 增高的原因及发病原理不同，临床所见的 ICP 增高可区分为两种不同的类型。一种是弥漫性 ICP 增高，颅内各部位压力普遍增高，没有明显的压力差，因而颅内结构没有明显的移位。临床上所见的外伤性弥漫性脑肿胀、全脑缺血缺氧、脑膜脑炎、蛛网膜下隙出血、各种毒血症引起的全脑性脑水肿等都属于这一类型。另一种为颅内某一部分先有局部压力升高，通过脑的移位将压力传到颅内各部，使整个 ICP 升高，在颅内的不同部位有比较明显的压力差，病变所在区域常常压力最高，并构成压力源。临床所见外伤性颅内血肿、各种颅内占位病变。

上述两种 ICP 增高时，颅内的生理调节机制是不同的。弥漫性 ICP 增高时，生理调节较为有效，机体所能耐受的压力程度较高，当压力解除后，神经功能的恢复较快。局限性压力增高时，机体调节功能较差，能耐受的压力程度较低，ICP 增高超过一定时间后，解除压力后，其神经功能恢复较慢。之所以有上述区别，可能与脑移位有关，特别是与脑干的轴性移位有关。脑干局部高压引起脑血管的自动调节功能损害，受压较久后血管张力丧失，脑血容量随血压的提高而扩张，血流淤积，血管通透性增加，压力解除后，血管调节功能不易迅速恢复，反易出现脑实质内出血、水肿，故神经功能不能较快恢复。临床上对此两类不同的 ICP 增高，应有所区别，选择适当的救治措施，有利于患者的救治。

四、分期和症状

颅内压增高的过程，根据其病理生理发生改变的不同特点和临床症状变化的表现，将其分为代偿期、早期、高峰期和晚期 (衰竭期) 四个不同阶段，以便于临床观察、早期诊断和及时治疗。

(一) 代偿期

颅内病变已经开始形成，但尚处于早期发展阶段。由于颅腔内有 8% ~ 10% 的代偿容积，所以只要病变本身和病理改变后所占的体积不超过这一限度，颅内压通过自动调节，仍可保持在正常范围内。临床上也不会出现颅内压增高的症状和体征，因此早期诊断较为困难。

此期经过的时间长短，取决于病变的性质、部位和发展的速度等因素。如良性肿瘤和慢性硬膜下血肿，由于病变发展较缓慢，一般引起的脑水肿程度也较轻，故此期持续时间较久，可由数月到数年。急性颅内血肿、脑脓肿和恶性肿瘤等，由于病变本身或其继发因素发展较快，周围的脑组织也有较为广泛和较为严重的水肿反应，这种原发性和继发性病理改变，可迅速地超过颅腔的代偿容积，所以此期一般持续时间都较短。如急性颅内血肿此期的经过仅为数十分钟到数小时，脑脓肿为数日到数周，恶性肿瘤多为数周或 1～2 个月。

（二）早期

病变继续发展，其体积伴随增大并超过颅腔的代偿容积，逐渐出现颅内压增高表现。此期颅内压增高程度不超过平均动脉压值的 1/3，15～35 mmHg 范围内，脑灌注压为平均体动脉压值的 2/3，血管口径缩小，血管阻力约增加 1/3，脑血流量保持正常的 2/3 左右，3.4～7 mL/(100 g·min)。动脉血中二氧化碳分压值在正常范围内，脑血管自动调节反应和全身血管加压反应均保持良好，但脑组织已有早期缺血、缺氧和脑血流量减少，血管管径也有明显改变，所以逐渐出现头痛、恶心、呕吐等症状，并可因激惹引起颅内压增高的动作而加重颅内压增高。还可见视盘水肿等客观体征。在急性颅内压增高时，还可出现血压升高、脉搏变慢、呼吸节律变慢、幅度加深的柯兴反应。此期，如能及时解除病因，脑功能较容易恢复。否则预后不良。

（三）高峰期

病变已发展到较严重阶段，脑组织有较重的缺血、缺氧表现，并影响到脑的生理功能。出现较重的头痛、呕吐、视力障碍和明显的视盘水肿，患者意识逐渐迟钝，甚至处于昏迷状态。病情急剧发展时，常出现血压上升，脉搏缓慢有力，呼吸节律变慢、加深或不规则等表现。　此期颅内压力为平均体动脉压值的 1/2，35～50 mmHg，脑灌注压也仅相当于平均体动脉压值的 1/2。脑血管口径缩小，脑血管阻力增加近 1 倍。脑血流量也仅为正常血流量的 1/2，25～27 mL/(100 g·min)。此时颅内压几乎与动脉舒张压相等。动脉血二氧化碳分压在 50 mmHg 以上。在这一阶段内脑血管自动调节反应丧失，主要靠全身性血管加压反应。此期如不能及时采取有效治疗措施，往往迅速出现脑干功能衰竭。

（四）晚期（衰竭期）

病情已发展到濒危阶段，临床表现为深昏迷，一切反应和生理反射均消失，双瞳孔散大固定，去脑强直，血压下降，心跳快弱，呼吸浅速或不规则甚至停止，脑电图上呈生物电停放，临床上可达"脑死亡"阶段。

此期颅内压增高可达到平均动脉压水平。脑血管阻力极大，血管口径可完全塌陷或血管完全闭塞，脑灌注压小于 20 mmHg 甚至等于零，脑血流量仅为 18～21 mL/(100 g·min)，脑代谢耗氧量仅为正常平均值的 1/5 以下，即小于 0.7 mL/(100 g·min)(正常为 3.3～3.9 mL/(100 g·min)。动脉血二氧化碳分压在 50 mmHg 以上，动脉血氧饱和度小于 60%(正常为 97%)。脑细胞停止活动，脑电图上出现生物电停放而呈水平线，此时虽进行抢救但多数难以挽救生命。

五、处理原则

(一)ICP 监测

颅内高压合理有效的治疗必须以准确持续的 ICP 和 CPP 监测为依据。ICP 监测有助于判断病情、选择治疗时机方法、观察治疗效果、判断预后，已成为 ICP 增高患者救治中重要的手段。

对于具有下列情况者需 ICP 监测：颅脑创伤格拉斯哥昏迷量表 (GCS) 评分小于 8 分和头颅 CT 异常患者。头颅 CT 异常是指颅内血肿、脑挫裂伤、脑肿胀或基底池受压。

对于颅脑损伤患者头颅 CT 正常但符合以下 3 种情况中的两种也应行 ICP 监测：①年龄大于 40 岁；②单侧或双侧呈去脑或去皮层状态；③收缩压低于 90 mmHg。

而 GCS 评分＞ 8 分在以下情况行 ICP 监测：①多发伤手术需麻醉时间延长；②机械通气使用镇静剂或肌松剂；③使用使 ICP 增高的治疗方法如呼气末正压 (PEEP)；④专科医师认为颅内高压存在概率较高的其他情况，如颅内多发血肿严重脑肿胀等。

根据 ICP 进行相应治疗可以提高患者的预后，没有 ICP 监测根据经验来治疗 ICP 增高预后相对较差。在颅脑创伤患者 ICP 增高时控制不力，会导致脑灌注不足脑缺血、缺氧加重，致死亡率、病残率上升；而 ICP 不高时，使用降 ICP 治疗如高渗性脱水、过度通气、镇静、镇痛、肌松治疗均有潜在副作用。

临床上一次性测定 ICP 的方法，是通过颅骨钻孔穿刺侧脑室或侧卧位腰椎穿刺测定的脑室内压或椎管蛛网膜下隙的脑脊液静水压。这种方法只能一次性测定 ICP，不能连续地观察ICP 的变化，其所测的压力为颅脊腔开放的压力，都伴有部分的脑脊液流失。虽然脑脊液流失量很少，但对 ICP 仍然有影响，特别是 ICP 越高，影响越大；腰椎穿刺测压还必须颅脊腔保持通畅，如有脑疝时，则颅脊腔已不相通，测得的压力也不能代表 ICP。

ICP 监测技术主要包括植入法和导管法。植入法是将微型传感器置入颅内 (简称体内传感器或埋藏传感器)，传感器直接与颅内组织 (硬脑膜外、硬脑膜下、蛛网膜下隙、脑实质等)接触而测压。导管法借引流出的脑脊液或用生理盐水充填导管，将体外传感器与导管相连接，借导管内的液体与传感器接触而测压。无论是体外与体内，传感器都是利用压力传感器将压力转换为与 ICP 力大小呈正比的电信号，再经信号处理装置将信号放大后记录下来。由于传感器放置的位置不同，可得出不同的压力数据，因而有脑室压 (IVP)、硬脑膜下压 (SDP)、硬脑膜外压 (EDP)、脑组织压 (BTP) 之分。由于颅内各部位的结构不同，组织弹性和顺应性不同，所测得的压力，有小的差异，但都被承认为 ICP 的代表。目前最常用者为脑室插管和脑实质内光导纤维尖端监测器和蛛网膜下隙螺栓。多数学者认为脑室内插管法是当前优点最多的监测方法。它能准确测定 ICP 与波形，便于调零和校准，可行脑脊液引流并可促使脑水肿液的廓清以降压，是黄金标准。脑实质内光导纤维测压，四周均为脑组织，监测到的压力与脑组织所含的血容量和含水量有很大的关系，故测得的压力与其他几种压力有较大的差别，常用以反映脑水肿的程度。ICP 监测连续记录下来的正常 ICP 波为一种脉冲波，是由脉搏波以及因呼吸运动而影响着颅内静脉回流的增减而形成的波动组成。所以 ICP 波的组成与动脉的灌流与静脉的引流两个因素有关，当快速记录时 (80 ～ 200 mm/min)，两种波形都可以分别从图像上看出来。但进行 ICP 监护时常持续记录数日，因此压力图像常用慢记录 (2 mm/min) 表示，则各波互相重叠，组成一条粗的波状曲线。曲线的上缘代表收缩期 ICP，曲线的下缘代表舒张期 ICP，后者加 1/3 的压差为平均 ICP，即通常所说的 ICP 值。

ICP 增高的分级如下：正常 ICP(5 ～ 15 mmHg)；轻度增高 (15 ～ 20 mmHg)；中度增高 (20 ～ 40 mmHg)；重度增高 (> 40 mmHg)。

颅脑创伤患者 ICP 监测的禁忌证：严重凝血功能障碍，目前认为要求 INR < 1.2 可行植入监测。

ICP 增高的治疗阈值：无去骨瓣减压时 ICP > 20 mmHg，去骨瓣减压时 ICP > 15 mmHg 即需干预降颅压治疗。亦有的治疗中心选择 25 mmHg 作为干预降颅压治疗的阈值。ICP 监测应和临床症状、脑 CT 扫描情况三者结合用于指导治疗。

ICP 监测的部位包括脑室内、脑实质内、硬膜下、硬膜外、蛛网膜下隙。以脑室内最为准确，并可用释放 CSF 来降低 ICP 兼有治疗作用，优先选用。对于 ICP 监测引起的颅内感染或出血等并发症情况，感染发生率为 1% ～ 10%，主要为脑室炎，监测时间少于 5 天，几乎无感染。出血发生率为 1% ～ 2%。导致患者残疾的情况极为罕见，故不应由此理由而放弃监测 ICP。脑实质内 ICP 监测准确性类似于脑室内 ICP 监测，由于不能重新标定，可能导致测量误差，在脑室内 ICP 监测不能达到的情况下采用脑实质内 ICP 监测。蛛网膜下隙、硬脑膜下、硬脑膜外 ICP 监测准确性欠佳。

对于 ICP 监测的时间，可持续监测 3 ～ 5 天，一般不超过 7 天。临床需要 ICP 监测超过 10 天时，建议换对侧重置探头监测。目前在一些大的神经创伤中心采用 ICP 增高的程序化处理，具有相对的合理性 (表 7-1)。

表 7-1 脑创伤后 ICP 增高的程序化处理

1. ICP 监测，气管插管，机械通气维持 $PaCO_2$ 32 ～ 36 mmHg，患者躁动不安使用镇静剂如咪达唑仑或异丙酚，肌张力增高如去脑强直时使用肌松剂如维库溴铵

2. 保持头高脚低位 20°～ 30°，避免颈静脉回流障碍

3. 脑室内 ICP 监测则开放 CSF 外引流，维持高度额角水平上 15 ～ 20 cm

4. 使用甘露醇 0.25 ～ 0.50 g/kg，可反复使用，监测血浆渗透压 300 ～ 320 mmol/L

5. 维持体温 34℃～ 36℃，甚至 32℃～ 34℃，以降低脑代谢从而降低 ICP

6. 外伤大骨瓣减压，上述处理后 ICP 仍顽固性 > 25 ～ 30 mmHg 时采用

7. 内减压术，一般非主侧半球颞叶或合并额叶切除

8. 巴比妥治疗，ICP 顽固性增高，但血压平稳时采用

(二) 一般处理

1. 头位抬高

15°～ 30°，条件许可应根据 ICP 来进行调整，有研究表明抬高头位可以降低脑静脉压力和脑血流量，因而可以稳定的降低颅内压。最近有学者认为抬高头位有降低 CPP 的危险，部分学者认为在 CPP < 70 mmHg 时应将头置于水平位置。头位与预后之间的关系没有合理设计的实验资料，一般认为头位抬高 15°～ 30°，在 CPP > 70 mmHg 的情况下是安全的。应避免头颈部位置过于扭曲以免影响静脉回流。吸痰和颈部操作应十分小心。

2. 液体的管理

过去颅高压的患者主张限制液体量，以避免增加脑组织的水分。目前发现低血容量可以导致 CPP 的下降，因而导致脑组织的缺血缺氧。另外，没有证据显示限制液体可以改善脑水肿，因此应尽可能避免低血容量。但在具有细胞毒性脑水肿时，由于在脑细胞膜损害的情况下，可以使脑组织的渗透压升高，因而应避免静脉和肠道的低渗溶液，如 0.45% 的盐水、5% 葡萄糖或自由水。因此，只可以使用等渗溶液。没有证据证明胶体有助于维持脑的 CPP。应及时纠正血清的低渗状态 (渗透压小于 280 mOsm/kg)，轻微的高渗状态 (渗透压 300 ～ 315 mOsm/kg) 有利于减轻脑水肿。

3. 体温的管理

应积极处理发热，发热可以增加血流量，而升高 ICP，在动物实验中表明可以加重脑组织的缺血缺氧损害。持续性高热的患者应使用对乙酰氨基酚和低温毯。也可以使用吲哚美辛，吲哚美辛可能具有直接的降颅内压作用。

4. 预防癫痫

癫痫可以引起脑血流量的增加，在脑血管自动调节功能降低的情况下脑血容量的增加可以引起颅压增高，因此主张积极预防癫痫。

5. 类固醇激素

不主张常规使用类固醇激素，类固醇激素对肿瘤和脓肿引起的血管源性脑水肿有效，但对细胞毒性脑水肿、脑梗死引起的占位、脑出血和脑外伤无效。由于副作用大，临床研究显示并不比高渗性药物更为有效，中风患者应避免使用皮质类固醇激素 (I 级证据，A 级推荐)。

6. 镇静

镇静是控制 ICP 的关键因素，经常被忽视。患者由各种原因引起的紧张、挣扎等，可以通过升高胸膜腔内压、颈静脉压使颅内压升高。交感神经兴奋引起的高血压和心动过速亦可以引起颅高压，除外焦虑和恐惧也可以引起脑代谢率升高和血流速度增快。在进行其他治疗之前，激惹的患者应首先进行镇静治疗使患者安静下来。部分肠道外的镇静剂可以引起呼吸暂停和低血压，因此必须进行气管插管和监测血压。异丙酚是一种理想的用药，它半衰期短，具有抗癫痫和清除自由基的作用。

7. 肌松剂

结合适当的镇静剂，能够预防与咳嗽、用力、吸痰和上呼吸机有关的胸腔内压和静脉压力增高引起的 ICP 升高 (Ⅲ级证据，C 级推荐)。非极性剂，如维库溴胺 (0.05 mg/h)，具有轻微的组织胺释放和神经节阻滞作用，在这种状态下优先使用 (Ⅲ级证据，C 级推荐)。ICP 显著升高的患者，在吸痰前应使用肌松剂，利多卡因是一种可以选择的药物。极性神经肌肉阻滞剂因可以升高颅内压和降低脑灌注压应避免使用。

8. 血压的管理

镇静后如果平均动脉压 (MAP) 和 ICP 仍然较高，降低血压可以降低 ICP。这在脑的自动调节功能紊乱时尤其有效。如果 CPP > 120 mmHg，ICP > 20 mmHg，应该使用短效的降血压药物，使 CPP 接近 100 mmHg 左右。CPP < 70 mmHg 应避免使用，因为可以引起脑缺氧，反射性脑血管扩张。慢性高血压的患者阈值更高。拉贝洛尔和尼卡的平是 ICP 升高患者常用的

两种降压药物。硝普钠因为可以诱导脑血管扩张而进一步升高 ICP，因而应避免使用。当 CPP < 70 mmHg，ICP > 20 mmHg 时，合理的策略是利用升压药物提高 MAP，如多巴胺。通过提高 MAP，由缺氧引起的脑血管扩张可以得到控制，脑血管收缩后引起脑组织容量和 ICP 的降低。

（三）高渗性脱水

首道药物防线是渗透性治疗。但不应预防性使用。B 型的 ICP 波型、ICP 进行性的增高、与占位有关的临床症状的加重可以使用 20% 的甘露醇 (0.25 ～ 0.50 g/kg，每 4 ～ 6 小时使用 1 次) (V 级证据，C 级推荐)。甘露醇是一种渗透性利尿剂，由肾脏排泄，其作用机制是提高远端肾小管的渗透压梯度，因此可以带走自由水。由于甘露醇首次经过脑组织时，不能透过血脑屏障，因此能使脑组织快速脱水。同时甘露醇能引起继发性的血液高渗状态起到脱水作用。另外，甘露醇能降低血黏度，短暂性的升高脑血液量，反射性地引起脑血管收缩，从而降低脑组织容积。

甘露醇首剂用量为 1.0 g/kg，以后的用量为 0.25 ～ 0.5 g/kg，如果 ICP > 20 mmHg，可重复使用 (每 4 ～ 6 小时 1 次)，通常每日的最大用量是 2 g/kg。单剂量的甘露醇 10 分钟起效，20 ～ 60 分钟达到高峰，作用抢救持续 4 ～ 6 小时。单剂量的甘露醇有时作用可以持续 24 小时，但常常需要数小时重复使用一次。当重复使用时，甘露醇可以在脑组织中堆积，反跳性的引起 ICP 升高，但许多学者认为这种情况并不常见。甘露醇的副作用包括：充血性心力衰竭、高钾血症和急性肾小管坏死等。重复使用甘露醇需要监测血清的电解质和渗透压，24 小时出入量，液体的丢失应用生理盐水补充。长期使用甘露醇，有报道认为可以降低疗效。尤其是当渗透压 > 320 mOsm/kg 时。由于甘露醇具有反跳作用，推荐使用不超过 5 天。为了维持渗透压梯度，可以同时使用呋塞米 (10 mg，服药间隔 2 ～ 8 小时)。接受渗透性治疗时，血清的渗透压必须每天监测 2 次，控制渗透压在 300 ～ 315 mOsm/kg 之间。长期使用甘露醇时易引起低钾血症和高钠血症，因此要注意监测水电解质。

甘油可以降低大面积脑梗死的死亡率 (II 级证据)。甘油的降压作用较为温和，当甘油透过血脑屏障时可以被脑组织代谢，因而无明显反跳作用。静脉注射 10% 的甘油对急性脑血管病具有以下作用：①提高梗死灶脑组织的灌注压；②减轻脑水肿；③改善脑的代谢；④增加脂质合成；⑤提高心钠素的水平。甘油对缺血性脑血管病的治疗作用经随机双盲对照试验证实有效，对脑出血患者作用不明显。一般的用法是 10% 的甘油 250 mL，用药间隔 6 小时。但甘油太甜，口服患者常常难以耐受。静脉内注射甘油可以诱导溶血，因此给药时不能太快。另外，糖尿病患者慎用。基于以上原因，甘油并未被广泛应用。

（四）过度换气

低二氧化碳血症引起脑血管收缩，几乎可以立即引起脑血流量的下降，但其 ICP 降低的高峰是在二氧化碳分压改变 30 分钟后。将潮气量提高到 12 ～ 14 mL/kg，使二氧化碳分压降低至 30 ～ 35 mmHg，大部分患者 ICP 能降低 25% ～ 30%(III 级证据，C 级推荐)。过度换气不能降低 ICP 是预后不良的表现。

持续的过度换气对 ICP 的有益作用未有相应的证据。在理论上，当 CSF 的 pH 值酸碱度达到平衡时，过度换气引起的 ICP 降低停止。实际上，可能要晚几个小时。有作者相信，延长过度换气的时间对减少脑的水体积有效。如果恢复正常通气量过快，可以出现反跳。当过度换气不再需要时，应该在 24 ～ 48 小时将血清二氧化碳分压降至正常。总的来讲，利用过度换气来降低颅内压，应该将二氧化碳分压控制在 30 ～ 35 mmHg，直至 ICP 被控制。此外，大部分患者需要使用镇静剂，如异丙酚、苯二氮䓬类或吗啡。

（五）巴比妥昏迷

如果按以上方法不能控制 ICP，可以采取巴比妥昏迷。高剂量的巴比妥治疗应该被作为一种选择，而不是标准治疗方法的一部分。巴比妥可以诱导脑血流量和脑代谢的降低，在高剂量时可以降低脑容量和 ICP。此外，作为轻微的降血压作用的结果，巴比妥可以减轻脑组织肿胀，并起着自由基清除剂的作用。短效的巴比妥类药物，如硫喷妥钠 (1 ～ 5 mg/kg) 可以有效地降低颅内压。但大剂量的巴比妥盐 (10 mg/kg · d) 的副作用包括低血压和并发感染。

临床试验表明，戊巴比妥静脉注射，负载量为 5 ～ 20 mg/kg，维持量为 1 ～ 4 mg/kg，使戊巴比妥的血药浓度 ≤ 60 mg/dL，脑电图呈爆发性抑制，能够有效地降低其他治疗无效的颅高压。有研究表明，经颅内占位病变切除、脑脊液引流、抬高头位、过度换气和甘露醇治疗，ICP 仍不能控制的患者，使用戊巴比妥治疗控制 ICP 有效的机会是其他治疗的两倍，尽管预后并无明显差别，但心血管病变者慎用。尽管大剂量的戊巴比妥能够降低颅内压，但在治疗过程中需要将 CPP 维持在 70 mmHg 以上，因为巴比妥可以显著的降低 MAP。最近有研究表明，尽管 CPP 和 MAP 维持在治疗范围内 (尤其是当颈静脉血氧饱和度低于 45% 时)，巴比妥昏迷治疗可以诱导脑缺氧使预后更差。

（六）低温治疗

低温降低脑的代谢，因而降低脑血流量、脑容量，从而降低 ICP。将体温控制在 32℃ ～ 34℃ 可以降低 ICP 和提高 CPP，改善患者的预后，ICP 可以平均降低 10.4 mmHg 左右。在已做的研究中多通过使用低温毯来降温，也有使用冰水洗胃来降低脑的温度，整个躯体的降低效果优于单纯的头部降温，但在低温治疗时要注意心律失常。

脑梗死患者第一周内死亡的主要原因是由颅内大动脉闭塞和大的多叶性脑梗死引起的脑水肿和颅内压的增高。10% ～ 20% 的患者产生使病情加重并需要进行临床干预的脑水肿。中风后脑水肿常在 3 ～ 5 天达到高峰，除了大面积的小脑梗死外，一般来说在 24 小时内，脑水肿的影响并不明显。ICP 的升高也可以由大面积的小脑梗死引起的继发性脑积水引起。颅内压增高是脑出血患者死亡的主要原因，因此控制颅内压是治疗脑出血的首要任务。

由于颅内压增高可以引起脑灌注压和脑血流降低，进而引起全脑的缺氧－缺血性损害，因此近年来对脑灌注压的维持越来越受到重视。当 ICP > 20 mmHg，而 CPP < 70 mmHg 时，首先要通过调节血压使 MAP > 90 mmHg。当调整血压使得 CPP > 70 mmHg，而 ICP > 20 mmHg 时，对于完全性的大脑中动脉梗死、大面积的小脑梗死或出血、大量脑出血的患者，应首先判断是否进行外科手术治疗。对于继发性的脑积水患者行侧脑室穿刺引流或脑室造瘘术有助于改善预后，大面积脑梗死患者可以考虑行颅骨切除减压术，大面积小脑梗死的患者可以行枕骨下颅骨切开减压术。对于脑出血的患者可以行微创颅内血肿清除术或开颅血肿清除术。颅内压增高的内科治疗应逐级加强，首次进行一般处理，无效后进行渗透性利尿、过度换气、巴比妥昏迷和低温治疗。当在某一步骤治疗有效，ICP < 20 mmHg，并持续超过 6 小时，可以按照采取的治疗步骤相反的方向逐级终止治疗，每一治疗步骤的终止必须维持 CPP

> 70 mmHg，ICP ＜ 20 mmHg。如果在停止治疗的过程中，ICP 反弹，需立即升级治疗。

（七）镇静镇痛肌松疗法

有研究发现，大剂量巴比妥酸盐可能有益于治疗伴有颅脑损伤、暴发性肝衰竭、脑（脊）膜炎和局灶性脑缺血的颅内高压患者，以降低用其他方法难以控制的 ICP 增高，也称为巴比妥昏迷疗法。最常应用的药物是硫喷妥钠和戊巴比妥。此类药物降低 ICP 的机制是多方面的。足以引起全身麻醉的大剂量药物可抑制正常脑区的脑代谢，而减少脑的氧和能量需要，引起血管收缩和脑血流的减少，是为脑代谢 - 血流偶尔反应，可有效降低 ICP，并使血液分流至缺血区域。另外，巴比妥类可限制脂膜的过氧化损害、清除自由基、减少血管源性水肿生成、减少脂肪酸释放、减少缺血组织的细胞内钙的含量。此外，此类药物还可抑制癫痫发作，有利于人工过度通气的施行，减低脑和全身的应激反应。巴比妥类药物降低 ICP 的作用常较迅速且明显。

巴比妥昏迷疗法副作用多且较为严重。常因周围血管扩张和药物对心脏收缩的抑制而发生血压降低和心动过速，特别是剂量较大或用药较久（48 小时以上）者，以及心脏复苏后脑缺血的患者容易发生，有时可引起死亡。其他副作用包括支气管收缩、明显的低钾血症、少尿或无尿、肠蠕动功能下降、免疫抑制、坠积性肺炎、抗利尿激素分泌异常综合征。因此，必须加强血流动力学监测和血液中药物浓度监测。因不能进行准确的神经体征检查，应用大剂量巴比妥类药物时应进行持续 ICP 和脑电图监测，加强神经影像检查。

巴比妥治疗可通过降低脑代谢和脑氧代谢率，从而通过血流 - 代谢偶尔作用降低脑血流和脑容量，降低 ICP，特别是控制顽固性 ICP 增高。然而到目前为止，尚无随机临床试验来验证巴比妥治疗对重型颅脑创伤患者预后的影响作用。硫喷妥钠是目前最常用的苯巴比妥类药物，负荷量 5 ～ 10 mg/kg，随后以 3 ～ 5 mg/(kg·h) 维持输注，以达到 EEG 爆发抑制。输注时要避免低血压的出现。重复的苯巴比妥药物治疗会导致药物在体内的蓄积和肝功能异常。在欧洲，重型颅脑创伤后顽固性 ICP 增高被随机对照研究分组成大骨瓣减压组和苯巴比妥治疗组，该试验还在进行中。有主张在重型颅脑创伤出现顽固性 ICP 增高时在脑干功能衰竭前采用该方法有效，而且需要充分的容量复苏，必要时予以血管活性药物，如去甲肾上腺素等。由于该治疗存在诸多潜在并发症，因此要求医护人员经验丰富。患者治疗前必须处于血流动力学稳定状态，必须有持续的全身系统监测来避免或治疗血流动力不稳定状态。目前尚不推荐预防性使用巴比妥治疗控制 ICP。

镇痛剂和镇静剂已成为 ICP 控制常用的方法，特别针对躁动患者。与咪达唑仑相比，异丙酚在通过改善血流 - 代谢偶尔而降低脑代谢和脑血流方面效果更为明显。阿片类药物如芬太尼，在镇痛的同时也有镇静作用。在不同的治疗中心，肌松剂的使用各有不同。目前一般不主张常规使用肌松剂。肌松剂的使用会掩盖医生对癫痫的识别和治疗。此外，长时间肌松剂的使用会导致严重的副作用，如多发性神经病和肌病。

（八）皮质激素

皮质激素通过加强和调整血 - 脑脊液屏障功能、降低毛细血管通透性，减轻脑肿瘤或脓肿患者的脑水肿。但是皮质激素对与颅内高压有关的其他临床状况的治疗效果尚不明确。对脑内出血患者一般无明确疗效。有研究显示，在一组中度 GCS 评分患者治疗时使用皮质激素，没有发生死亡病例，提示可能有治疗作用，但属三类证据。目前在脑出血不推荐使用皮质激素。

一类证据不推荐使用皮质类固醇激素来改善重型颅脑创伤患者的预后和降低 ICP。在中重度颅脑创伤患者，大剂量甲基泼尼松龙与死亡率增加有关，被禁忌使用。CRASH 试验随机收录了 10 008 例重型颅脑创伤患者，试验过程中发现甲基泼尼松龙治疗组死亡率更高，而并发症发生率相似。目前认为，仅有在监测中发现皮质类固醇水平低下或以往因其他疾病需要皮质类固醇激素治疗的患者，在颅脑创伤时予以替代治疗。

同样，大多数研究显示，皮质类固醇激素对伴发水肿的急性半球梗死无效甚至有害。仅试验研究提示在超急性期，类固醇可通过限制膜过氧化而限制水肿形成。

对于脑肿瘤患者，类固醇激素用量应根据瘤周水肿的反应来确定，一般每天 20 ～ 40 mg 地塞米松。

应用皮质激素潜在的副作用包括胃肠出血、肠穿孔、免疫抑制、血糖增高、高分解代谢、创伤恶化和行为紊乱，易并发多重感染。鉴于其有害的副作用，除非对原发疾病治疗有益，对颅内高压患者不推荐常规使用类固醇激素。

（九）脑脊液引流

脑室穿刺置管既可监测 ICP，又可行外引流，甚至可以在床旁施行该手术，许多治疗中心常规使用脑室造瘘来降低 ICP。由于外伤性脑水肿患者压力容积指数 (PVI) 下降，释放少量的脑脊液即可明显下降 ICP。我们在长期 ICP 监测和神经重症治疗过程中，甚至发现数滴 CSF 外引流，即可导致大幅度 ICP 的下降，是控制 ICP 简单可靠的方法。目前主张每次少量释放脑脊液 3 ～ 5 mL，每天引流 100 ～ 150 mL 为安全范围。应防止短时间大量释放 CSF，ICP 突然下降，CPP 过高，则加重脑水肿。出现脑积水的患者脑室脑脊液引流更为重要。但 ICP 不高不主张脑脊液外引流，除非为引流感染或血性脑脊液。对疑有颅内高压的患者，因存在致死性的扁桃体疝风险，诊断性腰椎穿刺和治疗性腰大池脑脊液引流应相对禁忌。如果实属必要，应做 CT 扫描以排除巨大占位效应和梗阻性脑积水，并且腰椎穿刺应由具备处理神经疾病丰富经验的医师完成。对于腰大池引流，目前较为公认的观点是避免在中重度和重度 ICP 增高 (如 ICP > 30 mmHg) 时应用，当 CT 提示环池闭塞或明显中线移位禁忌腰椎穿刺。腰大池脑脊液引流仅作为综合控制轻中度 ICP 增高的辅助治疗方法。

（十）手术治疗

Harvey Cushing 在第一次世界大战前提出采用大骨瓣减压治疗重型颅脑创伤，但早期的手术结果无法显示其有改善预后的作用。近年来由于神经外科重症监护治疗的进步，使得大骨瓣减压后患者的预后有明显的改善。当顽固性 ICP 增高非手术治疗无效，进行大骨瓣减压能使相当一部分病危患者得到解救。目前主张在 ICP > 25 mmHg，为弥漫性脑肿胀，可采用双额高冠状大骨瓣减压，亦可采用双侧额颞大骨瓣减压。内减压主要是指非主侧半球的额叶或颞叶切除。两者均可大幅度的降低 ICP。目前有两项前瞻对照研究试验，一项为大骨瓣减压和苯巴比妥治疗对照研究 (RESCUE ICP 试验)，观察两组对重型颅脑创伤顽固性 ICP 增高患者 ICP 控制和预后的影响。另一项为 DECRA 试验，即在澳大利亚和新西兰举行的早期去骨瓣减压的研究，其目的是为了研究早期大骨瓣减压对重型颅脑创伤顽固性 ICP 患者功能的影响，发表在 2011 年 4 月新英格兰医学杂志。结果显示，对弥漫性重型颅脑创伤顽固性 ICP 增高患者，虽然行大骨瓣减压显著减低 ICP，但死亡率无差异。与预计结果相反，减压组预后不良率更高。

但其选择去骨瓣减压的 ICP 阈值为 20 mmHg 备受争议，也不符合目前的一致意见。有专家认为阈值过低，25 mmHg 或 30 mmHg 可能更为合适。另外一组患者中减压组双侧瞳孔无光反应明显较保守治疗组高 (28% ： 12%)，也是造成结局混淆的重要因素。最后，在接近 8 年 15 个医学中心 3000 多例登记患者中入选试验患者仅 155 例，该试验入选患者缺乏代表性，不能代表重型颅脑创伤全貌。对于弥漫性脑损伤的手术治疗，应从适应证、时机和手术方法综合考虑。

第八章 颅内肿瘤

颅内肿瘤可发生于任何年龄，但以 20～50 岁为最多。少年儿童以颅后窝及中线肿瘤较多见，主要为髓母细胞瘤、颅咽管瘤及室管膜瘤。成年人则以大脑半球胶质细胞瘤为最多，如星形细胞瘤、胶质母细胞瘤，其次为脑膜瘤、垂体腺瘤及听神经瘤等，这些肿瘤均以 40 岁左右高发。至于老年人，以胶质母细胞瘤及转移瘤为多。颅内原发性肿瘤发生率的性别差异不明显，男性稍多于女性。

第一节 脑干肿瘤

脑干肿瘤中胶质细胞瘤发病率最高，约占 40.49%，综合发病年龄高峰在 30～40 岁或 10～20 岁。大脑半球发生的胶质瘤约占全部胶质瘤的 51.4%，以星形细胞瘤为最多，其次是胶质细胞瘤和少枝胶质细胞瘤，脑室系统也是胶质瘤较多的发生部位，占胶质瘤总数的 23.9%，主要为管膜瘤、髓母细胞瘤、星形细胞瘤；小脑胶质瘤占胶质瘤总数的 13%，主要为星形细胞瘤。

一、病理

脑干星形细胞瘤在组织学上和大脑半球星形细胞瘤基本相同。可以发生在脑干的任何部位，脑桥最多，其次为中脑及延髓。可以向脑干的任何方向生长，约有 10% 为脑干背侧向第四脑室生长的"背侧外生型"。

室管膜瘤起于第四脑室底和颈髓中央管时向延髓发展。肿瘤境界清楚，以压迫和膨胀缓慢生长。虽然按 WHO 分类属于恶性度较低的 I 级，但由于手术全切除率低，如果肿瘤残存，术后复发在所难免。

血管网状细胞瘤多由延髓背侧长出，向第四脑室发展，也可完全在延髓内，在脑桥发生的很少。可为单独发生，也可能为周身多发病变的一部分。

海绵状血管瘤为一种先天性血管畸形，与 AVM 不同的是各血管之间看不到正常的脑组织。好发部位为脑桥 (62%)，其次为中脑 (14%)、延髓 (5%)。肿瘤多为单发，也可作为周身多发病变的一部分出现。

二、临床表现

生长于脑干的肿瘤，其临床表现与肿瘤的发生部位、类型及恶性程度等有密切关系。最常见的症状及体征为多发性脑神经损害、锥体束征及小脑体征，病程晚期患者可表现有颅内压增高。

(一) 中脑内肿瘤

较少见，患者可出现眼睑下垂等动眼神经瘫痪症状。由于肿瘤向背侧发展，造成第四脑室或中脑导水管的狭窄或闭锁，故早期即可出现颅内压增高症状，患者常有头痛、眩晕、躁动不安和伴有恶心与呕吐等。随着肿瘤的压迫和发生占位效应，可表现出典型的中脑损害临床综合征。

（二）脑桥肿瘤

常出现眼球内斜、复视、嘴歪、面部麻木等展神经、面神经或三叉神经受累症状；并有运动、感觉和小脑症状等表现。该部位肿瘤的颅内压增高出现较晚，因肿瘤多呈浸润性生长，故症状和体征表现较为复杂。

（三）延髓肿瘤

多有明显的症状和体征，如延髓两侧性损害，可表现为双侧后组脑神经麻痹，患者有吞咽呛咳、声音嘶哑、舌肌麻痹和萎缩等。随着肿瘤的发展，累及脑干腹侧面的锥体束时，则出现交叉性瘫痪，表现为同侧的脑神经麻痹和对侧的肢体肌力下降、肌张力增高、腱反射亢进及病理征阳性。肢体的瘫痪常先从一侧下肢开始，继之发展到该侧上肢。但有些生长缓慢的肿瘤早期表现常不明显。延髓肿瘤早期一般无颅内压增高症状，但肿瘤内出血或囊性变影响脑脊液循环时，则可出现颅内压增高。因此，对多发性脑神经损害或进行性交叉性麻痹，并伴有锥体束征者，应考虑该部位肿瘤之可能。此外，小脑体征亦不少见，表现为步态不稳、闭目难立征阳性、眼球震颤及共济失调。晚期可出现双侧脑神经受累和锥体束征。部分患者还可因肿瘤侵及延髓及上颈髓而出现强迫头位等。

（四）恶性弥漫型肿瘤

一般病程短，病情发展迅速，伴有严重的脑干损害体征，包括脑神经麻痹等表现。但早期颅内压增高体征却较少见，多出现于病情的晚期。

（五）膨胀型肿瘤

神经功能损害表现通常进展缓慢，有些病例脑干局灶性损害体征很轻微。中脑肿瘤可有多种不同的肢体痉挛表现。

三、检查

（一）脑干听觉诱发电位

脑干听觉诱发电位结合其他听觉功能检查，对准确地诊断肿瘤部位多有所帮助。

（二）CT扫描

通常脑干胶质细胞瘤以低密度灶和脑干肿胀多见，少数呈等密度或稍高密度影，囊变甚少；向上可侵及视丘，向后外可发展至脑桥臂及小脑半球。强化扫描可有不均匀增强或环形增强。海绵状血管瘤在出血的急性期为均匀的高密度；在亚急性及慢性期为低密度。室管膜瘤为高密度，能增强。血管网状细胞瘤为高密度，显著增强。结核球呈环形高密度，中央为低密度，能显著加强。为区别脑干肿瘤和脑干外肿瘤，必要时可进行脑池造影CT扫描。CT扫描可将脑干肿瘤分为3型：Ⅰ型为无强化病灶，表现为低密度病变；Ⅱ型弥漫性强化；Ⅲ型为环形强化。其中Ⅰ型多见，Ⅱ、Ⅲ型较少见。

（三）MRI检查

脑干胶质细胞瘤常呈长 T_1 和长 T_2 信号改变，多无囊变或出血，边界一般不清，形态不规则，多数肿瘤有 Gd-DTPA 增强。与CT扫描相比，由于其多视角成像及无颅底骨伪影干扰，能更清晰地显示病变部位及范围。海绵状血管瘤在出血的急性期 T_1WI 及 T_2WI 上皆为均匀的高密度，轮廓清晰，常呈圆形，在亚急性及慢性期 T_1WI 及 T_2WI 上也皆为高密度。室管膜瘤为长 T_1、

长 T_2，向脑干外发展至第四脑室或小脑脑桥角，血管网状细胞瘤为长 T_1 及长 T_2，球形位于延髓后方。结核球为环形高密度，加强后更显著，中间为低密度。

四、治疗

（一）一般治疗

加强支持和对症治疗，控制感染，维持营养和水电解质平衡。对有延髓性麻痹、吞咽困难和呼吸衰竭者，应采用鼻饲、气管切开、人工辅助呼吸等。有颅内压增高者，应给予脱水剂，并加用皮质类固醇药物，以改善神经症状。

（二）手术治疗

脑干肿瘤在以往被认为是手术"禁区"，这是因为脑干在很小的范围内集中有许多神经核团、传导束和网状结构等。脑干肿瘤多为浸润性生长的胶质细胞瘤，因而手术困难较大，易造成脑干内的重要结构损伤，手术致残及手术死亡率较高，预后不良。近年来随着显微神经外科技术的迅速发展，使脑干肿瘤手术效果明显改善。尽管脑干肿瘤手术仍有较大风险，但对于较局限、呈结节状或囊性变、分化较好的肿瘤，应积极采用手术切除，其预后较好。对于良性型的脑干肿瘤，采取全切除手术方式是可以获得根治效果的。

此类肿瘤的手术目的在于：①明确肿瘤性质；②恢复脑脊液循环；③良性肿瘤应争取获得全切除或次全切除，如星形细胞瘤Ⅰ级、血管网状细胞瘤或结核球（瘤）等，可望全切而获治愈效果；④恶性肿瘤亦应力争全切除，或行次全切除、部分切除，以达到充分的内减压效果；⑤胶质细胞瘤术后辅以放疗和化疗，可延长患者的生存期。

（三）放射治疗

长期以来，放射治疗的方法被认为是治疗脑干肿瘤的主要手段。根据临床和影像学检查可以确诊的脑干肿瘤，即可施行放射治疗。70% ～ 90% 的患者在接受第 1 个疗程放射治疗后，症状和体征多有改善。一般采用放射总量为 50 ～ 55 Gy(5000 ～ 5500 rad)，疗程 5 ～ 6 周；高于 6 Gy 者，易引起脑放射性损伤。放疗可以单独进行，亦可与手术后治疗相配合。

（四）化学药物治疗

常用药物有尼莫司汀 (ACNU)、卡莫司汀 (BCNU)、洛莫司汀 (CCNU) 等，依患者病情、年龄及体重等合理用药。

第二节 脑膜瘤

脑膜瘤有颅内脑膜瘤和异位脑膜瘤之分。前者由颅内蛛网膜细胞形成，后者指无脑膜覆盖的组织器官发生的脑膜瘤，主要由胚胎期残留的蛛网膜组织演变而成。本节主要讨论颅内脑膜瘤中有关大脑凸面脑膜瘤部分内容。大脑凸面脑膜瘤是指起源于大脑凸面的脑膜瘤，其发生率仅次于矢状窦旁脑膜瘤，约占颅内脑膜瘤的 25%，在大脑前半部的发病率比后半部高。

一、分布

脑膜瘤源发于蛛网膜内皮细胞，凡属颅内富于蛛网膜粒与蛛网膜绒毛之处，皆是脑膜瘤的好发部位；矢状窦旁、大脑凸面、大脑镰旁者多见，其次为蝶骨嵴、鞍结节、嗅沟、小脑脑桥角与小脑幕等部位；生长在脑室内者很少。尚有异位的脑膜瘤，偶见于颅骨板障、额窦、鼻腔、头皮下或颈部，系来自异位的蛛网膜组织，并非转移。

脑膜瘤有多发性者，占1%～2%，可多达几十个，散在于同一部位，其中有一个大的瘤结节，还有小的肿瘤，大如核桃，小如粟粒。也可同时生长在脑表面与脑室内、幕上与幕下、颅内与椎管内。此外，脑膜瘤可与胶质瘤、神经纤维瘤同时存在于颅内，也见与血管瘤并存。

在病原学上，脑膜瘤的发生究竟与颅脑损伤有无关联，曾引起人们注意。在早年，Cushing等观察到有的脑膜瘤发生在颅脑伤后，肿瘤生长部位又与伤部吻合，认为颅脑伤可能是诱发脑膜瘤的一个因素，但不少人对此提出异议。有学者对社会人口中脑膜瘤的流行病学调查结果表明，脑膜瘤的发病与损伤并不存在病因关系。

二、病理

脑膜瘤呈球形生长，与脑组织边界清楚。瘤体剖面呈致密的灰色或暗红色的组织，有时瘤内含砂粒体。瘤内坏死可见于恶性脑膜瘤。脑膜瘤有时可使其临近的颅骨受侵而增厚或变薄。肿瘤大小可为直径1～10 cm。瘤体多为球形、锥形、扁平形或哑铃形。常见的脑膜瘤有以下各型。

(一) 内皮型

其是最常见的类型。多见于大脑镰、蝶骨嵴和嗅沟。肿瘤由蛛网膜上皮细胞组成。细胞的大小形状变异很大，有的细胞很小呈梭形，排列紧密；有的细胞则很大，胞核圆形，染色质细而少，可有1～2个核仁，胞质丰富均匀。瘤细胞呈向心性排列成团状或条索状，瘤细胞之间血管很少，无胶原纤维。

(二) 成纤维型

由成纤维细胞和胶原纤维组成，瘤细胞成纵行排列，偶呈栅栏状。细胞间有大量粗大的胶原纤维，常见砂粒小体。

(三) 血管型

瘤内有丰富的血管及许多血窦，血管外壁或间质中的蛛网膜上皮细胞呈条索状排列，胶原纤维很少。肿瘤生长快时，血管内皮细胞较多，分化不成熟，常可导致血管管腔变小闭塞。血管周围常有类似血管内皮的多角形细胞。

(四) 砂粒型

瘤内含有大量砂粒体，细胞排列成漩涡状，血管内皮肿胀，玻璃样变后钙化。

(五) 混合型或移行型

此型脑膜瘤中含上述四型成分，但不能肯定以哪种成分为主时，可称为混合型脑膜瘤。

(六) 恶性脑膜瘤

有些脑膜瘤的生长特性为：细胞形态具有恶性肿瘤的特点，而且可以发生转移。这类肿瘤开始可能属良性，以后出现恶性特点，特别是对一些多次复发的脑膜瘤应想到恶性变的可能。恶性脑膜瘤生长较快，向周围组织内生长，瘤细胞常有核分裂象，易恶变为肉瘤。在上述的良性脑膜瘤中，以血管型脑膜瘤最常发生恶变。另外，恶性脑膜瘤可发生颅外转移，多向肺转移，也可以经脑脊液在颅内种植。

（七）脑膜肉瘤

肿瘤从一开始就是恶性的，具有肉瘤的形态特点，临床较少见，多见于 10 岁以下儿童。病情发展快，术后迅速复发，可见远处转移。肿瘤位于脑组织中，有浸润、形状不规则、边界不清、质地软、易碎，瘤内常有坏死、出血及囊变。瘤细胞有三种类型，即纤维型、梭状细胞型、多形细胞型，其中以纤维型恶性程度最高。

另外，有些作者将脑膜的黑色素瘤也归于脑膜瘤。

三、临床表现

1. 脑膜瘤属良性肿瘤，生长慢，病程长。有报道认为，脑膜瘤出现早期症状平均为 2.5 年，少数患者可长达 6 年之久。Firsching 等人观察 17 例脑膜瘤长达 21 个月，发现肿瘤的平均年增长体积 3.6%，仅 2 例增长速度为 18% 和 21%。

2. 局灶性症状，因肿瘤呈膨胀性生长，患者往往以头疼和癫痫为首发症状。根据肿瘤部位不同，还可以出现视力、视野、嗅觉或听觉障碍及肢体运动障碍等。在老年患者，尤以癫痫发作为首发症状多见。

3. 颅内压增高症状多不明显，尤其在高龄患者。在 CT 检查日益普及的情况下，许多患者仅有轻微的头痛，甚至经 CT 扫描偶然发现为脑膜瘤。因肿瘤生长缓慢，所以肿瘤往往长得很大，而临床症状还不严重。有时患者眼底视盘水肿已很严重，甚至出现继发视神经萎缩，而头痛并不剧烈，没有呕吐。值得注意的是哑区的肿瘤长得很大，而脑组织已无法代偿时，患者才出现颅内压增高的表现，病情会突然恶化，甚至会在短期内出现脑疝。

4. 脑膜瘤对颅骨的影响：临近颅骨的脑膜瘤常可造成骨质的变化。可表现为骨板受压变薄，或骨板被破坏，甚至穿破骨板侵蚀至帽状腱膜下，头皮局部可见隆起。也可使骨内板增厚。增厚的颅骨内可含肿瘤组织。

四、诊断

脑膜瘤的临床特点是发病缓、病程长。不同部位脑膜瘤可有不同的临床表现，因成人发病较多，故凡成年人有慢性头痛、精神改变、癫痫、一侧或两侧视力减退甚至失明、共济失调或有局限性颅骨包块等，特别是伴有进行性加重的颅内压增高症状时，要考虑脑膜瘤的可能性。眼底检查常发现慢性视神经盘水肿或已呈继发性萎缩。

肿瘤的确诊还需要依靠辅助性诊断检查。诊断脑膜瘤，具有重要参考价值的检查包括颅骨平片、CT 或核磁共振 (EMR) 扫描和脑血管造影。不仅可以定位，还可以了解肿瘤大小和定性。

（一）颅骨平片检查

由于脑膜瘤解剖上与颅骨的密切关系，以及共同的供血途径，极易引起颅骨的各种改变，头颅平片的定位征出现率可达 30% ～ 60%。颅内压增高症在没有 CT 诊断的情况下可达 70% 以上。主要表现如下。

1. 局限性骨质改变

可出现内板增厚、骨板弥漫增生、外板骨质增生呈针状放射。一般认为，肿瘤细胞到达硬膜后，通过血管途径进入颅骨，引起周围或骨细胞的增生反应。无论有无肿瘤细胞侵入，颅骨增生部位都提示为肿瘤的中心位置。脑膜瘤引起局部骨板变薄和破坏的发生率为 10% 左右。

2.颅板的血管压迹增多

可见脑膜动脉沟增粗扭曲，最常见于脑膜中动脉沟。局部颅骨板障静脉异常增多。

(二)CT 扫描

在 CT 出现以前，根据患者的临床表现，再辅以头颅平片和脑血管造影，对脑膜瘤即可做出确诊。CT 的出现，使脑膜瘤的定位以及定性诊断水平大大提高。典型的脑膜瘤，在未增强的 CT 扫描中，呈现孤立的等密度或高密度占位病变。其密度均匀一致，边缘清晰，瘤内可见钙化。增强后可见肿瘤明显增强，尽管一部分肿瘤在脑血管造影中并非显示富于血管。这是因为对比剂从脑膜瘤四周的毛细血管直接进入脑组织内，两者间无血脑屏障。约 15% 脑膜瘤伴有不典型的坏死、囊变或瘤内出血。观察脑膜瘤在 CT 的表现，要注意肿瘤与邻近组织如颅骨、小脑幕、矢状窦的关系，因此行冠状及侧位的重建有时很重要。

肿瘤四周的脑水肿对判断肿瘤的生长速度是有帮助的。肿瘤生长缓慢，水肿可能很轻，甚至没有水肿，富于血管的脑膜瘤周围水肿多且较广泛。偶尔脑膜瘤四周合并大片水肿，需与恶性脑膜瘤或脑转移癌相鉴别。脑膜瘤引起周围水肿的原因尚不十分清楚，可能与脑膜瘤患者的正常血脑屏障遭到破坏以及脑膜瘤组织分泌出某种物质有关。最近有人研究认为，幕上脑膜瘤周围的水肿与肿瘤的前列腺素水平或肿瘤黄体酮受体释放作用有关。

(三) 脑血管造影

各种类型的脑膜瘤都是富于血管结构的。在 CT 临床应用以前，脑血管造影是诊断脑膜瘤的传统的重要手段。特别是近年来开展的数字减影技术 (DSA) 和超选择血管造影，对证实肿瘤的血管结构、肿瘤富于血管程度、主要脑血管的移位、以及肿瘤与大的硬膜窦的关系、窦的开放程度 (决定术中是否可以结扎) 都提供了必不可少的详细资料。同时造影技术也为术前栓塞提供了条件。对颅底和凸面脑膜瘤术前栓塞供应动脉，减少术中出血提供了帮助。

约 50% 的脑膜瘤脑血管造影可显示肿瘤染色。通常脑膜瘤在脑血管造影像上的表现如下。

1.脑膜血管一般表现为粗细均匀，排列整齐的小动脉网,动脉管腔纤细,轮廓清楚呈包绕状。

2.肿瘤同时接受来自颈外、颈内动脉或椎动脉系统的双重供血。位于前颅窝的脑膜瘤可接受眼动脉、筛动脉和大脑前动脉分支供血。位于中颅窝的脑膜瘤可接受脑膜中动脉、咽升动脉供血。后颅窝脑膜瘤可由枕动脉、椎动脉脑膜前支、脑膜后动脉供血。

3.肿瘤的循环速度比脑血流速度慢，造影剂常在肿瘤中滞留。在造影的静脉期，甚至窦期仍可见肿瘤染色，即迟发染色。

4.脑膜瘤周围脑血管呈包绕状移位。

上述特点在脑膜瘤的脑血管造影中可同时出现，亦可能部分出现。

此外腰椎穿刺可反映颅内压增高、脑积液蛋白含量增高的情况，在诊断与鉴别诊断上仍有一定参考意义。

五、治疗

(一) 手术

脑膜瘤是一种潜在可治愈性肿瘤，外科手术可治愈大多数脑膜瘤。影响手术类型的因素包括部位、术前颅神经损伤情况 (后颅凹脑膜瘤)、血管结构、侵袭静脉窦和包裹动脉情况。如患者无症状且全部肿瘤切除有产生难以接受的功能丧失的危险，应选择部分切除。对大脑凸面的脑膜瘤，力争全切肿瘤并要切除受累硬膜以减少复发机会。蝶骨翼内侧、眶、矢状窦、脑室、脑桥小脑角、视神经鞘或斜坡的脑膜瘤可能难以完全切除。对海绵窦脑膜瘤，要考虑到有损伤颅神经和颈内动脉的风险，外科治疗要求高，一般采取伽马刀治疗。手术能逆转大多数神经系统体征。

（二）立体定向放射外科

包括伽马刀、X线刀和粒子刀。适用于术后肿瘤残留或复发、颅底和海绵窦内肿瘤，以肿瘤最大直径≤3 cm为宜。伽马刀治疗后4年肿瘤控制率为89%。本法安全、无手术的风险是其优点，但是长期疗效还有待观察。

（三）栓塞疗法

包括物理性栓塞和化学性栓塞两种，前者阻塞肿瘤供血动脉和促使血栓形成，后者则作用于血管壁内皮细胞，诱发血栓形成，从而达到减少脑膜瘤血供的目的。两法均作为术前的辅助疗法，且只限于颈外动脉供血为主的脑膜瘤。

（四）放射治疗

可作为血供丰富脑膜瘤术前的辅助治疗，适用于：①肿瘤的供血动脉分支不呈放射状，而是在瘤内有许多小螺旋状或粗糙的不规则的分支形成；②肿瘤以脑实质动脉供血为主；③肿瘤局部骨质破坏而无骨质增生，术前放射剂量一般40 Gy1个疗程，手术在照射对头皮的影响消退后即可施行；④恶性脑膜瘤和非典型脑膜瘤术后的辅助治疗，可延缓复发。

第三节 垂体腺瘤

一、概论

垂体腺瘤是常见的颅内良性肿瘤，人口发病率一般为1/10万，也有报道7/10万，在无选择性尸检中发生率20%～30%，可见于各个年龄段，30～60岁发病最多，育龄妇女最常见。随着科学的发展，对垂体腺瘤的基础和临床研究有了许多新的突破性进展，从而增加了对本病的认识，提高了诊断及治疗水平。

垂体腺为人体内重要的内分泌腺体。近年来由于现代科学技术迅猛发展，对垂体腺瘤的临床和基础研究有很多进展，加深了对本病的认识，提高了垂体瘤的诊断和治疗水平。

二、分类

（一）按形态分类

按大体形态垂体腺瘤可分为：①微腺瘤，肿瘤直径＜1.0 cm；②大腺瘤，肿瘤直径1.0～3.0 cm；③巨大腺瘤，肿瘤直径＞3.0 cm。

（二）依据细胞质染色分类

1. 嫌色细胞瘤

临床上发病率高，占76%，为垂体瘤中最常见者。肿瘤分布于腺垂体的结节部，无分泌激素功能。

2. 嗜酸性粒细胞腺瘤

发病率次之，约占 20%。肿瘤多局限于鞍内，较少发展成巨大型。有分泌激素功能。一般来讲，肿瘤体大小不与其内分泌障碍轻重平行。

3. 嗜碱细胞腺瘤

发病率约占 6%。具有分泌激素的功能，可与皮质醇增多症同时存在。瘤体很小，一般不长出于蝶鞍之外，也不产生局部的压迫症状。

4. 混合型垂体腺瘤

发病率低，兼有两种细胞成分，主要为难染色性与嗜酸性瘤细胞混合存在。

垂体恶性腺瘤很少见，仅占 2% ~ 3%，预后不良，可向蛛网膜下隙及神经系统外转移。亦有恶性泌乳素腺瘤的报道。

发生于神经垂体的肿瘤少见，多为胶质细胞瘤。

实际上这种依肿瘤细胞胞质的染色方法的分类法不能把形态和功能结合起来，不能反映肿瘤的性质。因为嗜酸性细胞可以是生长激素 (GH)、泌乳素 (PRL) 和大嗜酸性细胞；嗜碱性细胞可包括促肾上腺皮质激素 (ACTH) 细胞、促甲状腺素 (TSH) 细胞、促黄体激素 (LH) 细胞和促卵泡激素 (FSH) 细胞，而嫌色细胞则可包括 GH 细胞、PRL 细胞、TSH 细胞、LH 细胞、FSH 细胞等。

(三) 垂体腺瘤新的分类方法

近年来，由于内分泌激素测定的进步和电子显微镜下观察超微结构及染色方法的改进，以及特异性免疫组化染色在病理上的广泛应用，现在一个比较好的将形态 (组织化学和电镜) 和功能 (临床表现) 相结合的垂体腺瘤的新分类已形成。

1. 泌乳素细胞腺瘤

PRL 腺瘤占垂体腺瘤的 40% ~ 60%。泌乳素是一种由泌乳素细胞分泌的分子质量为 23 500 Da 的多肽激素。泌乳素细胞位于垂体的后外侧，占垂体腺细胞的 15% ~ 20%。泌乳素的生理功能是刺激乳腺发育，促进泌乳。在男性体内的功能还不十分清楚，但与精子发生有关。它与其他被下丘脑调控的垂体激素不同，泌乳素分泌主要受"抑制因子"的影响，多巴胺被认为是所谓的"泌乳素抑制因子"。

泌乳素肿瘤是垂体腺瘤中多见的一种，女性主要表现为停经、溢乳，阳痿是男性主要症状。3/4 的泌乳素细胞腺瘤在光学显微镜下是不染色的。其余为嗜酸性和混合染色。血浆中的泌乳素水平升高，当超过 2000 ng/mL 时，称之为侵袭性泌乳素瘤。血浆中的泌乳素水平轻微升高不能诊断为泌乳素细胞腺瘤，因为下丘脑、垂体、垂体柄的任何损害都能干扰泌乳素抑制因子的释放，引起血浆中泌乳素水平的升高。病理表现为瘤细胞多为嫌色性，少数瘤细胞为嗜酸性。

2. 生长激素细胞腺瘤

占垂体腺瘤的 20% ~ 30%。临床上主要表现为肢端肥大症或巨人症。血浆中 GH 水平升高，并引起全身代谢紊乱。

生长激素是一种分子质量为 21 000 Da 的单链多肽，由位于垂体侧方的细胞分泌。生长激素细胞占垂体腺细胞的 15% ~ 20%。根据细胞颗粒范围，光镜下表现为嗜酸性或嫌色的特点。腺瘤可以由有稠密颗粒或有稀疏颗粒的细胞构成，发生率基本相等。10% 肿瘤是由混合性细胞构成。生长激素细胞腺瘤患者中，血浆泌乳素水平会升高，这是由于腺瘤分泌两种激素或由于生长激素细胞腺瘤的生长干扰泌乳素抑制因子的释放，使血浆泌乳素水平继发升高。

3. 促肾上腺皮质激素细胞腺瘤

占垂体腺瘤的 5%～15%，其中约 80% 为微腺瘤。促肾上腺皮质激素是一种单链多肽，可以刺激肾上腺皮质，促进皮质醇分泌类固醇。腺瘤细胞有嗜碱性浓密分泌颗粒。15%～20% 的腺垂体细胞为促肾上腺皮质激素细胞，位于腺垂体的中央，这是大多数促肾上腺皮质激素细胞微腺瘤位于垂体的原因。临床上表现为皮质醇增多症，可引起全身脂肪、蛋白质代谢和电解质紊乱。当切除肾上腺皮质后可出现反应性垂体瘤。

4. 促性腺激素细胞腺瘤

很少单独存在，临床上表现为性功能失调，如阳痿、性欲减退等。尿促卵泡素 (FSH) 和促黄体生成素 (LH) 细胞约占正常垂体细胞的 10%，分布于整个垂体腺。

5. 促甲状腺激素细胞腺瘤

甲状腺素刺激激素 (TSH) 细胞腺瘤很少见，小于 1%。临床上表现为甲亢或甲减。用免疫细胞化学染色呈 TSH 阳性。

6. 无内分泌功能细胞腺瘤

占垂体腺瘤的 20%～35%。在临床上和生化检查均无内分泌失调的表现，75% 无内分泌功能细胞腺瘤不染色，多见于中年男性和绝经后女性。当腺瘤长大，压迫视交叉和垂体组织则出现头痛、视功能障碍和垂体功能低下，大腺瘤伴有血浆 PRL 轻度升高（＜100 ng/L），多系垂体柄受压，而不是 PRL 腺瘤。临床上，此种腺瘤具有侵袭性，因为激素无异常改变，所以肿瘤生长的很大，患者多有视力的改变。

7. 多分泌功能细胞腺瘤

腺瘤内可含有 2 种或 2 种以上的内分泌激素细胞，有多种内分泌功能失调症状。这些细胞可用免疫细胞化学染色法显示。

8. 恶性垂体腺瘤和浸润性腺瘤

恶性腺瘤或垂体腺癌占垂体腺瘤的 2%～3%，且预后不良。可伴有蛛网膜下隙及神经系统外的转移，但少见。

约有 10% 垂体腺瘤具有侵袭性，可突破垂体窝、窝的硬膜和周围骨质呈广泛生长。多数侵袭性垂体腺瘤为稀疏颗粒或嫌色，可以是激素分泌活跃，也可以产生泌乳素。

三、临床表现

(一) 多发群体

垂体腺瘤占所有原发脑肿瘤的 10%～15%。流行病学上的评估显示每 10 万人中的年发病率 8.2%～14.7%，占原发颅内肿瘤的第三位，但是这些数据低估了垂体腺瘤的发病率，对一般人群无选择性的尸检研究显示：垂体微腺瘤的发病率为 20%～25%，并在常规的 MRI 扫描中，10% 或更多的垂体具有轻微信号改变，提示有临床隐性的微腺瘤。因此可以得出，垂体腺瘤出现临床症状并需要干预的只占其中很少的一部分。发病率最高的年龄段是在 30～60 岁，一般的规律是，有功能性垂体腺瘤在年轻人中更常见；而无功能性垂体腺瘤随着年龄的增长变得更突出。垂体腺瘤在小儿中不常见，仅占原发小儿脑肿瘤的 2%。

(二) 疾病症状

主要表现为三个临床症状中的一个或多个。

第一：垂体激素高分泌的某些特点表现出垂体功能亢进。

1. 泌乳素腺瘤

其是激素分泌性垂体腺瘤中最常见的一种，占 40% ～ 60%，多见于 20 ～ 30 岁的青年，女性患者显著多于男性。泌乳素腺瘤是导致高泌乳血症的诸多因素中最重要者。女性高泌乳素血症的患者中 35.7% 为垂体泌乳素腺瘤。而男性泌乳素腺瘤患者在男性高泌乳素血症患者中所占比例高达 58.4%。女性典型临床表现主要以泌乳素增高、雌激素减少所导致的闭经、溢乳、不育为临床特征。又称 Forbes-Albright 综合征；重者乏力、嗜睡、头痛、性功能减退、精神异常、骨密度增加、肥胖，有统计 1/3 的不孕患者为高泌乳素血症所致。男性患者少见，表现为性欲减退、阳痿、乳房发育、溢乳、胡须稀少，重者生殖器萎缩、精子少、活性低、不育。

2. 生长激素腺瘤

其在激素分泌性垂体腺瘤中占 20% ～ 30%，就诊年龄多在 30 ～ 50 岁，由于肿瘤分泌生长激素过多，导致肢端肥大症，在青春期骨骺未融合前起病者表现为巨人症，少数患者于青春期起病，到成年后仍继续发展，表现为肢端肥大和巨人症。垂体生长激素腺瘤的特点是生长缓慢，早期微腺瘤，患者形体变化很小或不明显。常被忽视，随着肿瘤的增大，生长激素分泌增加，典型的临床表现才逐渐明显。肢端肥大表现为头颅面容宽大、眉弓凸起、颧骨高、下颌突起延长、鼻肥大、唇增厚、内脏肥大、甲状腺增大等，高血压、心脏肥大也是常见表现。呼吸道改变如舌咽喉及呼吸道管壁增生，导致睡眠呼吸暂停综合征、气道狭窄、肺功能受损伤、患者言语不清、声音低沉，发生呼吸道感染时病残率及病死率也明显增加。代谢改变，生长激素对胰岛素有对抗作用，并影响胰岛素对葡萄糖的反应，故可导致糖耐量异常、糖尿病。因其可使甘油三酯酶和脂蛋白酶的活性减低，而出现高甘油三酯血症，生长激素增高使肠道对钙的重吸收增加，使肾小球对磷的重吸收增加，导致血钙、磷高，尿钙增高等，晚期患者由于正常垂体受压出现垂体功能低下，性腺功能受损最早最明显。生长激素垂体腺瘤患者死亡较早，50% 患者死于 50 岁以前，89% 的患者死于 60 岁以前。死因以心、脑血管和呼吸道并发症及垂体功能衰竭多见。

3. 垂体促肾上腺皮质激素 (ACTH) 腺瘤

表现为库欣综合征，属于垂体源性库欣综合征。在分泌性垂体腺瘤中占 5% ～ 10%，是一种耗竭性疾病，极少自行缓解，若不及时治疗，病死率高。多为青壮年，女性多于男性。患者主要表现：代谢异常，脂肪代谢紊乱和分布异常引起的向心性肥胖、满月脸、水牛背、锁骨上脂肪垫；蛋白质分解代谢高于合成代谢导致皮肤薄、结缔组织减少、毛细血管扩张，骨质疏松导致病理性骨折。糖代谢异常产生胰岛素拮抗，可导致糖耐量降低和糖尿病。水电解质紊乱，表现为低钾血症、低氯血症、高钠血症，水钠潴留导致高血压。性功能异常，过多皮质醇抑制垂体促性腺激素，导致相应的功能障碍，少数患者出现精神异常。青春期前发病患者由于过量皮质醇抑制生长激素，会严重影响发育。皮质醇增多可导致血管粥样硬化，血管平滑肌及内皮细胞增殖，晚期患者多并发心血管、脑血管疾病，晚期患者多因心脑血管疾病、呼吸系统疾病及感染性疾病死亡。

4. 甲状腺刺激素细胞腺瘤

罕见。由于 TSH 分泌过多，T_3 T_4 增高，临床表现甲亢症状，另有继发甲低负反馈引起 TSH 腺瘤。

5. 促性腺激素细胞腺瘤

罕见，由于 FSH、LH 分泌过多，早期可无症状，晚期有性功能减低、闭经、不育。

第二：垂体功能不足，那些体积较大，压迫周围垂体、垂体柄或压迫下丘脑促垂体区的肿瘤的典型表现。不同的垂体内分泌轴对慢性压迫表现出的耐受性不同，促性腺细胞最敏感，首先受累。此后为促甲状腺细胞、促生长激素细胞，最终是促肾上腺皮质细胞相继受累，垂体后叶功能障碍很少发生。因此垂体功能低下通常表现为慢性病程。在垂体瘤卒中的情况下，可以成为急性的、不可预料的危及生命的状态。

第三：表现为与肿瘤相关的症状。头痛是最常见的早期症状，主要是因为肿瘤生长对鞍膈的牵拉所致，鞍膈的支配神经是三叉神经的第一支，是否存在头痛及头痛的严重程度都与肿瘤的体积无明显关系。早期约有 2/3 患者出现头痛症状，主要位于眶后、前额和双颞侧。当肿瘤突破鞍膈，鞍内压降低，疼痛可减轻或消失。垂体腺瘤最常见的体征是视力视野障碍。这是肿瘤向蝶鞍上生长对前视觉通路压迫引起。尽管视觉障碍的表现形式多样，但双颞叶偏盲是最常见的症状。颞侧上象限最长受累，其次是颞侧下象限。肿瘤向上生长可能影响下丘脑，导致一系列自主神经功能紊乱症状：失眠、易激性、饮食、行为、情感方面的障碍。肿瘤向上三脑室方向生长，压迫室间孔导致脑积水。向侧方生长侵袭海绵窦出现上睑下垂、面部疼痛、复视等症状。肿瘤向颅内侧方可压迫刺激颞叶，导致癫痫发作等。

四、实验室检查

应用内分泌放射免疫超微测量对了解激素分泌情况是有帮助的。可以直接测定垂体和下丘脑多种内分泌激素，还有垂体功能试验，有助于了解垂体及靶腺功能亢进、正常或不足的情况，对垂体瘤的早期诊断、治疗前后变化的评估、疗效评价、随诊观察和预后判断均有重要的意义。垂体激素受机体内外环境的影响，因此单次基础值不可靠，应多次、多时间点做有关垂体功能试验，这样才较可靠。

过去只能测定靶腺内分泌素的变化，如蛋白结合碘、甲状腺素、17- 酮、17- 羟等，但这些靶腺内分泌素在垂体瘤早期常常没有变化。

由于内分泌放免超微测定法的应用，现在可以直接测定血中垂体多种内分泌素的变化。

目前常用的检查有以下几种。

1. 泌乳素 (PRL)

2. 生长激素 (GH)

3. 促肾上腺皮质激素 (ACTH)

4. 促甲状腺激素 (TSH)

垂体 TSH 细胞分泌促甲状腺激素。血浆中 TSH 正常值为 5 ～ 10 IU/mL，如促甲状腺激素增高可见于垂体促甲状腺激素腺瘤、下丘脑性甲亢、原发性甲低、甲状腺炎、甲状腺肿瘤等病例。TSH 减低可见于垂体肿瘤、炎症或脓肿、手术和创伤后。在腺垂体功能减退时，测定甲状腺素或甲状腺吸碘率可增高。

5. 促性腺激素

黄体生成激素 (LH) 正常值为 40 g/L；尿促卵泡素 (FSH) 正常值为 120 g/L。当发生垂体 FSH 腺瘤和 LH 腺瘤时，血中 FSH 和 LH 水平增高。

6. 黑色素刺激素

正常人黑色素刺激素 (MSH) 含量为 20 ~ 110 g/mL，腺垂体功能减退患者血中 MSH 增高，增生型皮质醇增多症 MSH 增高，肾上腺皮质腺瘤所致皮质醇增多症中 MSH 低于正常。

7. 靶腺细胞分泌功能

由于垂体腺瘤长期压迫所致腺垂体功能不足，靶腺如甲状腺、肾上腺、性腺都可发生功能低下。甲状腺蛋白结合碘、甲状腺素、17- 酮、17- 羟皆低，精子数目减少，阴道黏膜涂片时雌激素低于正常。

五、影像学检查

(一) 颅骨 X 线

对诊断垂体腺瘤意义非常重要，微腺瘤蝶鞍可正常，大腺瘤蝶鞍多呈球形扩大，鞍底下移、变薄，有的倾斜呈双底征，后床突、鞍背骨质吸收变薄、竖起、后移或破坏，甚至后床突片状游离，晚期可累计鞍结节，前床突上抬。生长激素腺瘤有的鞍底骨质增厚，蝶鞍呈方凹形。蝶窦气化呈全鞍形者 (86%)、鞍前型者 (11%) 和甲壳形 (3%)。

(二) 蝶鞍区 CT 扫描

一般垂体腺瘤平扫时，多为低密度影，少数为等密度或高密度影，注入造影剂后呈均一或周边强化。肿瘤增大突破鞍膈，可见垂体柄偏移，增强扫描可见肿瘤中心坏死或囊性变。周边强化瘤壁厚薄不一。间接征象可见蝶鞍增大、鞍底倾斜、周边骨质吸收变薄和破坏。肿瘤压迫海绵窦，增强后肿瘤与海绵窦密度相等，不易分辨，不能误认为侵入海绵窦。

(三) 核磁共振影像 (MRI)

可以清晰地显示垂体腺瘤及其周围结构。微腺瘤多在 T_1 加权像上呈低信号，质子密度加权像呈等信号，在 T_2 加权像多为高信号。在增强扫描时，正常组织增强较肿瘤早。较大垂体腺瘤在 T_1 加权像呈低或等信号，T_2 加权像呈等信号或较高信号，注入增强剂后明显增强。

(四) 碘水脑池造影

碘水脑池造影经腰椎穿刺或小脑延髓池注入水溶性含碘造影剂，变动患者的体位使造影剂扩散至脑基底池，然后摄 X 线，或做 CT、MRI，可知垂体瘤是否向鞍上、鞍旁发展。对于协助鉴别空泡蝶鞍、鞍区低密度囊性肿物及脑脊液鼻漏有特殊意义。但因有创伤性，不作为常规检查方法。

(五) MRI

MRI 提高了垂体微腺瘤的诊断率。在 T_1 上肿瘤表现为低信号，T_2 上表现为高信号。微腺瘤有时在 T_1 表现为等信号，T_2 上表现为中等高信号。垂体卒中后，表现为混杂信号或高信号。MRI 可清晰显示肿瘤与视神经、视交叉、垂体柄、海绵窦、鞍上池、脑实质等周围结构的关系。MRI 增强薄层断层扫描，对直径 < 5 mm 的微腺瘤发现率为 50% ~ 60%。另外，对选择手术入路有较大的价值。

六、诊断分析

垂体腺瘤的诊断主要依据不同类型腺瘤的临床表现、内分泌紊乱、视力视野障碍、其他脑神经和脑损害症状或体征以及内分泌检查和放射学检查等。典型的垂体瘤诊断并不困难。但对早期的微腺瘤，临床症状不明显，内分泌学检查不典型，影像学检查不确切，其诊断并不容易，甚至误诊为妇产科、眼科疾病。内分泌改变、视力视野障碍、蝶鞍扩大均非垂体瘤所特有，垂体瘤患者可以但并非一定出现上述症状。即使内分泌学改变、视力和视野改变及影像学改变同时存在，也不一定是垂体腺瘤。所以，要全面了解病史，行多方面检查包括内分泌学检查和影像学检查等，综合分析，做出鉴别，以便确定是否为垂体腺瘤。对垂体腺瘤性质、大小、向鞍内或鞍上发展，周围结构受累程度等进行认真仔细研究，有助于制订治疗方案，评价手术预后，提高治愈率，减小耐损伤。

七、治疗

(一) 治疗选择

垂体腺瘤的治疗方法有手术治疗、放射治疗及药物治疗。由于垂体肿瘤的大小不同，各种类型垂体腺瘤对以上治疗方法的效果不同，患者年龄及一般情况也不同，故每个患者的治疗方案均需考虑各种因素的影响问题。一般来说，手术治疗适用各种类型的较大垂体腺瘤、微腺瘤中的 ACTH 型、GH 型以及药物治疗不能耐受或治疗不敏感的 PRL 瘤；药物治疗适用于 PRL 微腺瘤、TSH 微腺瘤以及部分分泌性大腺瘤术后的患者；放射治疗适用于术后肿瘤残留的患者，或不愿意手术的 ACTH 或 GH 微腺瘤患者。而高龄患者、身体情况差者可选择药物治疗或放射治疗。

垂体 ACTH 瘤 80% 以上为微腺瘤，因药物治疗效果差，故经蝶入路手术是其最佳的选择。过去由于早期诊断困难，患者表现为库欣综合征、双侧肾上腺增生，常误行肾上腺切除术。随之垂体失去靶腺的反馈调节，微腺瘤迅速增大，10% ～ 30% 患者出现纳尔逊综合征。目前由于认识上的改变，对 80% ～ 90% 库欣综合症已从肾上腺手术转向垂体肿瘤的切除，并取得远较过去满意的效果。国内外治疗该肿瘤的手术治愈率在 60% ～ 85%，儿童患者的治愈率更高。而肿瘤复发率仅 2% ～ 11%，对肿瘤复发者可再次经蝶入路手术。

与库欣综合症一样，经蝶入路手术也是肢端肥大症 (GH 腺瘤) 的首选治疗方法。术后数小时，患者 GH 水平可明显下降，出院前软组织增大可渐消失。GH 腺瘤的手术治愈率在 58% ～ 82%，术后复发率在 5% ～ 12%。对肿瘤未切尽或激素水平未恢复正常者，可行放疗或药物治疗。

PRL 瘤，尤其是大腺瘤也是手术的适应对象，术后视力可改善，大部分患者激素水平恢复正常。然而肿瘤术后的复发率较高，长期随访复发率为 6% ～ 40%。由于多巴胺促效剂溴隐亭对该瘤有明显治疗作用，又因高 PRL 血症患者经长期随访后，大多数小腺瘤不长成大腺瘤，且激素水平无变化，甚至恢复正常。故近来对 PRL 微小腺瘤的治疗选择趋向于保守或选用药物治疗。

TSH 腺瘤罕见，选择治疗需慎重。当肿瘤较小或是继发于原发性甲状腺功能减退症的通常不需要手术处理，应用药物甲状腺素替代治疗多能奏效。但对肿瘤较大向鞍上生长压迫视路者，可考虑手术切除。必须对原发和继发的 TSH 瘤及非肿瘤形式者 (后者可受到 TRH 的进一步刺激) 提高认识，做出鉴别，否则可产生不良后果，如在原发性甲状腺功能减退患者做不必要的垂体手术，在中枢性甲状腺功能亢进患者中做不恰当的甲状腺切除。

一般说来，促性腺素瘤同无分泌功能腺瘤一样，大多为大腺瘤。根据肿瘤大小、形状、生长方向可选择经蝶或经颅入路手术。术后视路改善者近 70%，但肿瘤复发率较高。

(二) 手术治疗

手术切除肿瘤是目前治疗垂体腺瘤的主要手段。手术的目的是解除肿瘤对视路和其他组织的压迫，恢复激素水平，保护正常垂体功能。许多肿瘤通过经颅或经蝶入路手术能被有效治疗。但手术也受到包括肿瘤特征如肿瘤大小、形状、生长方向、组织类型、鞍外扩展程度和患者的特征如年龄、健康状况、视路和内分泌损害程度以及蝶鞍、蝶窦的解剖等情况的影响。在决定手术入路时，肿瘤的体积和蝶鞍扩展程度不如肿瘤的形状和生长方向来得那么重要。在当今显微外科技术较为普及的情况下，对待可以安全经蝶或经颅入路手术的患者，一般倾向于经蝶入路手术。因为经蝶入路更快更直接地达到垂体腺，清晰地区分肿瘤组织和垂体腺，肿瘤切除的彻底性较高，而患者的手术风险及术中损伤视路等结构的可能性小，患者的术后反应轻、恢复快。

1. 经颅手术

垂体腺瘤常规经颅手术由经额下、额颞 (翼点) 和颞下入路，每一种入路在特殊情况下有各自优缺点。垂体腺瘤额下入路手术可观察视神经、视交叉、颈内动脉、鞍上池、垂体柄和蝶鞍，术中可在直视下切除肿瘤，对视神经、视交叉减压较彻底，适用于较大垂体腺瘤向鞍上发展有视力视野障碍者，但前置型视交叉可阻碍这一入路接近肿瘤，故对临床 (视野检查有双颞偏盲性暗点) 和 MRI 估计有视交叉前置者应优先采用额颞 (翼点) 入路。该入路提供了在视神经及视束与颈内动脉之间操作的空间，也可在视交叉前、下及后方探查，且路径短、视角大，充分利用了脑的自然解剖间隙，故适用于垂体腺瘤向视交叉后上方、向鞍旁或海绵窦发展者。缺点是手术者对远侧视神经和鞍内容物的视域受到影响。颞下入路适用于肿瘤明显向视交叉后扩展的罕见情况或向鞍旁发展者，虽然这一入路可对视交叉进行减压，但它对鞍内肿瘤的切除困难。

近 10 年来，随着颅底外科的突破性进展，垂体腺瘤的新手术入路和改良的手术入路得到开发和应用，包括扩大的额下硬膜外入路、经眶额蝶联合入路和经硬膜外海绵窦入路。扩大的额下硬膜外入路能清楚显露颅底的中线区域，如筛窦、蝶窦以至斜坡，故适用于切除长向前颅底、蝶窦、筛窦、鞍区及斜坡的巨大垂体腺瘤。但有些肿瘤长向鞍上区、后床突区及鞍旁海绵窦，成为该手术入路的"盲区"。为解决这一难点，可采用术中联合额下或颞下硬膜内入路一起操作，以增加肿瘤切除的彻底性。该入路暴露范围较经蝶入路广，手术风险较常规经颅入路小，手术需特别注意的是严格修复颅底硬膜，以防术后脑脊液漏和颅内感染。经眶额蝶联合入路是经额和经蝶联合入路的改良，手术野暴露好，容易达到肿瘤全切除目的，但手术创伤大，同样可能有脑脊液漏和颅内感染。经硬膜外海绵窦入路适用对象为侵入鞍旁和(或)鞍上的垂体腺瘤，尤其是常规额下入路或经蝶入路手术复发者。

主要手术方法为：①游离中颅底硬脑膜夹层，打开海绵窦外侧壁；②经海绵窦内侧三角、上三角、外侧三角等间隙切除肿瘤及视神经两旁切除侵入蝶窦和筛窦的肿瘤；③肿瘤长向鞍上者，可剪开硬脑膜，打开侧裂，抬起额叶，将隆起的鞍膈连同其下的肿瘤推入蝶鞍内，经硬膜外切除。

经颅手术指征有：①肿瘤向鞍上生长呈哑铃状；②肿瘤长入第三脑室，伴有脑积水及颅内压增高者；③肿瘤向鞍外生长至颅前、中或后窝患者；④有鼻或鼻窦炎症及蝶窦气化不良且无微型电钻设备，不适合经蝶窦手术患者；⑤肿瘤出血伴颅内血肿或蛛网膜下隙出血者。

术后视力及视野恢复率为78%，其中视力改善为83%，视野改善为67%，其疗效与以下因素有关：①术前视觉影响程度，即术前视力影响愈严重，术后恢复可能愈小；②视神经受压时间长短，一般视力障碍在1年以内者，术后恢复大多良好，视觉障碍在2年以上者恢复较差；③视神经萎缩程度，已有明显视神经萎缩者，往往不能完全恢复。

2. 经蝶手术

经蝶窦入路切除垂体腺瘤为 Schloffer(1907) 首先在人体手术成功，后经改进，成为目前最为广泛应用的垂体腺瘤手术方法，它包括经口－鼻－蝶窦、经鼻－蝶窦、经筛－蝶窦、经上颌窦－蝶窦入路等术式。其优点是手术安全度高，采用显微手术技术，对微腺瘤可做选择性全切除，保留正常垂体组织，恢复内分泌功能。近年来，随着经蝶手术经验的不断积累和手术技巧的提高，注意到垂体腺瘤鞍上扩展部分常为非浸润性生长，包膜完整，且绝大多数垂体腺瘤组织质地脆软，有些肿瘤伴有出血、坏死、囊液等改变，容易被吸除或刮除，故国内不少医疗单位对有视神经及视交叉受压的大或巨腺瘤亦乐于采用经蝶入路手术，并能达到肿瘤尽可能多地切除，视路减压满意及保存垂体功能的目的，取得了较好的疗效（占83%）。国外也有学者对垂体大腺瘤采用经蝶入路、鞍底开放，有意待肿瘤坠落至鞍内后做二期手术的，有效率亦可达83%。

经蝶入路手术指征一般包括：①垂体微腺瘤；②垂体腺瘤向鞍上扩展，但不呈哑铃形，未向鞍旁侵袭，影像学提示肿瘤质地松软者；③垂体腺瘤向蝶窦内生长者；④垂体腺瘤伴有脑脊液鼻漏者；⑤垂体腺瘤卒中不伴有颅内血肿或蛛网膜下隙出血者；⑥视交叉前置型垂体腺瘤；⑦患者年老体弱，不能耐受开颅手术者。

禁忌证包括：①巨型或大型垂体腺瘤向侧方、额底生长，或肿瘤呈哑铃形者；②垂体腺瘤向鞍上扩展，影像学提示肿瘤质地坚硬者；③蝶窦气化不良者；④鼻腔及鼻旁窦有炎症者。

分泌性垂体腺瘤经蝶窦入路手术切除肿瘤的疗效与肿瘤体积大小、有无周边浸润、术前激素水平高低、肿瘤能否全切、正常垂体保留程度以及首次或再次手术等因素有关。其中彻底切除肿瘤最为重要。一般如肿瘤为微腺瘤，无周边侵犯，激素水平轻中度升高，肿瘤全切除，保留正常垂体及第一次手术者疗效较好。

而影响肿瘤全切的因素有：①肿瘤发展阶段及大小，在肿瘤的初期，微腺瘤位于前叶内呈小结节形时为做选择性全切除的最佳时机。若肿瘤向鞍上、鞍旁、蝶窦内生长，体积较大者则不易完全切除。②肿瘤质地，95%的垂体肿瘤质地软，易于吸除，能达到全切程度。约5%肿瘤质硬，难以全切。术前长期服用溴隐亭者，有部分病例的肿瘤可纤维化，质硬不易全切。③肿瘤侵蚀硬膜，肿瘤体积越大，越易侵蚀硬膜，以分泌性腺瘤较多见，故不易全切。从以上因素中，可见早期诊断是争取做选择性全切除的先决条件。

（三）药物治疗

药物治疗的目的是试图减少分泌性肿瘤过高的激素水平，改善临床症状及缩小肿瘤体积。虽然当今尚无一种药物能治愈该类垂体腺瘤，但有些药物在临床实践中确实取得了较好的疗效。对无分泌性腺瘤，主要是针对垂体功能低下的症状选用肾上腺皮质激素、甲状腺激素及性腺激素予以替代治疗。

1.PRL 腺瘤

治疗 PRL 腺瘤的药物效果最为突出，其中主要有溴隐亭、喹高利特及培高利特。

1) 溴隐亭：该药是一种部分合成的麦角生物碱溴化物，为多巴胺促效剂，可兴奋下丘脑，阻止 PRL 释放，或刺激多巴胺受体有效抑制 PRL 分泌，并能部分抑制 GH 浓度。对女性患者，服药后 2 周溢乳可改善，服药约 2 个月后月经可恢复，并且 90% 停经前妇女可恢复排卵及受孕。在男性患者，服药后数周性功能恢复，3 个月后血睾酮浓度增加，1 年内恢复正常，精子数亦可恢复。而对大腺瘤者，常可降低 PRL 水平，并且可使 60% 的肿瘤缩小，使患者头痛减轻、视野改善。但溴隐亭的缺点为停药后肿瘤又复增大，PRL 再度升高，症状复发。另外，该药每天需服 2～3 次，有恶心、呕吐、乏力、直立性低血压等副作用。还可导致服药后肿瘤发生纤维化，造成手术成功率 (44%) 较未服药者的 (81%) 显著降低。

溴隐亭适用于：① PRL 微腺瘤者；② PRL 大腺瘤患者不愿手术或不适于手术者；③手术和 (或) 放疗后无效者；④大型 PRL 瘤向鞍外生长，可先服药 3 个月，如肿瘤明显缩小，则为手术创造条件；⑤妊娠期肿瘤长大者；⑥ GH 腺瘤和混合性肿瘤 (GH-PRL，TSH-PRL)，但仅部分患者有效。

2) 喹高利特：商品名"诺果亭"，是一种新型非麦角类长效多巴胺 D_2 受体选择性激动药，对 PRL 的抑制作用是溴隐亭的 35 倍，消化道副作用少。药物半衰期为 11～12 小时，故多数患者每天仅需服药 1 次。

3) 培高利特：系国产麦角衍生物，亦是多巴胺激动药，能作用于 PRL 细胞膜内多巴胺受体抑制 PRL 合成与分泌。国内协作组临床治疗高 PRL 血症 90 例，疗效观察有效率为 98.9%，其中 PRL 降至正常 88 例 (97.8%)，溢乳消失 94.6%，月经恢复 84.8%，妊娠 21.1%，肿瘤缩小及消失 47%，疗效略逊于溴隐亭治疗的对照组。但副作用 (同溴隐亭) 仅有 22.2%，低于溴隐亭治疗组的 35.6%，且症状轻微，不需停药，2～4 周内自然消失。治疗采用口服 25～50 μg/d，每 2 周调整 1 次，极量为 150 μg/d。

2.GH 腺瘤

药物治疗 GH 腺瘤主要依靠奥曲肽，其他有溴隐亭、赛庚啶等。

1) 奥曲肽：是生长抑素的衍生物，能较特异地抑制 GH，且较生长抑素有更强的生物活性 (抑制 GH 的活性比生长抑素高 102 倍)。该药皮下注射后血浆半衰期为 120 分钟，使 GH 浓度明显下降，故可用于治疗 GH 腺瘤。经观察，该药治疗后可使 2/3 以上的肢端肥大症患者的 GH 水平降至正常，20%～50% 的患者肿瘤缩小，同时对 TSH 分泌腺瘤和促性腺素瘤亦有治疗作用。该药副作用较小，包括局部注射疼痛、腹部痉挛性痛、胆石症和暂时性脂肪性腹泻及对 GH 腺瘤者的糖代谢呈双重影响。但由于此药需每天 2～3 次皮下注射，患者常难以长期坚持。

2)BIM23 014(BIM-LA)：是一种新长效型 (缓慢释放) 生长抑素类似物，可避免重复注射或持续给药的不便，每 2 周注射 1 次。

3) 溴隐亭：对肢端肥大者亦有治疗作用，有报道治疗后 GH 水平降低者占 2/3，但降至正常者仅 20%，且治疗剂量较高 PRL 血症明显为大，每天用量常达 15～50 mg。

4) 其他药物: 赛庚啶可直接抑制 GH 分泌, 有一定疗效。雌二醇作用于周围靶组织对 GH 起拮抗作用, 使症状减轻。另有醋酸甲地孕酮 (甲地孕酮)、氯丙嗪、左旋多巴等。

3.ACTH 腺瘤

许多药物已被用于治疗库欣综合症, 包括 5- 羟色胺拮抗药赛庚啶、利他赛宁、多巴胺激动药溴隐亭和肾上腺功能抑制剂或毒性剂如酮康唑、米托坦 (密妥坦)、美替拉酮 (甲吡酮)、氨鲁米特 (氨基导眠能) 等。

1) 赛庚啶: 可抑制血清素刺激 CRH 释放, 使 ACTH 水平降低。每天剂量 24 mg, 分 3 ~ 4 次给予, 疗程 3 ~ 6 个月, 缓解率可达 40% ~ 60%, 对纳尔逊综合征也有效, 但停药后症状复发。适用于重患者的术前准备及术后皮质醇仍增高者。

2) 利他赛宁: 新型长效 5- 羟色胺拮抗药, 每天 10 ~ 15 mg, 连服 1 个月左右, 效果较好且无明显副作用, 但停药后症状往往复发。

3) 酮康唑: 作为临床应用的抗真菌药, 能通过抑制肾上腺细胞色素 P-450 所依赖的线粒体酶而阻滞类固醇合成, 并能减弱皮质醇对 ACTH 的反应。每天剂量 400 ~ 800 mg, 分 3 次服用, 疗程数周到半年, 较严重的副作用是肝脏损害。

(四) 放射治疗

在垂体腺瘤的治疗中, 放射治疗或可作为手术治疗或药物治疗的辅助疗法, 也可作为一种确定的治疗方法。它可分为外放疗和内放疗两种。外放疗常用有超高压照射的 ^{60}Co 和直线加速器, 重粒子放疗 (α 粒子、质子、中子等) 以及 γ 刀、X 刀等。内放疗有放射性核素 (^{198}Au、^{90}Y 等), 与药物治疗的情况相同, 放疗的有效性因垂体腺瘤的不同类型而有所不同。

1. 超高压照射 (^{60}Co、直线加速器)

其穿透性能较强, 对皮肤、颅骨及正常组织影响较小。目前国内应用最多, 已取代常规 X 线治疗。常用总剂量为 45 ~ 55 Gy, 每周 5 次, 每次 180 ~ 200 Gy。

2. 重粒子放疗

国外应用回旋加速器开展的重粒子治疗有 α 粒子束、质子束、负 π 介子、快中子等。利用 Bragg 峰效应, 在确切的靶区内 (垂体腺) 可获高能量释放, 但在邻近组织内能量释放甚小, 故可用较大剂量治疗, 而副作用或并发症并不增加。国外用质子束治疗 431 例肢端肥大症患者, 在以后的 4 年中有 80% 患者获得控制 (GH < 10 μg/L), 重粒子放疗 258 例 GH 腺瘤患者, 5 年内 90% 患者 GH < 10 μg/L。对 ACTH 瘤, 治疗 124 例患者, 65% 完全控制, 20% 改善, 仅 15% 失败。

3. γ 刀 (X 刀) 治疗

国内已引进并开展该项技术。它是应用立体定向外科三维定位方法, 将高能射线准确汇聚于颅内靶灶上, 一次性或分次毁损靶灶组织, 而周围正常组织因射线剂量锐减可免受损害。对垂体腺瘤的治疗始于 20 世纪 70 年代, 其目的是控制肿瘤生长和激素的过度分泌。由于视器邻近垂体 (瘤) 组织, 所耐受的射线剂量较肿瘤所需的剂量为小, 故该治疗的先决条件是视器相对远离肿瘤边缘, 仅适应于无分泌功能腺瘤术后有部分残留者和高分泌功能微小腺瘤不愿手术及药物治疗无效或不能耐受者。γ 刀的疗效在无功能腺瘤局部控制率为 89% 左右, ACTH 瘤的治愈缓解率为 70% ~ 85%, GH 腺瘤为 67% ~ 75%, PRL 瘤为 50% ~ 60%。其主要并发症为视路损害和垂体功能低下。

第四节 颅咽管瘤

颅咽管瘤是一种良性先天性肿瘤，从胚胎期颅咽管的残余组织发生。颅咽管瘤发病率约占颅内肿瘤的 4%。但在儿童却是最常见的先天性肿瘤，占鞍区肿瘤的第一位。本病可以发生在任何年龄，但 70% 是发生在 15 岁以下的儿童和少年。

一、病因

肿瘤大多位于鞍上区，可向第三脑室、下丘脑、脚间池、鞍旁、两侧颞叶、额叶底及鞍内等方向发展，压迫视神经及视交叉，阻塞脑脊液循环而导致脑积水。

二、临床表现

主要表现有视力障碍、视野缺损、尿崩、肥胖、发育延迟等。成年男性有性功能障碍，女性有月经不调。晚期可有颅内压增高。

1.颅内压增高症状，一般是因肿瘤向鞍上发展累及第三脑室前半部。闭塞室间孔导致脑积水所致。

2.视力视野障碍，肿瘤位于鞍上压迫视神经、视交叉、视束所致。

3.垂体功能低下，肿瘤压迫垂体前叶导致生长激素及促性腺激素分泌不足所表现的生长发育障碍，成人可有性功能减退，闭经等。

4.下丘脑损害的表现：肿瘤向鞍上发展下丘脑受压可表现为体温偏低、嗜睡、尿崩症及肥胖性生殖无能综合征。

三、颅咽管瘤病理生理

肿瘤大多为囊性，囊液呈黄褐色或深褐色，内含大量胆固醇晶体。瘤壁上有钙化斑块。显微镜下示瘤细胞主要由鳞状或柱状上皮细胞组成，有的排列成牙釉质器官样结构。

四、治疗

(一) 治疗方案

治疗以手术切除为主。早期确诊、采用显微外科技术、争取首次手术全切除、加强激素替代治疗及术后监护等，对提高疗效有重要意义。由于肿瘤与下丘脑及周围重要神经血管粘连紧密，全切除有时困难。有人主张经侧脑室做囊肿内引流术，或囊肿抽吸后注入放射性磷或金行内放射治疗。

(二) 治疗方法

1.手术切除

可行全切或次全切，但肿瘤与颈内动脉、视神经等周围组织紧密相连且大的瘤体对周围组织的浸润，其效果往往不能令人满意，复发率高，且易产生下丘脑损伤引起尿崩症，体温失调，无菌性脑膜炎。手术后症状改善亦不理想。

2. 头部伽马刀治疗

伽马刀治疗颅咽管瘤目前技术很成熟，因为伽马刀治疗的精确性，所以很少能伤害到肿瘤周边的正常组织。对于有囊性变的肿瘤，可以在伽马刀治疗后对囊液进行穿刺。

3. 中医治疗

抗瘤正脑系列的配伍应用，适用于未行手术或手术部分切除，术后复发，X 刀、γ 刀，放化疗后患者用药 3 个月左右可消除症状，使瘤体缩小或消失，手术用药可消除残留，预防复发，临床应用多年来疗效确切。

第五节　鞍结节脑膜瘤

鞍上脑膜瘤包括起源于鞍结节、前床突、鞍隔和蝶骨平台的脑膜瘤，因上述解剖结构范围不超过 3 cm，临床对上述区域脑膜瘤习惯冠以鞍结节脑膜瘤的称号，发病率占颅内肿瘤的 4% ～ 10%。

一、病因

鞍结节脑膜瘤的发生原因尚不清楚。有人认为与内环境改变和基因变异有关，但并非单一因素所致。颅脑外伤、放射性照射、病毒感染等使细胞染色体突变或细胞分裂速度增快可能与脑膜瘤的发生有关。分子生物学研究已经证实，脑膜瘤最常见于 22 对染色体上缺乏一个基因片段。鞍结节脑膜瘤多呈球形生长，与脑组织边界清楚。瘤体剖开呈致密的灰色或暗红色组织，有时可含砂粒体，瘤内出血坏死可见于恶性脑膜瘤。鞍结节及其附近蝶骨平台骨质增生，有时鞍背骨质变薄或吸收。病理类型常见有内皮细胞型、血管型、成纤维型、砂粒型等，恶性脑膜瘤及脑膜肉瘤较少见。

二、临床表现

初期和症状前期，由于肿瘤体积较小，无明显症状表现。当脑膜瘤体积增大压迫视神经和视交叉时可有视力减退，视物范围缺损等。视力减退多先由一眼开始，以后另一眼也出现障碍，两眼同时出现障碍者少，两眼视力减退的程度不同。肿瘤继续增大压迫其他结构时，可出现尿崩症、嗜睡、眼肌麻痹、不全偏瘫、脑积水和颅内压增高等。最后视力完全丧失，颅内压增高明显，甚至引起明显的脑干受损表现。鞍隔脑膜瘤因较容易压迫下视丘，尿崩症状出现较早。

三、检查

腰椎穿刺测压可有增高（晚期），脑脊液化验细胞数正常，蛋白略有增高。

1. 颅骨 X 线平片

约 50% 患者头颅平片可有阳性发现。以鞍结节及其附近的蝶骨平台骨质增生，呈结节增生特征，有时还可见鞍背骨质吸收，少数出现局部骨质破坏。蝶鞍一般不扩大。

2.CT 检查

鞍结节脑膜瘤在 CT 片上可见鞍上等密度或高密度区，注射对比剂后肿瘤影像明显增强，骨窗像可见鞍结节骨质密度增高或疏松，冠状扫描可以判断肿瘤与蝶鞍、视交叉及颈内动脉的关系。应当指出的是，在 CT 逐渐普及以后，对可疑鞍区病变者多首先采用 CT 检查。但对鞍上高密度病变，应注意经脑血管造影与动脉瘤相鉴别，以防术中意外。

3.MRI 检查

其作用与 CT 相同，但显示肿瘤与周围重要结构的比邻关系更加清楚，而且 T_2 加权像上肿瘤信号的高低将有助于了解脑膜瘤的质地，即 T_2 加权像高信号提示肿瘤含水量较高，质地偏软；低信号或等信号则表示肿瘤纤维化和钙化成分较多，质地偏硬，不利于切除。MRA 可以帮助了解肿瘤供血情况。

4. 脑血管造影

肿瘤较小时，不一定有血管移位现象。中等以上大小肿瘤可有大脑前动脉第一段及前交通动脉向上、向后移位，动脉管腔变细，少数可引起动脉闭塞。通常眼动脉增粗并有分支向鞍结节脑膜瘤供血，有时可见鞍结节为起点向周围呈放射状的异常血管。

四、诊断

鞍结节脑膜瘤由于缺乏特异性的症状及体征，故不易早期发现，因此凡发现成年人有进行性视力减退、单或双颞侧偏盲，伴有头痛，眼底有原发性视神经萎缩或 Foster-Kennedy 综合征者，即应考虑鞍结节脑膜瘤的可能性，确诊主要靠影像检查。CT、MRI 的普及为此病诊断提供了简单易行、安全可靠的诊断手段。在无上述检查设备的基层医院，颅骨 X 线及脑血管造影也有一定的诊断价值。

五、治疗

1. 手术治疗

手术切除是治疗鞍结节脑膜瘤最有效的治疗方法。

手术如能全切肿瘤是理想的，但因肿瘤大，与视神经和颈内动脉粘连紧密，患者高龄等不利因素，全切常有困难。

2. 立体定向放射外科治疗

主要适用于：①年龄大，全身情况差，不能耐受手术治疗者；②肿瘤直径 < 3 cm，且不伴有颅内压增高者；③肿瘤切除术后有残留者。

主要有 X 刀或 γ 刀治疗，对鞍区脑膜瘤患者采用此法治疗是安全和有效的。

第六节 星形细胞瘤

星形细胞瘤是常见的神经上皮性肿瘤，据文献报道占颅内肿瘤的 13% ~ 26%，占胶质瘤的 21.2% ~ 51.6%，其中男性多于女性，男：女约为 2：1，多见于青壮年。肿瘤可发生在中枢神经系统的任何部位，一般成人多见于大脑，儿童多见于幕下。星形细胞瘤相对生长缓慢，病程较长，自出现症状至就诊平均两年，有时可达十年，临床症状包括一般症状和局部症状，前者主要取决于颅内压增高，后者则取决于病变部位和肿瘤的病理类型及生物学特征。

一、病因

1. 星形细胞瘤

肿瘤主要位于白质内，呈浸润性生长，实性者无明显边界，多数不限于一个脑叶，向外生长可侵及皮质向内可破坏深部结构，亦可经过胼胝体越过中线侵犯对侧大脑半球有囊性变的肿瘤可称为"囊在瘤内"。而位于小脑的星形细胞瘤常为一个大囊，囊壁上有肿瘤结节，囊壁为纤维结缔组织及神经胶质纤维构成，因此只切除肿瘤结节即可达到根治肿瘤的目的，此种肿瘤称之为"瘤在囊内"少数小脑星形细胞瘤为实质性，呈浸润性生长，无明显边界，预后较囊性者差。

2. 间变性或恶性星形细胞瘤

其主要见于大脑内，瘤体较大，有时侵犯几个脑叶或者越过中线侵犯对侧大脑半球。瘤组织色灰红，质地较软，在脑内呈浸润性生长，与周围脑组织有一定的边界。肿瘤细胞可向皮质浸润生长，形成围绕神经元周的"卫星现象"。有囊性变和小灶性出血坏死灶。

3. 毛细胞型星形细胞瘤

毛细胞型星形细胞瘤生长缓慢，来源于神经上皮组织肿瘤。肿瘤好发于中线结构的脑白质部位和小脑半球，以发生在漏斗部位者最为典型，有时称漏斗瘤；发生于视神经称为视神经胶质瘤，发生于前视路、下丘脑与脑干的肿瘤边界欠清，多呈实质性，血供丰富。

二、临床表现

临床症状包括一般症状和局部症状，前者主要取决于颅内压增高，后者则取决于病变的部位和肿瘤的病理类型及生物学特性。

1. 一般症状

肿瘤的不断生长占据颅腔内空间，肿瘤阻塞脑脊液循环通路造成脑积水和（或）脑水肿，脑脊液的回吸收障碍等均可造成颅内压增高，如头痛、呕吐等。

2. 不同性质肿瘤的临床表现

(1) 星形细胞瘤：生长缓慢，病程常长达数年，平均 3.5 年，多数患者呈缓慢进行性发展，癫痫常为首发症状，50% 患者以癫痫起病，多数患者有头痛，精神运动性肌无力，可出现呕吐与明显意识障碍。神经系统检查多数患者有视盘水肿与脑神经障碍。近 50% 患者出现肢体肌无力，而少数患者出现言语困难、感觉障碍、视野改变。

(2) 间变性星形细胞瘤：病程较星形细胞瘤短平均 6 ～ 24 个月。大脑半球病灶主要临床症状为头痛、精神症状、肢体无力、呕吐、言语困难、视力改变及嗜睡。神经系统检查可发现偏瘫、视盘水肿、脑神经损害表现、偏盲、偏身感觉缺失。发病呈进行性加重，部分可出现突然恶化间脑肿瘤早期即可有颅内压增高表现，有偏瘫、神经性无力、记忆力减退、意识混乱及癫痫与内分泌紊乱症状。

(3) 毛细胞型星形细胞瘤：一般病程较长，前视路型肿瘤位于眶内者主要表现为视力受损伴有无痛性突眼，可有不同类型的偏盲，斜视及视神经萎缩，肿瘤位于视交叉者则多以双侧视力受影响，有视盘水肿、斜视、视神经萎缩及头痛。下丘脑型肿瘤多有内分泌紊乱、间脑综合征与早熟。直径 2 cm 以上的肿瘤可引起脑积水。

三、检查

1.神经电生理学检查

脑电图对以癫痫为首发症状者有一定的帮助，主要表现为局灶性低幅慢波，部分表现为广泛的中度或重度异常，视觉诱发电位 (VEP) 检查对视神经胶质瘤、颞枕叶肿瘤有帮助，脑干听觉诱发电位 (BAEP) 则有助于脑干、小脑等部位肿瘤的诊断。

2.X 线检查

多数患者头颅 X 线平片表现颅内压增高。部分可见到点状或圆弧状钙化。视神经肿瘤可见视神经孔的扩大并可导致前床突及鞍结节变形而形成"梨形蝶鞍"。

3.CT 检查

纤维型和原浆型星形细胞瘤，CT 多呈低密度，较均匀一致，占位效应不明显，瘤内无出血灶或坏死灶，瘤周无明显水肿影。除少数病例外，一般注射造影剂不增强或稍有增强。间变性星形细胞瘤 CT 上呈低密度或不均一低密度与高密度混杂病灶。

4.MRI 检查

星形细胞瘤在 MRI 上 T_1WI 呈低信号 T_2WI 呈高信号。MRI 可清楚显示肿瘤浸润脑组织的程度。增强后星形细胞瘤一般不强化，少数肿瘤有周边斑点状轻度强化影。良性星形细胞瘤表现 T_1 加权像呈低信号，T_2 加权像呈高信号，信号强度均匀，瘤周水肿轻微，注射 Gd–DTPA 增强不明显。恶性星形细胞瘤在 T_1 加权像上呈混杂信号以低信号为主，间以更低信号或高信号，体现了肿瘤内坏死或出血。

间变性星形细胞瘤在 MRI 上，肿瘤 T_1WI 为低信号 T_2WI 为高信号，较多形性胶质母细胞瘤影像稍均匀，无坏死或出血灶。增强后，80% ～ 90% 肿瘤有强化。肿瘤强化表现不一，可为环形结节形、不规则形等，另有部分肿瘤强化均匀一致。

四、诊断

根据患者的临床表现与辅助检查一般可以做出诊断。

腰椎穿刺对已有明显颅内压增高患者应视为禁忌。一般星形细胞瘤多表现不同程度的颅内压增高，脑脊液检查白细胞多数正常而蛋白含量增高，这在肿瘤接近脑室或蛛网膜下隙时尤为明显，但脑脊液蛋白含量正常也不能排除肿瘤的存在。

五、鉴别诊断

星形细胞瘤与脑梗死急性期和脱髓鞘性疾病的急性期难以鉴别，只有加强随访才能进行区别。急性脑梗死和脱髓鞘疾病分别在 5 ～ 10 天及 3 ～ 6 周后，头颅 CT 与 MRI 上会出现病变的典型变化，而星形细胞瘤短期内在影像学上将不会发生变化。下丘脑毛细胞型星形细胞瘤 MRI 检查由于肿瘤信号均匀，可明显增强，常不易与实质性颅咽管瘤及鞍上生殖细胞瘤等鉴别。

六、治疗

星形细胞瘤目前多主张：尽量争取手术，术后酌情辅助放疗和 (或) 化疗；不能手术的可采取立体定向放射治疗和 (或) 化疗。

立体定向放射治疗 (SRT)，可以分次照射或单次大剂量照射，达到控制星形细胞瘤目的，主要有 γ 刀、X 刀等，其中 γ 刀治疗更为精确。下列情况可考虑采用下列方法。

1.对位于脑深部和 (或) 重要功能区 (如脑干、丘脑) 的小体积且边界清楚的实体性低级别胶质瘤,可单纯采用 SRT 治疗,以降低正常脑组织的放射损伤。

2. 某些放疗敏感性差的高级别胶质瘤 (如间变性星形细胞瘤、胶质母细胞瘤等),手术后经常规普通放疗,可用 SRS/SRT 作为补充或推量治疗,有助于增加肿瘤组织的放射剂量,提高局控率。

3. 对于手术和放疗后复发且体积较小的低 / 高级别胶质瘤,可考虑单纯采用 SRS/SRT 治疗。

第七节 胶质母细胞瘤

胶质母细胞瘤是高度恶性胶质瘤,约占胶质瘤的 22.3%,占颅内肿瘤的 10.2%,仅次于星形细胞瘤居第二位,主要发生在成年人,尤以 30 ～ 50 岁多见,男性明显多于女性。肿瘤常位于皮质下,呈浸润性生长,常同时侵犯数个脑叶,且可累及脑深部结构。肿瘤可以发生在脑的任何部位,成人以额叶最多见,其次为颞叶、顶叶,少数见于枕叶、丘脑和基底节。

一、病因

有研究发现原发性胶质母细胞瘤与继发性胶质母细胞瘤的分子发生机制不同。原发性胶质母细胞瘤的分子改变以表皮生长因子受体 (EGFR) 的扩增与过量表达为主,而继发性胶质母细胞瘤则以 p53 的突变为主。

二、临床表现

胶质母细胞瘤生长速度快,70% ～ 80% 患者病程在 3 ～ 6 个月,病程超过 1 年者仅 10%。病程较长者可能由恶性程度低的星形细胞瘤演变而来。由于肿瘤生长迅速,脑水肿广泛,颅内压增高症状明显,所有患者都有头痛、呕吐症状。视盘水肿有头痛、精神改变、肢体无力、呕吐、意识障碍与言语障碍。肿瘤浸润性破坏脑组织,造成一系列的局灶症状,患者有不同程度的偏瘫、偏身感觉障碍、失语和偏盲等。神经系统检查可发现偏瘫、脑神经损害、偏身感觉障碍与偏盲。癫痫的发生率较星形细胞瘤和少枝胶质细胞瘤少见,部分患者有癫痫发作。部分患者表现为淡漠、痴呆、智力减退等精神症状。

三、检查

1.实验室检查

腰椎穿刺多提示压力增高,脑脊液蛋白含量增高及计数增多,少数病例特殊染色有时可发现脱落的肿瘤细胞。

2.放射性核素检查

诊断阳性率较星形细胞瘤为高,病变局部显示放射性浓区。头颅 X 线平片仅显示颅内压增高,偶见松果体钙化后的移位,脑血管造影见血管受压移位,约 50% 显示病理血管,病变处血管多粗细不均、扭曲不整,有的呈细小点状或丝状。

3.CT 扫描

肿瘤呈边界不清的混合密度病灶,其中多有瘤内出血所致高密度表现,但钙化者较少。瘤内坏死及囊性变呈低密度影，而使其形态呈多形性，病灶周围多数脑水肿较重，肿瘤与脑组织无明显边界。脑室常被压迫变小、变形或封闭，中线结构常向对侧移位。增强后的部分肿瘤呈不均匀强化，常表现为中央低密度的坏死或囊变区周边增生血管区不规则的环形、岛形或螺旋形强化影。

4.MRI 检查

肿瘤在 T_1 加权像上呈低信号，T_2 加权像为高信号的边界不清的肿瘤影，与邻近脑组织不容易区分，占位效应十分明显。肿瘤内若有较大的坏死区则呈更低信号，若有出血呈高信号。胼胝体常受累，中线结构（如纵裂池）可变形、变窄或移位。肿瘤在 T_2 加权像呈混杂信号，以高信号为主。注射 Gd-DTPA 后肿瘤十分显著的对比增强使得肿瘤与邻近结构有明确的分界，且好发在脑深部，是特征性表现。

四、诊断

根据病史、临床表现及影像学检查确诊。

五、治疗

胶质母细胞瘤以手术、放疗、化疗及其他综合治疗为主。

1.手术治疗

手术应做到在不加重神经功能障碍的前提下尽可能多地切除肿瘤，扩大肿瘤切除范围既可以有效地内减压，又能减轻术后脑水肿，减低神经系统并发症的发生率。如果肿瘤位于重要功能区（语言中枢或运动中枢），为了不加重脑功能的障碍，多数仅能做部分切除，对位于脑干、基底神经节及丘脑的肿瘤可在显微镜下严格做到切除肿瘤，手术结束时可做外减压术。

2.放疗、化疗和免疫治疗

应行术后常规放疗，也可合并应用化疗或免疫治疗。近来有文献报道手术后即进行放疗，在放疗后每隔 2 个月化疗 1 次，同时予以免疫治疗，可使部分患者获得较长时间的缓解期。

胶质母细胞瘤表现有一定的放疗耐受性，对于残余的肿瘤多采用高剂量分割照射、肿瘤间质内放疗和立体定向放射外科来实现，HFRT 能将传统外放射剂量提高到 70.2 ～ 72 Gy，而不产生放射性坏死，增强了抑制肿瘤复发的能力。[125]I 质粒的立体定向植入（间质内放疗）配合 HFRT 能够显著提高治疗效果，优于传统外放疗和化疗的组合。胶质母细胞瘤对不同的化疗敏感率是 40% ～ 80%，利用大剂量多种化疗药联合冲击治疗后辅助以自体骨髓移植来减少化疗副反应也证明是可行的。近来，对胶质母细胞瘤的免疫治疗、基因治疗的报道也有许多，但因治疗方法和效果评价标准的不统一，效果均不十分肯定。

第八节 少枝胶质细胞瘤

少枝胶质细胞瘤是发生于神经外胚层的肿瘤。肿瘤起源于神经胶质细胞。少枝胶质细胞肿瘤占颅内肿瘤的 1.3% ～ 3.8%，男性多于女性，男女之比为 2：1，常见于中年人，发病率高峰为 30 ～ 40 岁。肿瘤绝大多数位于幕上，额叶最多见，其次为顶叶和颞叶。

一、病理

肿瘤多位于白质内，可见位于皮质者，肿瘤外观灰红色，质软，浸润范围常较广泛，可突入脑室和皮质表面，部分肿瘤可发生囊性变。与脑组织之间界限较清楚，有时可见假包膜。部分肿瘤产生黏液样变，聚集成胶冻样物质。显微镜下肿瘤细胞极为丰富，形状均匀一致，胞核圆形，染色深；脑浆少而透亮或呈嗜酸性，用银浸润法（磷酸银）染色见细胞为圆形，胞质染黑色并能见到少而短的细胞凸起。细胞排列成索条状或片状。血管丰富，有血管内膜增生和周围结缔组织增生。恶性少枝胶质细胞核的形状更圆，核较大而染色较浅，胞质较多，核分裂象较常见。个别可见肝癌细胞随脑脊液播散。

二、临床表现

少枝胶质细胞瘤大部分生长缓慢，病程较长，自出现症状到就诊时间平均为 2 ～ 3 年。Robert 等报道病程为 2.4 ～ 4.1 年，最长有达 31 年者。癫痫为本病最常见的症状，占 52% ～ 79%，为神经上皮性肿瘤中最常见者，并常以癫痫为首发症状，有部分患者被误为原发性癫痫而治疗多年，直到出现颅内压增高症状才发现肿瘤。精神症状常见于额叶少枝胶质细胞瘤患者，尤其是广泛浸润、沿胼胝体向对侧额叶扩展者多表现精神症状，以情感异常和痴呆等为主。颅内压增高见于约 50% 的患者，一般出现较晚，除头痛、呕吐外，视力障碍和视神经盘水肿患者约占 1/3。肿瘤侵犯运动、感觉区可相应地产生偏瘫、偏身感觉障碍及运动性或感觉性失语等。

三、辅助检查

CT 平扫多呈低密度占位影像，2/3 以上可见钙化，瘤周水肿一般不广泛，注射造影剂增强扫描多有不规则的增强影像。MRI 扫描肿瘤 T_1 加权像呈低信号，T_2 加权像为高信号，周围水肿易与肿瘤相区分。若肿瘤有较大的钙化，MRI 呈低信号区。少枝胶质细胞瘤注药后的对比增强比较突出。无明显钙化的少枝胶质细胞瘤需与星形细胞瘤相鉴别；有钙化的肿瘤则要与动静脉畸形相鉴别，一般后者经常表现无周围水肿和钙化，异常血管和含铁血黄素沉着往往并存。肿瘤钙化多见于病变中央，境界不清，呈低信号；异常血管可为分叉状、管状或圆点状异常信号，在 T_1 加权像和质子密度加权像呈低信号，在 T_2 加权的偶回波图像呈高信号，在梯度回波加权像可直接显示。静脉注射 Gd-DTPA 增强 MRI 扫描有助于鉴别。

四、治疗及预后

治疗以手术切除为主，手术原则为尽可能多切除肿瘤。有人报道肿瘤切除越彻底，手术死亡率越低。肿瘤局限于一侧额叶或枕叶者，手术切除是较理想的治疗方法。比较彻底切除者术后常可获得较好疗效。有报道平均生存为 13 年，个别报道达 40 年。仅做部分切除（包括活检及减压者）术后平均存活 3.3 年。肿瘤部分切除术后容易复发，这种患者可再次手术以延长生命。术后放疗有一定疗效，5 年及 10 年生存率可达到 52% 和 32%。

第九章 颅内及椎管内感染

第一节 颅内蛛网膜炎

脑蛛网膜炎为颅内非化脓性炎性疾病，其炎性变化不仅见于蛛网膜，还见于软脑膜、脑组织、室管膜和病变附近的血管。其主要病变是局限或多发的蛛网膜增厚与粘连。

一、病因

1. 感染

(1) 颅内感染如细菌、病毒、寄生虫及结核等均可引起蛛网膜炎。

(2) 颅外感染如中耳炎、乳突炎、鼻旁窦炎、颅骨骨髓炎，颅面部感染及全身感染等。

2. 颅脑损伤或开颅手术后。

3. 某些鞘内注射的药物如抗生素、抗毒素、麻醉剂及造影剂等。

4. 蛛网膜下隙出血。

5. 颅内原发病变，如脑肿瘤、脱髓鞘疾病和脑血管硬化等。

6. 其他，有相当多患者原因不明，可能与感染灶未被发现有关。

二、分类

一般按照蛛网膜炎发生的部位分为：

1. 大脑凸面蛛网膜炎。

2. 视交叉部蛛网膜炎。

3. 颅后窝蛛网膜炎，又分为：

(1) 小脑凸面蛛网膜炎。

(2) 小脑脑桥角蛛网膜炎。

(3) 颅后窝中线蛛网膜炎，如大脑导水管、第四脑室正中孔和小脑延髓池等部位。

三、诊断要点

1. 有脑邻近结构或全身性感染病史，以及颅脑损伤史；发病多较急但病程中常有较长的症状缓解期；颅内压增高症状为主，局灶性神经损害症状不明显。部分患者有视力及视野改变。

2. 腰椎穿刺测压一般压力增高，脑脊液细胞数和蛋白含量轻度增加。

3. 颅骨 X 线平片可显示颅内压增高征象。

4. 脑 CT、MRI 检查可发现蛛网膜粘连形成的囊肿或脑室系统扩大征象。

5. 脑血管造影无受压、移位，可有脑积水征象，脑室造影显示脑室系统正常或一致性扩大呈脑积水表现。

四、治疗

1. 非手术疗法

(1) 应用抗生素。

(2) 反复行腰椎穿刺放脑脊液，每次 30 mL 左右，同时可注入过滤氧气或空气 20 mL。

(3) 有颅内压增高者给予脱水治疗。

(4) 由于肾上腺皮质激素有抑制炎症反应的作用，目前多不主张常规应用，仅在合并严重脑水肿的患者中短期应用。

(5) 如发现有感染灶应进行根治。

2. 手术疗法

(1) 视交叉粘连分离术，适用于视交叉部有纤维带和假性囊肿。

(2) 蛛网膜囊肿术形成者可手术切除。

(3) 颅后窝粘连剥离或蚓部造口术，此法是将中孔粘连剥开或将一部分小脑蚓部吸除直径 1.5 ~ 2 cm 的孔道。

(4) 对粘连性脑积水可行侧脑室腹腔分流术 (最好应用带泵的分流管)。

(5) 双侧或单侧颞肌下减压。

第二节　颅内脓肿

颅内脓肿系包括由细菌、真菌和寄生虫等病原体从颅外侵入颅脑内结构引起的化脓性炎症和局限性脓肿。可分为硬脑膜外、硬脑膜下及脑内脓肿。

一、脑脓肿

脑脓肿是脑组织内化脓性感染所引起的化脓性脑炎、脑化脓及脑脓肿包膜形成。

(一) 病因

1. 耳源性

最多见于慢性中耳炎及乳突炎，大多发生于颞叶或小脑半球，单发性，致病菌常为大肠杆菌。

2. 血源性

常来自身体其他部位的化脓性病灶如败血症、先天性心脏病、心内膜炎、肺脓肿、脓胸、蜂窝织炎及化脓性骨髓炎等。多发于额叶和顶叶，可单发或多发，致病菌常为革兰阳性球菌，以金黄色葡萄球菌为多见。

3. 外伤性

继发于开放性颅脑损伤或颅底骨折，尤其多见于颅脑穿透伤，细菌可通过伤口或气窦直接侵入脑内，颅脑火器伤污染和碎骨片直接进入脑内而发生脑脓肿。

4. 鼻源性

由邻近鼻旁窦化脓性感染所致脓肿，多位于额叶前部或底部。

5. 隐源性

由于原发感染灶隐匿或已消散，感染的来源难以判明，但此类多属血源性。

(二) 诊断要点

1. 病史

询问有无慢性中耳炎和乳突炎、胸部感染 (脓胸、肺脓肿和支气管扩张)、开放性颅脑损伤、鼻窦炎、皮肤化脓症、先天性心脏病及心内膜炎等。患者可有头痛、恶心、呕吐、视物临床模糊及发热等。

2. 体检

注意检查感染灶，测体温、脉搏和血压。检查眼底有无视盘水肿，有无同向偏盲、中枢性面瘫、偏瘫、失语、偏身感觉障碍和小脑体征，同时检查有无脑膜刺激征等。

3. 实验室检查

白细胞计数增加、血沉增快、脑脊液细胞数增加及蛋白定量增加，脑脊液细菌培养往往阳性率不高。

4. CT 扫描

早期可见局部呈轮廓模糊的片状低密度影伴有占位征象，一旦脓肿壁形成，增强扫描时可见圆形低密度区周围有环形增强影，环内壁的轮廓不整齐，病灶周的脑水肿带较宽，脓肿呈单发，亦可为多房性。

5. MRI 扫描

脓肿包膜未形成时，表现为脑内不规则边界不清的长 T_1T_2 信号。包膜形成后，包膜征的显示是脑脓肿诊断的重要依据，T_2 像上为明显的高信号并伴有周围低信号环，增强扫描时包膜明显增强。

6. 腰椎穿刺

除严重颅内压增高外，可做此检查并测定颅内压力呈高颅压表现。

7. X 线平片

可显示颅内压增高的骨质变化和钙化松果体向对侧移位。由产气菌引起的脑脓肿可见气液面。外伤性脑脓肿可见颅内有碎骨片或金属异物。

8. 放射性核素扫描

对大脑半球脓肿诊断的阳性率较高，但对直径＜2 cm 的脓肿及小脑脓肿较难发现，现较少用。

9. 超声检查

大脑半球脑脓肿可见中线波向对侧移位。小脑脓肿因侧脑室对称性扩大可出现侧脑室波。现已少用。

(三) 治疗

1. 脑部感染的初期 (脑炎期) 应用大剂量抗生素使感染局限，2～3 周脑脓肿包膜形成后即可手术治疗。

2. 有颅内压增高者给予脱水治疗。若因严重颅内压增高出现脑疝时，无论脓肿是否已局限，都必须施行紧急手术以解除危象。

3. 穿刺抽脓引流穿刺脓肿腔，留置引流管，抽出脓液后，再用含庆大霉素的生理盐水 3～5 mL 反复冲洗脓腔直至抽出液清亮为止。手术后可注入抗生素溶液，保留 2 小时再让其引流出，每隔 6 小时 1 次，无脓液后拔除引流管。

4. 儿童脑脓肿且为小病灶可应用抗生素治疗 4 ～ 6 周，做其自行吸收而愈。

5. 脓肿切除适应证

(1) 反复穿刺抽脓不愈。

(2) 非重要功能区。

(3) 多房性脑脓肿。

(4) 异物引起的脑脓肿连同异物一并切除。

6. 脓肿破入脑室应立即开颅探查将脓肿切除，以抗生素溶液冲洗脑室，术后行脑室持续引流。如发生脑积水，则可行侧脑室腹腔分流术。

7. 治愈标准

(1) 脑脓肿已清除，颅内压基本正常。

(2) 无颅内炎症征象。

二、硬脑膜外脓肿

硬脑膜外脓肿是局限于颅骨和硬脑膜之间的化脓性感染。致病菌常为葡萄球菌及链球菌，有时为革兰阴性菌。

(一) 诊断要点

1. 病史

询问头面部有无化脓灶和中耳炎、乳突炎及鼻旁窦炎等。有无头皮感染及颅骨骨髓炎。注意全身有无不适及感染症状，如头痛、发热，有无癫痫发作。

2. 体检

检查感染灶和脑病灶症状，如中耳炎引起的硬脑膜外脓肿可有乳突部皮肤水肿和压痛，如脓肿压迫皮质运动区可发生对侧偏瘫等。测体温、脉搏。注意有无脑膜刺激征。

3. 实验室检查

白细胞计数和多核白细胞增多。脑脊液多无改变，有些可出现细胞数及蛋白含量轻度增高。

4. CT 扫描

可见颅骨内板下方、脑外出现梭形低密度区，增强扫描其内缘有明显带状强化。

5. MRI 扫描

表现为颅骨内板下方边界清楚的梭形异常信号区。若相邻颅骨受累，表现为颅骨内外板线条状低信号中断，板障短 T_1 信号缺如。

6. 腰椎穿刺

脑脊液颜色多清亮，压力轻度或中度增高。

(二) 治疗

1. 全身应用较大剂量的抗生素控制感染。

2. 继发于颅骨骨髓炎的硬脑膜外脓肿可先切开病变处，放出脓液，然后切除感染的颅骨，直到显露病灶周围的正常硬脑膜为止，彻底清除硬脑膜外脓液和肉芽组织。

3. 无颅骨骨髓炎的硬脑膜外脓肿，可在病灶最近处钻孔，发现肉芽组织或脓肿壁即扩大骨窗 (或直接做骨瓣)，暴露脓肿，切开脓肿壁，清除脓液和肉芽组织。放置粗、细两根硅胶管，由细管内滴注稀释后的抗生素液并可由粗引流管引流，3～5天后可拔除并继续全身应用大剂量抗生素。

4.由额窦炎引起的硬脑膜外脓肿，应切除破坏的额窦壁，刮除感染黏膜，清除脓肿病灶。

5.由中耳炎引起的硬脑膜外脓肿应行岩骨尖引流术和乳突凿开术。

6.由球后感染所致的硬脑膜外脓肿应做眶部引流手术。

7.治愈标准

(1) 脓肿已消除。颅内压转为正常，脑脊液检查正常。

(2) 颅内炎症征象消失。

三、硬脑膜下脓肿

硬脑膜下脓肿系化脓性感染发生在硬脑膜下腔，该腔缺乏间隔，脓液不但在同侧脑表面扩展，部分病例可通过大脑镰下缘蔓延到对侧。致病菌常为葡萄球菌或链球菌，有时为革兰阴性菌。

(一) 诊断要点

1.病史

询问有无感染病灶、败血症和菌血症等。有无鼻旁窦炎、中耳炎、乳突炎或颅骨骨髓炎病史。有无头痛、发热、呕吐及癫痫发作、视物模糊等。

2.体检

测体温、脉搏及血压。有无明显的脑膜刺激症状。由于脑皮质功能区受脓肿压迫可出现偏瘫、失语及局限性癫痫等。如脓肿发生于两侧可出现两侧神经系统定位体征。大脑镰旁硬脑膜下脓肿的患者，偏瘫出现较早且下肢较重。

3.实验室检查

白细胞计数和多核白细胞增多。脑脊液细胞数增多，蛋白含量轻度或中度增高，糖和氯化物正常。

4.CT 扫描

可见硬脑膜下广泛的新月形低密度区，增强后可出现边界清楚、厚度均匀的细强化带。

5.MRI 扫描

脓肿在 T_1 像上其信号低于脑实质而高于脑脊液，T_2 像上则相反，信号高于脑实质而略低于脑脊液，呈新月形，偶为梭形，其内缘不出现低信号的弧形带。冠状面图像可了解脑底部是否积脓，病灶邻近脑组织可显示脑水肿的信号。

6.腰椎穿刺

脑脊液颜色清亮或稍混浊，压力增高。

(二) 治疗

1.先全身应用大剂量抗生素控制感染。

2.根据 CT 或 MRI 扫描明确硬脑膜下脓肿部位行钻孔引流，如脓肿范围大或双侧病灶，应多孔引流。

3.如脓肿腔粘连形成间隔、脓液黏稠难以彻底引流，则可采用骨瓣开颅的方法，敞开硬脑膜剥开间隔，彻底清除脓液，并将脓肿包膜的外层大部分切除，术后脓腔放置引流。

4.术后继续使用大剂量抗生素控制感染。

5. 治愈标准同硬脑膜外脓肿。

四、脑炎性肉芽肿

脑感染性肉芽肿包括化脓性肉芽肿、结核性肉芽肿 (结核球)、梅毒性肉芽肿 (树胶肿) 和真菌性肉芽肿。

(一) 化脓性肉芽肿

脑化脓性肉芽肿可于颅脑损伤继发感染或颅内脓肿感染灶长时间未得到根治，脓肿周围肉芽组织增生，形成如脑瘤样肉芽肿。

1. 诊断要点

此类肉芽肿可发生脑内，也可发生于硬脑膜外和硬脑膜下，其临床表现主要有颅内压增高和脑病灶症状，也可有癫痫发作。而小的炎性肉芽肿则可无颅内压增高，往往以癫痫发作为主要症状。行 CT 或 MRI 扫描明确诊断。

2. 治疗

(1) 诊断明确后可行手术切除病灶。

(2) 对脑内小的炎性肉芽肿可先应用抗生素和肾上腺皮质激素治疗。

(3) 对有癫痫发作的患者应抗癫痫治疗。

(二) 脑结核球

脑结核球是结核杆菌在脑内形成的肉芽肿。

1. 诊断要点

患者往往有结核病史或接触史，周身有结核病灶、低热、盗汗及血沉增快，如出现颅内压增高症状及脑病灶体征，行 CT 或 MRI 扫描有助于诊断。CT 的典型表现为均匀或不均匀的低密度病灶，其间有高密度钙化灶，增强后包膜呈环状高密度影，邻近脑组织可有低密度水肿区。MRI 表现为长 T_1、T_2 信号，可伴有脑水肿。

2. 处理

(1) 抗结核药物治疗，一般采用链霉素 1 g/d、异烟肼 400 ～ 600 mg/d，对氨水杨酸 8 ～ 12 g/d，三者联合应用；或利福平 600 ～ 1200 mg/d、异烟肼和乙胺丁醇三者合并应用，总疗程为 18 ～ 28 个月，同时可给予维生素 B_6 50 ～ 100 mg/d，以防抗结核药物引起的神经毒性反应。

(2) 药物治疗无效或有不能控制的颅内压增高以及术前不能定性者，可考虑开颅手术。除位于重要功能区的病灶外，应争取全切；如结核球在脑室旁，应注意防止破入脑室内。

(3) 术后仍应用抗结核治疗半年至 1 年。

(三) 真菌性肉芽肿

真菌性肉芽肿属深部真菌感染，凡能引起深部组织感染的真菌均可为本病的致病菌。以新型隐球菌多见。

1. 诊断要点

起病缓慢，病程较长伴有颅内压增高和脑病灶体征，有脑膜刺激表现。脑脊液改变为白细胞增高，以淋巴细胞为主，糖及氯化物含量降低，蛋白含量增高。CT 或 MRI 扫描发现有占位病变。可行脑脊液涂片墨汁染色，如找到新型隐球菌或测定血清中的隐球菌抗原和抗体，如呈阳性反应，即可诊断为新型隐球菌肉芽肿。

2. 治疗

(1) 抗真菌治疗。

(2) 如脑真菌性肉芽肿类似肿瘤样占位，可行手术切除。

(3) 术后仍要继续应用抗真菌药物治疗。

（四）梅毒性肉芽肿

梅毒性肉芽肿系梅毒侵犯软脑膜形成局限肿块。大的树胶肿外观坚硬，有纤维性包膜，与脑组织分界明显。

1. 诊断要点

(1) 患者有梅毒史。

(2) 起病缓慢，常有痴呆、癫痫发作、颅内压增高及局限性脑病灶体征。

(3)CT 或 MRI 扫描有占位病变。

(4) 血清和脑脊液康氏、华氏反应呈阳性。

2. 治疗

(1) 大的占位性肉芽肿应手术切除。

(2) 术后应驱梅毒治疗，如大剂量青霉素辅以砷剂和铋剂治疗。

第三节 椎管内脓肿

化脓菌侵入椎管内引起化脓性炎症形成硬脊膜外、硬脊膜下及脊髓内脓肿。

一、硬脊膜外脓肿

硬脊膜外脓肿是化脓菌侵入椎管内硬脊膜外间隙的局限性化脓性炎症。

（一）诊断要点

1. 病史

询问起病急缓，有无高热及寒战等周身感染及中毒症状。腰背部相当于病变部位有明显压痛及叩击痛，常有向胸腹及下肢放射性疼痛、双下肢无力和排便、排尿功能障碍。

2. 体检

检查全身有无感染病灶。腰背部有无肿胀、压痛、叩击痛，检查感觉障碍平面及肢体肌力的等级、肌张力及腱反射情况，有无病理反射，并测体温、脉搏。

3. 实验室检查

血液白细胞及分类计数增高，脑脊液白细胞计数、蛋白含量增高，并行细菌培养及药物敏感试验。

4. 腰椎穿刺

一般应慎重，有引起蛛网膜下隙感染的风险。穿刺部位应远离病变处。测压力及脑脊液动力学检查有部分或完全梗阻。

5. 椎管造影

曾是诊断的主要方法，可明确病变的节段和范围，以利手术。

6.MRI 检查

是目前诊断硬脊膜外脓肿最准确和可靠的方法，病变呈长 T_1、T_2 信号。

(二) 治疗

1. 全身应用大剂量抗生素。

2. 确诊后应尽早手术排除脓液并切除肉芽组织，显露到正常硬脊膜。局部应用抗生素，缝合切口。病灶腔内放置硅胶管粗、细型各 1 根，其中细的术后注入抗生素溶液，粗的作为引流管，48 小时后拔除，细的可保留 3 ～ 5 天拔除。缩短瘫痪至手术的时间是提高本病疗效的关键。

3. 术后继续应用大剂量抗生素，根据细菌培养及药物敏感试验结果选用抗菌药物。

4. 治愈标准

(1) 局部炎症和硬脊膜外脓肿消除，全身感染征象消退。

(2) 神经系统功能损害征象明显好转或恢复正常。

5. 好转标准为局部炎症病变和周身感染症状消失，但神经功能损害症状仅有好转或无变化，生活尚需照料。

二、硬脊膜下脓肿

硬脊膜下脓肿是化脓菌侵入椎管内硬脊膜与蛛网膜之间的化脓性炎症。

(一) 诊断要点

1. 病史

询问起病急缓，有无全身感染病史，有无高热、寒战及中毒症状。有无腰背部，尤其是病变部疼痛，有无胸腹部感觉异常和束带感觉，双下肢活动及排便、排尿功能情况。

2. 体格检查

检查全身有无感染灶。腰背部有无肿胀、压痛、叩击痛，有无先天性皮窦、脊柱手术或腰椎穿刺史。检查感觉障碍的平面、肢体肌力的等级、肌张力及腱反射情况，有无病理反射，同时测量体温及脉搏。

3. 实验室检查

血白细胞及分类计数、脑脊液白细胞计数及蛋白含量均增高，糖含量降低。行细菌培养及药物敏感试验。

4. 腰椎穿刺

测压力及脑脊液动力学检查呈部分或完全梗阻。

5. 椎管造影

可明确梗阻确切部位，对纵定位及横定位判断提供依据。

6.MRI 检查

可显示病变呈长 T_1、T_2 信号，定位及定性均较准确。

(二) 治疗

1. 全身应用大剂量抗生素。

2. 临床一旦怀疑硬脊膜下脓肿，并经影像证实有占位效应后，应立即行椎管探查，吸除脓液并摘除脓肿。手术野局部应用含抗生素的生理盐水反复冲洗干净。术后放置 8 号导尿管，连续缝合硬脊膜并在其外放置 10 号硅胶管引流，间断缝合各层。

术后经导尿管滴入含抗生素溶液夹闭 2 小时后，再引流之，持续 5 ～ 7 天拔除。而硬脊膜外引流 24 ～ 48 小时即可拔除。

3. 术后继续应用大剂量抗生素，根据细菌培养及药物敏感试验结果选用抗生素，同时应用神经营养药物。

4. 治愈标准

(1) 局部炎症和硬脊膜下脓肿消除，全身感染征象消退。

(2) 神经系统功能损害征象明显好转或恢复正常。

5. 好转标准为局部炎症病变和周身感染症状消失，但神经功能损害症状仅有好转或无变化，生活尚需照料。

三、脊髓内脓肿

化脓菌侵入脊髓内引起脊髓化脓性炎症形成脓肿。致病菌多为葡萄球菌，少数为链球菌、肺炎球菌和大肠杆菌等。

(一) 诊断要点

1. 病史

询问起病缓急，有无脊柱及脊髓损伤史；有无周身化脓性感染史，如肺脓肿、泌尿生殖系感染及心内膜炎等。脊背部有无异常。有无感觉异常、运动障碍和排便、排尿功能障碍等，一般括约肌功能障碍出现较早。

2. 体格检查

注意观看脊背中线上有无异常，尤其是皮窦。脊背部有无压痛，但压痛要比硬脊膜外脓肿轻。检查感觉平面有时出现痛觉及深感觉分离。检查肢体肌力、肌张力、腱反射及病理反射等。同时测体温及脉搏。

3. 实验室检查

血白细胞、分类计数及脑脊液白细胞计数增多，蛋白含量明显增高。同时做细菌培养及药物敏感试验。

4. 腰椎穿刺

测压力正常。脑脊液动力学检查呈部分或完全梗阻。

5. 椎管造影

梗阻平面呈梭形改变，可判明为髓内病变。

6. MRI 检查

已取代脊髓造影成为首选检查。显示脊髓增粗伴水肿，病变呈长 T_1、T_2 信号，增强扫描可见髓内有强化。

(二) 治疗

1. 全身应用大剂量抗生素，同时应用肾上腺皮质激素治疗。

2. 手术切除椎板，切开硬脊膜。脊髓内脓肿部位常肿胀变粗，先用棉片保护好手术野，用针穿刺抽出脓液后于脊髓背侧中线最肿胀处纵行切开充分引流脓腔，并用含抗生素的生理盐水溶液反复冲洗。脓肿腔内留置细软的硅胶管引流，并可在术后经此管注入稀释后的抗生素液，3～5天后可以拔除。硬脊膜不缝合以利减压。于脊髓外内放置中号的硅胶管引流24小时后拔除。

3. 术后继续应用大剂量抗生素、激素和神经营养药物，持续治疗4周左右。

4. 治愈标准

(1) 脓肿消失。

(2) 神经功能损害症状明显好转或恢复正常。

5. 好转标准

(1) 脓肿消失。

(2) 神经功能损害征象有减轻或无变化，生活尚需照顾。

第四节　脊髓蛛网膜炎

脊髓蛛网膜炎主要是蛛网膜的一种慢性炎症过程，致使蛛网膜下隙粘连并形成单个或多发性囊腔，由于脊髓缺血和受压引起脊髓和神经根的损害。

一、诊断要点

1. 病史

询问有无感冒、发热及脑膜炎等周身感染史，有无椎管内注射药物史。注意有无脊柱骨折和脊柱脊髓原有炎性病变。了解起病急缓、病程长短和病程中有无缓解期。有无神经根症状如神经根痛、沿神经根分布区放射或有束带样感觉异常。

2. 体格检查

检查感觉减退或消失区，其感觉障碍上界多无清楚平面，分布零乱，有时出现痛、温觉消失而触觉存在的感觉分离现象。检查肢体肌力、肌张力及腱反射，有无肛门括约肌功能障碍及尿失禁或尿潴留；有无病理反射出现。

3. 实验室检查

血白细胞计数多正常。脑脊液细胞数正常或增多，蛋白含量增高，糖及氯化物多数正常。

4. 腰椎穿刺

测压力多正常或低于正常。脑脊液动力学检查呈部分或完全梗阻。

5. 椎管造影

造影剂在病变部位呈斑点状或片状不规则分布，如有梗阻平面，其边缘亦多不整齐。

6. MRI 检查

炎症早期见脊髓增粗，蛛网膜下隙变窄，经过一段时间后会显示沿椎管长条片状稍长或等 T_1 异常信号，增强扫描时可增强，此为硬膜下积脓形成，晚期脊髓有不同程度的萎缩，蛛网膜粘连、增厚，可见部分患者有小的蛛网膜囊肿。

二、治疗

1. 非手术疗法

(1) 抗生素在疾病开始阶段可以使用。

(2) 碘化钾和烟酸口服，亦可使用激素治疗。

(3) 局部理疗或碘离子透入。

(4) 蛛网膜下隙注入滤过空气或氧气每次 10 ～ 20 mL，每周 2 次，4 ～ 6 次为 1 疗程。

2. 手术治疗用于囊肿型，手术切除囊肿，小心剪开粘连带，但不可强行剥离脊髓，同时行椎管减压。

3. 术后可使用神经营养药物，加强功能锻炼。

第十章 幕下疾病

第一节 听神经瘤

听神经瘤起源于位听神经（耳蜗前庭神经）的鞘膜，不是真正神经瘤；而且绝大多数是起源于位听神经的前庭支的鞘膜，起于耳蜗神经支者极少，所以更准确地应称为前庭神经鞘瘤。该肿瘤为良性肿瘤，尚无恶变报道。大多发生于一侧，少数双侧发病，多为神经纤维瘤病的一个局部表现。听神经瘤是颅内常见的肿瘤之一，占 8%～10%。通常在 30 岁以后出现症状，95% 以上为单侧。

一、病因

听神经瘤多源于第Ⅷ脑神经内耳道段，亦可发自内耳道口神经鞘膜起始处或内耳道底，听神经瘤极少真正发自听神经，而多来自前庭上神经，其次为前庭下神经，一般为单侧，两侧同时发生者较少。

二、临床表现

1. 早期耳部症状

肿瘤体积小时，出现一侧耳鸣、听力减退及眩晕，少数患者时间稍长后出现耳聋。耳鸣可伴有发作性眩晕或恶心、呕吐。

2. 中期面部症状

肿瘤继续增大时，压迫同侧的面神经和三叉神经，出现面肌抽搐及泪腺分泌减少，或有轻度周围性面瘫。三叉神经损害表现为面部麻木、痛、触觉减退、角膜反射减弱、颞肌和咀嚼肌力差或肌萎缩。

3. 晚期小脑脑桥角综合征及后组颅神经症状

肿瘤体积大时，压迫脑干、小脑及后组颅神经，引起交叉性偏瘫及偏身感觉障碍，小脑性共济失调、步态不稳、发音困难、声音嘶哑、吞咽困难、饮食呛咳等。发生脑脊液循环梗阻则有头痛、呕吐、视力减退、视盘水肿或继发性视神经萎缩。

三、诊断要点

1. 早期耳部症状

肿瘤体积小时，多系听神经刺激或轻度压迫征象，如一侧耳鸣、听力减退及眩晕，少数患者时间稍长后出现耳聋。耳鸣常为高音调如蝉鸣或汽笛音，由阵发性转为持续性，可伴有发作性眩晕或恶心、呕吐，有的则表现为类似梅尼埃病的症状。

2. 中期面部症状

肿瘤继续增大时，压迫同侧的面神经和三叉神经，可出现面肌抽搐及泪腺分泌减少，或有轻度面神经周围性瘫痪。三叉神经损害表现为面部麻木及痛、触觉减退和角膜反射减弱、颞肌与咀嚼肌力差或肌萎缩。少数可有三叉神经痛及展神经麻痹的表现。

3. 晚期小脑脑桥角综合征及后组脑神经症状

肿瘤体积大时，压迫脑干、小脑及后组脑神经，引起交叉性偏瘫及偏身感觉障碍，小脑性共济失调、步态不稳、发音困难、声音嘶哑、吞咽困难、进食呛咳等。发生脑脊液循环梗阻则有颅内压增高征象，如头痛、呕吐、视力减退、视盘水肿或继发性视神经萎缩。有慢性枕骨大孔疝，可表现为颈项强直及强迫头位，严重时可发生脑危象，甚至昏迷或呼吸停止。

4. 听力检测

(1) 纯音听阈测定：气导及骨导听阈曲线全频率均降低，高频部分更为降低。Weber 试验患者听阈曲线低于健侧。

(2) 双耳交替响度平衡试验：耳蜗神经病变无复聪现象。

(3) 声音衰退试验：最初用高于患者听阈 5 dB 的持续音，记录能听到声音的最长时间。耳蜗神经病变则需增加至 15 ～ 20 dB，才能保持 60 秒。

(4) 声强微增敏感度试验：耳蜗病变者对声响的微细变化极敏感，辨别的准确性可达到 65% ～ 100%。但传导性耳聋及耳蜗神经病变者则 < 20%。

5. 前庭功能试验

(1) 冷热试验：早期多有前庭功能减退及自发性眼球震颤，有少数听神经瘤患者的对侧前庭功能亦减退，这是由于脑干受压变形、移位而累及对侧前庭核及其传导路径所致。

(2) 前庭神经直流电刺激试验：直流电刺激时，可出现平衡失调与眼球震颤快相总是朝阴极一侧。前庭神经病变者此反应消失。

6. 听觉脑干诱发电位试验

以短声分别刺激双耳，由头皮电极可记录 5 ～ 7 个波。耳蜗后病变时，Ⅰ 波变化不大，Ⅴ 波潜伏期延长，且有波幅降低或消失。

7. 腰椎穿刺检查

晚期病例脑脊液压力增高，蛋白含量亦有增多。

8. 同位素脑扫描

放射性核 (^{99m}Tc)R 闪烁照相扫描，较大的肿瘤阳性率高。

9. 放射学检查

(1) 颅骨 X 线：岩骨平片见内耳道扩大、骨侵蚀或骨质吸收。少数内耳孔无变化。

(2) 椎动脉造影：经股动脉选择性插管行椎动脉造影，对肿瘤体积较大者有诊断意义。额枕位像显示小脑上动脉近侧段向内上移位，基底动脉远段向健侧移位。侧位像上显示小脑上动脉和大脑后动脉近侧段向上抬高，基底动脉远段上抬并朝后移位，若合并小脑扁桃体下疝，则小脑后下动脉向前下移位。

(3) 脑池与脑室造影：小型听神经瘤采用脑池造影，通过碘苯酯阳性对比剂注入腰蛛网膜下隙并变动患者体位和头位，以显示内耳道小的占位病变，诊断价值较高。大型听神经瘤则采用脑室碘剂造影，可显示导水管及第四脑室变形及移位、脑干受压，甚或导水管完全梗阻，第三脑室和侧脑室显著扩大。

(4)CT 及 MRI 扫描：有条件者应首选本检查，对直径大于 1 cm 的早期听神经瘤均可清晰地显示。大型或巨大型肿瘤由注射对比剂增强扫描尚可了解其血运情况，以及肿瘤对周边结构的影响程度等，有利于手术切除。CT 表现为瘤体呈等密度或低密度，少数呈高密度影像。肿瘤多为圆形或不规则形，位于内听道口区，增强效应明显，少数为不均一或周边强化。MRI 见多数肿瘤呈略长 T_1 等 T_1 与长 T_2 信号，在加权像上呈略低或等信号。在 T_2 加权像上呈高信号，囊变区呈更长 T_1 与 T_2 信号。第四脑室受压变形，脑干及小脑亦变形移位。注射 Gd-DT-PA（顺磁剂）后瘤实质部分明显均一强化，囊变区不强化。

四、治疗

1. 外科手术治疗

听神经瘤首选手术治疗，可以完全切除、彻底治愈。如果手术残留，可以考虑辅助 γ 刀治疗。

2. 立体定向放射治疗

近年来，随着显微神经外科及术中神经电生理监测技术的发展，听神经瘤的手术切除率和面神经保留率有了很大的提高，但仍不能忽视手术给患者带来的创伤和术后各种并发症。随着 CT 和 MRI 等影像学技术的发展，使得听神经瘤的定位、定性诊断更加准确，为立体定向放射神经外科在治疗听神经瘤方面的应用提供了保障，使其逐渐成为继显微神经外科手术之外的另一种治疗方法。目前立体定向放射治疗主要的治疗设备有 X 刀、γ 刀、质子刀等，X 刀费用较低、应用方便，但存在机械损耗至定位靶点偏移的缺点；γ 刀定位准确无机械损耗至靶点偏移，但存在着设备费用昂贵、前期准备较长等缺点，因此在选择治疗方案时需根据患者病情及医院自身情况做出个性化选择。目前在立体定向放射治疗听神经瘤的临床研究中，长期随访的肿瘤生长控制率可达 90% 左右，前庭神经保存率 38% ～ 71%，面神经保存率 I ～ II 级（按 House-Brack-man 分级）为 90% ～ 100%。肿瘤控制率高，并发症少，在保留听力、减少面神经损伤方面具有一定优势。然而，立体定向放疗也存在其不容忽视的缺点，如大型肿瘤的放疗效果不确切。因此需严格掌握放疗的指征。

第二节　脊索瘤

脊索瘤起源于胚胎中胚层脊索结构的残余组织，属于颅内较少见的先天性肿瘤，占颅内肿瘤的 0.5% ～ 0.64%。好发于 35 岁左右的中青年，男性发病率高于女性。此种疾病常沿神经轴的部位发生，位于颅内者，多起于蝶骨和枕骨连接区域，如斜坡、鞍区及其附近；位于脊柱内者，多起于骶尾部，其次为颈、胸、腰椎。脊索瘤多为良性；少数为恶性，具有浸润性生长的特点。

肿瘤位于硬膜外，呈结节状或分叶状，灰白色或红褐色，无明显包膜。组织切面见间质为半透明胶冻样物，有的呈鱼肉状，含有骨性结构、囊肿或钙化。瘤体缓慢生长，于斜坡中线部位向前可长至鞍区及颅中窝底，或伸入颅前窝、眶腔及筛窦。向前下侵入蝶窦、鼻腔及咽后部。向颅后窝发展至枕骨大孔区或侧面的小脑脑桥角部位。

显微镜下瘤组织由片状或条索状上皮样细胞构成，其内间以结缔组织。瘤细胞呈长方形或多角形，细胞大小不一。胞核小，染色深，偏于一侧，胞质为空泡状，内含有许多黏液。少数肿瘤细胞密集，胞核大而深染，胞质黏液很少，且有核分裂象，此为恶性脊索瘤，更具有侵蚀性，并可沿蛛网膜下隙播散与转移。

一、流行病学

脊索瘤少见，占原发恶性骨肿瘤的 1%～4%，男性多见。本病于 1894 年被 Ribber 命名，总的发病率为每年 0.5/10 万，约占颅内肿瘤 0.15%，发生在骶管的脊索瘤约占 40%，脊柱其他部位亦可以发生但较少见。本病多发生于婴儿。

二、病因

脊索瘤是由胚胎残留的脊索组织发展而成，是一种先天性肿瘤。

三、发病机制

脊索瘤表现为光滑性结节肿瘤组织为白色半透明胶冻状含大量黏液伴广泛出血时呈暗红色。瘤体边缘常呈分叶状或结节状，表面有一层纤维组织包膜一般不穿破进入邻近脏器。镜下见肿瘤细胞较小，圆形或多角形，胞膜清楚胞质量多红染常见空泡，空泡大者可达到一般细胞体积的几十倍，即所谓"大空泡细胞"。胞核圆形或卵圆形，位于中央。细胞排列成索条状或不规则腺腔样期间为黏液偶见核大深染细胞、多核细胞和核分裂细胞。

脊索瘤可分为两个类型，即经典型和软骨型骶骨侵犯后，向前可侵入盆腔，向后可侵入椎管内，压迫马尾神经根，引起相应部位神经根受损症状。

四、临床表现

脊索瘤多见于 40～60 岁的中、老年人偶见于儿童和青年。肿瘤好发于脊椎两端即颅底与骶椎，前者为 35%，后者为 50%，其他椎骨为 15%。发生在纵轴骨以外者罕见，如椎骨横突、鼻窦骨等。较多以骶尾部疼痛为首发症状。绝大多数椎管内脊索瘤在诊断之前往往经历了相关症状数月至数年。临床症状决定于肿瘤发生的部位：枕蝶部肿瘤可产生头痛、脑神经受压症状（视神经最多见），破坏垂体可有垂体功能障碍向侧方或向下方突出，可在鼻咽部形成肿块，有堵塞鼻腔出现脓血性分泌物。发生在斜坡下端及颅颈交界处者常以头痛、枕部或枕颈交界区域疼痛为常见症状，头部体位改变时可以诱发症状加重；发生在胸椎者肿瘤可侵犯相应部位椎体结构。经过椎间孔突入胸腔破坏肋间神经可引起节段性灼性神经痛，甚至可引发肺部胸膜刺激症状。发生在骶尾部者骶部肿瘤压迫症状出现较晚，常以骶尾部疼痛为主要症状，典型症状是慢性腰腿疼，持续性夜间加重病史可长达 0.5～1 年，肿瘤较大时，肿块向前挤压盆腔脏器压迫骶神经根，引起大小便失控和排尿困难及其下肢与臀部麻木或疼痛，肿块可产生机械性梗阻引起小便障碍和大便秘结。发生在椎管其他部位者，以相应部位局部疼痛为常见症状。

骶管脊索瘤临床上查体时可见骶部饱满，肛诊可触及肿瘤呈圆形光滑有一定弹性。缓慢生长的肿瘤包块多数向前方膨胀生长，临床不易发现，只有在晚期，当肿瘤向后破入臀肌、骶棘肌或皮下才被发现，下腹部也可触及肿块。肛门指诊是早期发现骶骨肿瘤的常规检查，尤其是久治不愈的慢性下腹疼痛患者怀疑有骶骨肿瘤时，肛门指诊尤为重要。

婴儿期沿面、头颅或背部中线发生柔软可压缩的肿块，可有透照性或因哭泣而增大肿块上方可发生黑色毛发束或周围绕以黑色毛发圈的秃发区许多皮肤损害可推断其他脊髓和伴发结构的畸形。脊柱闭合不全的皮肤表现包括凹陷性损害、真皮损害、色素异常性损害、毛发损害、息肉样损害肿瘤、皮下组织和血管损害。

脊索瘤出现转移的有肺部、眼睑及阴茎等。手术治疗骶骨脊索瘤 87 例，5 例出现肺转移同时有盆腔淋巴结转移的 1 例，胫骨脊索瘤 1 例。

并发症：可合并大小便失禁等。

五、诊断

1.病程较长

良性脊索瘤生长缓慢，病程 2～10 年，平均 3 年。恶性者起病较急，病史短。早期症状多表现头痛，程度不一，这是因为肿瘤累及颅底脑膜和三叉神经根所致。

根据肿瘤不同部位。其神经系统症状学表现亦具有特征性。

(1) 鞍区脊索瘤：多可累及视器（如视神经、视交叉及视束）、视丘下部或垂体。可有视力减退、视野缺损或后期发生原发性视神经萎缩。肿瘤巨大的晚期患者常表现视丘下部及垂体功能障碍，如嗜睡、肥胖、精神异常、多饮、多尿及内分泌功能紊乱等。

(2) 鞍旁颅中窝脊索瘤：常累及海绵窦和颅中窝底结构，故 Ⅲ～Ⅵ脑神经障碍多见，部分则有海绵窦综合征。肿瘤突入蝶窦与鼻咽腔时，出现通气不良，且鼻咽部检查发现肿块。突入眶内及颞骨鳞部时，多见局部包块和眼球突出、失明及眼肌麻痹。

(3) 斜坡颅后窝脊索瘤：压迫脑干和邻近脑神经与血管，可表现为 Ⅴ～Ⅵ脑神经功能障碍、小脑脑桥角综合征、真性延髓性麻痹，并可出现眼球震颤、共济失调、强迫性头位及长束体征。

2.头颅 X 线平片

肿瘤部位骨质破坏，如斜坡、鞍区及颅中窝底等较广泛骨质改变，有的于骨缺损区见到肿瘤影，多伴有斑点状或片状钙化。

3.脑血管造影

位于鞍区的肿瘤可见颈内动脉虹吸部向外侧移位，大脑前动脉水平段向上抬高。在鞍旁者见颈内动脉海绵窦段上移，大脑中动脉起始段及水平段亦有上抬。斜坡区肿瘤则见基底动脉向后或向侧方移位。肿瘤晚期动脉像有染色。

4.脑室造影

常可做出肿瘤定位诊断，如鞍区肿瘤见第三脑室前部上移及充盈缺损，颞角外移；颅中窝偏一侧者，中线结构向对侧偏移，同侧颞角上抬；斜坡区向小脑脑桥角发展的肿瘤，见第三脑室后部上移，导水管及第四脑室向后移位或出现导水管及第四脑室侧移。晚期肿瘤常有导水管梗阻，第三脑室和侧脑室明显扩大。

5.CT 及 MRI 扫描

CT 片上可见颅底区圆形或不规则形高密度影或混杂密度影像，可有钙化，少数可见瘤中心部囊变或出血、鞍池消失，脑干与第四脑室后移。骨窗可见鞍背、后床突、岩骨、斜坡及中颅窝底骨质破坏，多数增强效应不明显，少数呈轻度均一强化征象。MRI 病变信号高低不一，但一般在 T_1 加权像上为低信号，T_2 加权像上呈高信号，增强效应明显。

瘤内囊变区呈更长 T_1 与更长 T_2 信号，出血灶呈高信号，钙化呈无信号或散在性结节状等信号。并能清晰地显示肿瘤侵犯周边结构的情况，这对根治性手术很有帮助。

六、治疗

中线性肿块需进行放射线拍片检查并请神经外科医生会诊以免活检或手术切除时损伤中枢神经系统。随着外科技术的进步、提高，对骶骨脊索瘤已能成功地进行手术切除，多数患者能获得治愈，因此骶骨脊索瘤的治疗中外科切除是主要的治疗方法。根治性手术切除在治疗脊索瘤过程中起主要作用，肿瘤部位决定手术入路。没有一种手术入路适用于所有脊索瘤患者。颅颈交界区脊索瘤可通过侧方、前方或后方入路获得适当的切除，骶管脊索瘤主要通过后方入路，由于盆腔结构复杂血供丰富，肿瘤呈浸润性难以全切。除骶 3 以下肿瘤切除时，可保留骶 3 神经，术后可保留排尿及射精功能。侵及骶 1 者可行全骶骨切除，人工骨盆置换术中对盆腔大血管一定要仔细保护，并防止术中大出血引起失血性休克。按照 Enneking 外科分期骶骨脊索瘤多数属 IB，手术在骶骨肿瘤的侧面、背面和下面的正常组织中进行剥离显露，在前面行间隙分离，并用纱布填塞止血和隔离，以保护正常组织在切除肿瘤时少受污染。分块切除肿瘤，从肿瘤中游离骶神经，对肿瘤上方骨壳进行搜刮，术后复发明显减少。

保留骶 12 神经有 50% 患者出现大小便失禁。笔者的经验是保留骶 1、2、3 神经有 90% 以上的患者获得正常大小便功能和双下肢功能。骶 4、5 神经丧失会引起会阴部暂时性感觉障碍，部分男性患者有暂时的性功能障碍。一侧有骶 1、2、3 神经损害术后出现的大小便功能障碍在 2～4 个月后恢复。

骶骨肿瘤血运极丰富，外科切除因手术大、显露难、出血多、危险性大、并发症多、病死率高，过去常被视为禁区。在不断探索中认识到骶骨肿瘤全切术是一个抢救性手术必须有充分准备才能进行。

在过去骶骨肿瘤不能手术切除的年代，放疗有止痛、控制肿瘤发展的作用。术后小剂量放疗对杀灭残存肿瘤细胞是有用的。

单纯以手术治疗很难治愈脊索瘤。因为起源于骨的肿瘤，通常就排除了全切除的可能性，即使在肿瘤根治性切除后肿瘤复发率仍很高。术前对脊索瘤的上述特征应该充分考虑以便拟定适宜的手术方案。平均来看，在第一次手术治疗及放疗后 2～3 年便产生第一次复发，虽然有极少数作者报道脊索瘤术后最短者 1 个月内即可以复发，究其主要原因，可能与残余的微小肿瘤进行性生长有关。

术后放疗常有不同的结果。对于分块切除肿瘤或非根治性切除者，绝大多数术后需辅以放疗，然而脊索瘤对放疗不敏感，因此术后放疗的理想剂量一直是临床敏感的话题。Phillip 和 Newman 认为放射剂量大于 6000 rad，效果较好。Higginbotham 推崇剂量为 6500～7000 rad。然而，某些研究者认为，高剂量放疗和生存期长短之间无相关性。尽管文献报道不同，但如使用常规外照射放疗时剂量一般选择至少 5000 rad

在脊索瘤切除后，尽早进行 CT 或 MRI 检查，以证实肿瘤切除程度与是否有肿瘤残余，对于拟定术后辅以放疗与否或定期随访有重要指导价值。

第三节 颅骨胆脂瘤

骨胆脂瘤又名表皮样囊肿、珍珠瘤。此病少见，起源于异位的外胚叶组织，也可以是外伤后的结果。

一、病理

有完整的包膜，且常与颅骨及硬脑膜粘连，囊壁薄，囊内物呈牙膏样或糜粥状。镜下：囊壁由复层鳞状上皮和一层结缔组织构成，内为上皮碎屑，角化细胞及大量的闪烁发光的胆固醇结晶。

二、临床表现

多见于青壮年，常见于额骨，其次为顶、枕骨。局部肿物逐渐增大，可伴胀痛，多无神经系统体征。若向内侵犯及硬膜、脑组织时，可出现癫痫和颅内压增高的症状。有时头皮局部窦道形成，可发生感染，易误诊为脑脓肿。

三、辅助检查

颅骨 X 线或 CT，可见局部为低的骨质破坏区，圆形或不规则形，边缘锐利，周围有明显的骨质强化带。

四、诊断

根据头颅局灶隆起及 X 线或 CT 改变，本病诊断不难，但需与脑膜瘤等疾病鉴别，确诊依赖于病理学检查。

五、治疗

一经发现，力争全切除，包括受累之硬膜。全切困难时，则在残留囊壁上涂以 75% 乙醇或 10% 的甲醛溶液，亦可电灼。术中应注意，以免内容物污染蛛网膜下隙，致术后发生胆固醇肉芽瘤性脑膜炎。

第四节　脊髓室管膜瘤

脊髓室管膜瘤是一种常见的脊髓神经胶质瘤，占髓内肿瘤的 50%～60%，多发生在青壮年，男女发病率大致相同。肢体乏力、麻木、感觉迟钝和过敏、疼痛、膀胱直肠功能障碍是其主要的临床表现。

一、病理

脊髓室管膜瘤起源于脊髓中央管的室管膜细胞或退变的终丝，沿中心管向脊髓两端长轴生长。肿瘤在脊髓内沿脊髓纵轴膨胀性生长，可累及多个脊髓节段，多呈梭形。颈胸脊髓室管膜瘤的发生率明显高于下部脊髓、圆锥和终丝室管膜瘤。肿瘤呈灰红色，质地较软，血运不丰富。肿瘤与脊髓组织常有明显分界。多数为实质性，少数可有囊性变。

肿瘤细胞密集呈梭形，可见有管腔样排列或乳头状排列，或呈菊花状结构。若肿瘤细胞出现核分裂和瘤巨细胞，血管丰富，内皮细胞和外膜细胞增生，有出血、坏死等表现，即为恶性室管膜瘤或室管膜母细胞瘤。

按组织学类型的不同，室管膜瘤分为五型：细胞型、乳头状型、上皮型、透明细胞型和混合型。位于脊髓内的室管膜瘤多为典型的细胞型及上皮型。脊髓下段室管膜瘤以乳头状为主，而脊髓上段室管膜瘤以上皮型及细胞型为主。

二、临床表现

病程一般较长，早期症状多不明显。首发症状多表现为肿瘤部位相应肢体麻木、乏力，根性疼痛少见。感觉障碍多为自上而下发展，感觉平面不明显。常有不同程度的感觉分离现象。自主神经功能障碍出现较早，早期为小便潴留，受累平面以下皮肤菲薄、汗少。晚期小便失禁，易发生压疮。

三、辅助检查

（一）腰椎穿刺及脑脊液检查

压颈试验多表现为不完全梗阻。脑脊液检查淋巴细胞轻度增多，脑脊液蛋白定量轻度增高。

（二）CT

在没有 MRI 的条件下，CT 是诊断脊髓室管膜瘤的优先选择检查。主要表现为脊髓中央区边界清楚的稍低或等密度的占位性病变，呈轻、中度均匀强化。

（三）MRI

在平扫 MRI 的 T_1 加权像上，大部分肿瘤呈等或低信号，T_2 加权像上呈略高或高信号，50% 以上呈明显均匀强化，有囊性变或出血者，呈不均匀强化。脊髓室管膜瘤的特征性 MRI 表现有以下表现。

(1) 脊髓中央长香肠形占位性病变。

(2) 强化后肿瘤边界及轮廓更加清楚。

(3) 83% 肿瘤一端或两端可见囊腔，与肿瘤相关的脊髓囊腔，特别是上颈段囊腔延伸至延髓（锥体交叉以上），造成第四脑室底部上抬，是上颈段脊髓室管膜瘤特征性表现。

(4) 终丝室管膜瘤合并有椎间孔扩大，肿瘤边界清楚。

四、诊断

凡出现肢体感觉和运动障碍伴感觉分离现象，感觉障碍由上而下发展者，应考虑髓内肿瘤的可能，及时行 MRI 检查，以明确诊断。

五、治疗

（一）手术治疗

早期手术切除是治疗脊髓室管膜瘤最有效的方法。由于肿瘤与脊髓组织常有明显的界限，所以，借助显微神经外科技术可使大多数的脊髓室管膜瘤达到全切除而又不显著加重症状。由于手术效果与术前神经功能状态呈正相关关系，因此，一旦确诊，应尽早手术。

手术时应注意下列情况。

(1) 正中切开脊髓，尽量避免牵拉脊髓。

(2) 吸引器的吸力不能太大，双极电凝的功率不能太高，电凝的时间不能太久，并且尽量减少电凝止血。

(3) 囊性变者，先穿刺放液，然后分离切除，应力争完整切除肿瘤。

(4) 缝合软膜、硬脊膜、椎板，复位固定。

(5) 马尾部的巨大室管膜瘤，由于肿瘤与马尾神经粘连明显，应分块切除。

(6) 避免误伤脊髓前动脉。

(7) 恶性室管膜瘤可行大部切除减压。

（二）放射治疗

手术已经完全切除的良性室管膜瘤，手术后不再推荐放疗；对于未能全切除的良性室管膜瘤及恶性室管膜瘤术后要进行放射治疗。

六、预后

患者的预后与术前神经功能状态及肿瘤的部位、性质、长度、直径以及治疗方法和切除程度等因素有关。肿瘤能否全切与瘤体大小关系不大，主要取决于肿瘤与脊髓的粘连程度。良性室管膜瘤，若能完全切除，很少复发，一般不需要放疗，可获得良好效果；若不能全切除，复发不可避免，应辅以放疗。恶性室管膜瘤经大部切除减压加术后放疗或化疗，也可获得不错的效果。90%～100% 良性室管膜瘤手术后神经功能障碍能得到满意的恢复，但大部分患者留有不同程度的感觉障碍，运动障碍无明显加重。

第五节 血管网织细胞瘤

血管网织细胞瘤起源于中胚层残余的原始血管胚胎细胞，为颅内较常见的一种血管性肿瘤，约占颅内肿瘤的 2.4%，各年龄均可发病，但以青壮年较多见，男性发病率高。肿瘤属良性，且具有遗传因素，有许多文献报道在同一家族中有多人患本病。此类患者可能合并视网膜血管瘤、胰腺、肾脏及肝脏多发性囊肿，称之为 Lindau 病。

一、病因

血管网织细胞瘤有家族病史者占 4%～20%，病因不清，2000 年 WHO 将其归为来源未明肿瘤。由于本病常并发视网膜血管瘤、胰腺囊肿、嗜铬细胞瘤等，而这些病变均来源于中胚层，且具有家族倾向，因此认为它具有遗传因素。Oertelt 等认为约有 5% 的病例有家族史，为常染色体显性遗传，男女具有相同的外显率。VHL 病的基因位于染色体 3 p25-p26，邻近 3 p13-p14，后者在纯家族性肾细胞癌中包含染色体易位。

血管网织细胞瘤有囊性与实性两种，囊肿型占 60%～90%，实质型占 10%～40%。来源于血管周围的间叶组织，属中胚叶的细胞残余。

二、临床表现

自出现症状至就诊时间数周至数年不等，多数在 1 年以内。小脑肿瘤因易压迫阻塞第四脑室，一般病程较短。个别的肿瘤发生出血时，症状可突然加重。

大部分患者有头痛、呕吐及视盘水肿等颅内压增高症状。常见视盘水肿日久致视力减退。小脑肿瘤大多有眼球震颤及共济失调，走路不稳、亦常有头晕、复视，少数有强迫头位、听力减退，9～11 颅神经麻痹，轻偏瘫及偏侧感觉障碍，大脑半球肿瘤依所在部位可有不同程度偏瘫、偏侧感觉障碍、偏盲等。

少数患者有红细胞增多症，血红蛋白亦相应增多。周围血象红细胞可达 $6 \times 10^9/L$，血红蛋白可达 220 g/L。肿瘤切除后红细胞增多在 2 周至 1 个月内逐渐恢复正常。

三、诊断要点

1.病程长短不一

从症状出现至就诊时间由数周到数年不等，实质性者病程较长，囊肿型者病程较短。小脑肿瘤常向第四脑室伸展，容易阻塞脑脊液循环通路而早期出现症状，瘤内出血或发生蛛网膜下隙出血时，症状常突然加重，甚至迅速恶化死亡。

2.颅内压增高征象

肿瘤引起梗阻性脑积水时，常表现头痛、呕吐、视力减退、视盘水肿，病程较长者多有视神经萎缩。

3.局灶性神经症状

位于大脑半球的肿瘤常有癫痫发作、偏瘫、偏身感觉障碍、精神异常或同向偏盲等。小脑肿瘤常表现为眩晕、眼球震颤、共济失调或强迫头位。瘤内出血破入蛛网膜下隙，多有急性意识障碍及瞳孔变化，并有脑膜刺激征。

4.实验室检查

血液中红细胞明显增多 (可达 7×10^{12}/L) 及血红蛋白增高 (可达 24 g/L)。肿瘤切除后，红细胞和血红蛋白可恢复正常，若复查再次升高，可能预示肿瘤有复发。病情突然加重出现蛛网膜下隙出血时，经腰椎穿刺检查脑脊液含血，且压力增高。

上述红细胞显著增多现象，据研究发现为肿瘤内或囊液中具有红细胞生成因子，故出现 K 细胞增多。

5.脑室造影与脑血管造影

根据脑室造影及脑血管造影结果可做出肿瘤定位诊断。后者多行选择性血管造影，可见肿瘤病理性血管网，供应动脉和引流静脉粗大，晚期动脉像见有肿瘤染色。对肿瘤定位与定性诊断有重要帮助。

6.CT 及 MRI 检查

CT 见囊性型者于小脑半球呈低密度影，边界清楚，周围有轻度水肿，第四脑室受压、变形及移位。导水管以上梗阻性脑积水，瘤结节明显强化。实质型者呈略高密度或等密度，境界清楚，结节形或分叶状，周围水肿明显，瘤体有增强效应。坏死型呈混杂不均匀密度，可有厚薄不均环状强化。MRI 见囊性型呈长 T_1 与长 T_2 信号，在 T_1 加权像上瘤结节呈相对高信号，在 T_2 加权像上呈相对低信号，瘤结节与脑组织等信号。实质型者呈略长 T_1、T_2 信号，结节状或分叶状，周围明显水肿，瘤体明显增强效应，且瘤内或瘤周可见葡形状供血动脉或引流血管影，快速血流呈流空黑影，慢速血流呈高信号影。

四、治疗

1.手术切除选择

适宜的手术入路，一般可达全切效果。如小脑肿瘤多采取枕下中线切口入路，有囊变者先穿刺探查，然后切开囊壁吸除液体。肿瘤的实体呈结节状，血运丰富，瘤周有多根较粗的供应动脉和引流静脉，应逐一电凝切断，这样可缩小肿瘤体积。细心分离并牵起肿瘤，使之与周围组织脱离关系，最后完整切除。若肿瘤位于脑干部位，操作时应特别谨慎，以防脑干和脑神经损伤。

2.肿瘤不能全切除者，术后可行放射治疗，如直线加速器、γ刀或 X 刀立体定向放射外科。肿瘤对放射线较敏感，放疗后效果满意。

第十一章 功能性神经外科

第一节 帕金森病

一、定义

帕金森病（PD）是一种常见的神经系统变性疾病，老年人多见，平均发病年龄为 60 岁左右，40 岁以下起病的青年帕金森病较少见。我国 65 岁以上人群 PD 的患病率大约是 1.7%。大部分帕金森病患者为散发病例，仅有不到 10% 的患者有家族史。帕金森病最主要的病理改变是中脑黑质多巴胺 (DA) 能神经元的变性死亡，由此而引起纹状体 DA 含量显著性减少而致病。导致这一病理改变的确切病因目前仍不清楚，遗传因素、环境因素、年龄老化、氧化应激等均可能参与 PD 多巴胺能神经元的变性死亡过程。

二、诊断

（一）病史

根据典型的临床症状和体征可初步诊断为帕金森病。临床上患者出现静止性震颤、肌僵直、运动减少及自主神经和精神症状即可做出初步诊断。

（二）临床表现

起病隐袭，进展缓慢。首发症状通常是一侧肢体的震颤或活动笨拙，进而累及对侧肢体。临床上主要表现为静止性震颤、运动迟缓、肌强直和姿势步态障碍。近年来人们越来越多的注意到抑郁、便秘和睡眠障碍等非运动症状也是帕金森病患者常见的主诉，它们对患者生活质量的影响甚至超过运动症状。

1. 静止性震颤

约 70% 的患者以震颤为首发症状，多始于一侧上肢远端，静止时出现或明显，随意运动时减轻或停止，精神紧张时加剧，入睡后消失。手部静止性震颤在行走时加重。典型的表现是频率为 4 ~ 6 Hz 的"搓丸样"震颤。部分患者可合并姿势性震颤。患者典型的主诉为："我的一只手经常抖动，越是放着不动越抖得厉害，干活拿东西的时候反倒不抖了。遇到生人或激动的时候也抖得厉害，睡着了就不抖了。"

2. 肌强直

检查者活动患者的肢体、颈部或躯干时可觉察到有明显的阻力，这种阻力的增加呈现各方向均匀一致的特点，类似弯曲软铅管的感觉，故称为"铅管样强直"。患者合并有肢体震颤时，可在均匀阻力中出现断续停顿，如转动齿轮，故称"齿轮样强直"患者典型的主诉为"我的肢体发僵发硬。"在疾病的早期，有时肌强直不易察觉到，此时可让患者主动活动一侧肢体，被动活动的患侧肢体肌张力会增加。

3. 运动迟缓

运动迟缓指动作变慢，始动困难，主动运动丧失。患者的运动幅度会减少，尤其是重复运动时。根据受累部位的不同运动迟缓可表现在多个方面。面部表情动作减少，瞬目减少称为面具脸。说话声音单调低沉、吐字不清。写字可变慢变小，称为"小写征"。洗漱、穿衣和其他精细动作可变的笨拙、不灵活。行走的速度变慢，常曳行，手臂摆动幅度会逐渐减少甚至消失。步距变小。因不能主动吞咽至唾液不能咽下而出现流涎。夜间可出现翻身困难。在疾病的早期，患者常常将运动迟缓误认为是无力，且常因一侧肢体的酸胀无力而误诊为脑血管疾病或颈椎病。因此，当患者缓慢出现一侧肢体的无力，且伴有肌张力的增高时应警惕帕金森病的可能。早期患者的典型主诉为："我最近发现自己的右手（或左手）不得劲，不如以前利落，写字不像以前那么漂亮了，打鸡蛋的时候觉得右手不听使唤，不如另一只手灵活。走路的时候觉得右腿（或左腿）发沉，似乎有点拖拉。"

4. 姿势步态障碍

姿势反射消失往往在疾病的中晚期出现，患者不易维持身体的平衡，稍不平整的路面即有可能跌倒。患者典型的主诉为："我很怕自己一个人走路，别人稍一碰我或路上有个小石子都能把我绊倒，最近我摔了好几次了，以至于我现在走路很小心。"姿势反射可通过后拉试验来检测。检查者站在患者的背后，嘱患者做好准备后牵拉其双肩。正常人能在后退一步之内恢复正常直立。而姿势反射消失的患者往往要后退三步以上或是需人搀扶才能直立。PD 患者行走时常常会越走越快，不易至步，称为慌张步态。患者典型的主诉为："我经常越走越快，止不住步。"晚期帕金森病患者可出现冻结现象，表现为行走时突然出现短暂的不能迈步，双足似乎粘在地上，须停顿数秒钟后才能再继续前行或无法再次启动。冻结现象常见于开始行走时（始动困难），转身，接近目标时，或担心不能越过已知的障碍物时，如穿过旋转门。患者典型的主诉为："起身刚要走路时常要停顿几秒才能走得起来，有时候走着走着突然就迈不开步了，尤其是在转弯或是看见前面有东西挡着路的时候。"

5. 非运动症状

帕金森病患者除了震颤和行动迟缓等运动症状外，还可出现情绪低落、焦虑、睡眠障碍、认知障碍等非运动症状。疲劳感也是帕金森病常见的非运动症状。患者典型的主诉为："我感觉身体很疲乏，无力；睡眠差，经常睡不着；大便费劲，好几天一次；情绪不好，总是高兴不起来；记性差，脑子反应慢。"

（三）辅助检查

1. 实验室检查

(1) 脑脊液检查：常规指标正常，仅多巴胺的代谢产物高香草醛酸和 5-羟色胺的代谢产物 5-羟吲哚醋酸含量降低。

(2) 尿常规检查：尿中多巴胺及其代谢产物高香草醛酸含量亦降低。

2. 头颅 CT 与 MRI

头颅 CT 表现为普遍性脑萎缩，有时可见基底核钙化。MRI 显示脑室扩大等脑萎缩表现，T_2 加权像在基底核区与脑白质内常见多发斑点状高信号影。尽管 MRI 可以直接或间接准确地显示脑内一些帕金森病手术相关靶点，但由于个体差异、解剖变异等影响，单独应用影像定位靶点坐标将产生一定的误差，MRI 只是提供解剖学的定位参考，最终的靶点确定必须经由术中的电生理确定，以实现定位的个体化。

3.SPECT 检查

有两种显像方法，即通过多巴胺受体 (DAR) 的功能显像，早期采用多巴制剂治疗的患者，病变对侧脑 DARD2 上调；通过多巴胺转运蛋白 (DAT) 功能显像，DAT 含量与 PD 的严重程度正相关，早期 PD 患者基底核区 DAT 数量明显减少。

4.PET 功能影像

正电子发射断层扫描 (PET) 可用于：①对 PD 进行早期诊断，可作为高危人群的早期诊断；②可作为评价病情严重程度的客观指标；③了解药物治疗效果；④鉴别原发 PD 和某些继发性 PD。

（四）帕金森病 Hoehn&Yahr 分级法

该量表将疾病演变过程分为五个阶段，简单使用，对患者的进展认识有很大帮助 (表 11-1)。

表 11-1　帕金森病 Hoehn&Yahr 分级法

分级	临床表现
一级	只是一侧症状，轻度功能障碍
二级	两侧和躯干症状，姿势反射正常
三级	轻度姿势反射障碍，日常生活还可自理，劳动能力丧失
四级	明显姿势反射障碍，日常生活和劳动能力丧失，可起立，稍可步行
五级	需他人帮助起床，限于轮椅生活

总之，凡中老年发病，具有静止性震颤、肌僵直、运动迟缓和姿势反应异常四项中两项以上，而找不到确切病因者即可诊断。左旋多巴试验反应可协助诊断。试验室检查无特异性，CT 和 MRI 无明确诊断价值，PET 有助于和其他变性疾病鉴别。

三、治疗

帕金森病应强调综合治疗，包括药物治疗、理疗、水疗、医疗体育、日常生活调整和外科手术等。

（一）用药原则

应根据病情个体化用药；用药量应是取得满意疗效的最小剂量；不宜多种抗 PD 药联合应用或突然停药；左旋多巴类药物用于Ⅲ～Ⅴ级患者，不用于Ⅰ～Ⅱ级患者。

（二）常用药物

(1) 抗胆碱能药，可抑制乙酰胆碱作用，相应提高多巴胺的效应，还有抗副交感神经、解痉、镇静作用。代表药物有苯海素，2 ～ 4 mg，3 次 / 日；东莨菪碱 0.2 mg，3 次 / 日。抗组胺药，具有镇静、抗乙酰胆碱能作用，对震颤麻痹有效。苯海拉明，25 mg，3 次 / 日；异丙嗪，25 mg，3 次 / 日。

(2) 多巴胺替代疗法，左旋多巴，从小剂量开始，125 ～ 250 mg，3 次 / 日，每 3 ～ 5 天增加 250 mg，常用剂量 3 g/d，最大量 5 ～ 8 g/d。对震颤、僵直、运动减少均有效，总有效率为 80%。

(3) 多巴胺能增强剂，与多巴胺合用可减少多巴胺剂量。如苄丝肼，与左旋多巴以 1：4

混合称为美多巴。其他还有卡比多巴、息宁控释片等。

(4) 多巴胺受体激动剂，如溴隐亭 20 ～ 100 mg/d，通常剂量为 25 ～ 45 mg/d。

(5) 其他，还有多巴胺释放促进剂、单胺氧化酶抑制 –B 型、儿茶酚 – 氧位 – 甲基转移酶抑制剂。

(三) 手术治疗

1. 帕金森病的立体定向治疗

目前公认丘脑腹中间核治疗帕金森病有效率达 80% ～ 90%。破坏此核前部 (Voa 与 Vop 核团) 对僵直有效，后部 (Vim 核团) 对震颤效果最好。Vim 核团是目前治疗 PD 定向毁损的最主要靶区。

(1) 手术适应证：长期药物治疗无效；疾病进行性缓慢性发展已超过 3 年以上；工作和生活能力受到明显限制，Hoehn&Yahr 分级为 Ⅱ～Ⅳ级患者。

(2) 手术禁忌证：年老体弱不能耐受手术者；严重关节挛缩；患者有明显的精神障碍；严重的心、肝、肾疾病，及高血压、脑动脉硬化患者。

(3) 手术方法：术前进行头颅 CT 或 MRI 检查，利用其进行导向，计算出靶点在框架上的 X、Y、Z 坐标值，利用立体定向仪定向装置准确地将手术器械、微电极或毁损电极送到靶点。进行毁损前应核对靶点位置准确无误，对靶点区先进行 43℃～ 45℃的可逆性毁损，如无感觉运动障碍即可将温度升至 70℃～ 75℃，作用 60 ～ 100 秒。如临床检查达到预期效果，则拔除电极，拆除定向仪。如效果不佳，则需调整个坐标值，再次进行靶点核对、毁损，直至效果满意方可结束手术。但是，帕金森病的立体定向治疗术后 1 ～ 2 年约有 60% 的患者可复发，2 次毁损副作用大，疗效不佳，双侧症状患者实施两侧手术后常可致残。

2. γ 刀治疗帕金森病

γ 刀治疗 PD 是通过立体定向放射外科原理，对上述靶点进行毁损从而达到治疗目的。对于因服用抗凝药物或身体虚弱或患脑血管病而不能接受手术的 PD 患者，γ 刀是替代手术的唯一方法。目前该治疗方法仍属探索阶段，其疗效仍需进一步观察验证。放射后脑水肿是主要的术后并发症，可引起严重的症状和体征，给予脱水治疗症状会逐渐消失。

3. 深部脑刺激术 (DBS) 治疗帕金森病

此技术自 1987 年开始应用，近十年来逐步发展，并被普遍应用，其真正的机制尚不清楚。应用慢性丘脑刺激治疗帕金森病，目前多数学者以丘脑腹中间核中的 Vim 核团或 Gpi 核团、STN 核团为靶点。手术适应证、禁忌证和手术步骤与立体定向毁损术相同。此外，下列情况也属手术禁忌：应用心脏起搏器的患者；有免疫缺陷的患者；患者情绪易紧张或不愿接受此方法者。

DBS 治疗帕金森病具有可逆性和可调性的优点，极大地提高了治疗的安全性，减少了副作用的发生。但因此套刺激器价格昂贵，电池寿命有限等原因，该治疗在我国目前难以推广普及。

此外，其他方法还有神经细胞脑内移植治疗帕金森病，以及转基因治疗，这些方法均为帕金森病的治疗提供了新的有效途径。

第二节 神经血管压迫综合征

一、迷走舌咽神经痛

舌咽神经痛是一种出现于舌咽神经分部区域的阵发性剧痛。疼痛性质与三叉神经痛很相似，亦分为原发性和继发性两大类。疼痛发生在一侧舌根、咽喉、扁桃体、耳根部及下颌后部，有时以耳根部疼痛为主要表现。男性病例多于女性病例，通常在 40 岁以后发病。

可能为神经脱髓鞘变引起舌咽神经的传入冲动与迷走神经之间发生"短路"的结果。也可见于颈静脉孔区、颅底、鼻咽部、扁桃体等的肿瘤，局部蛛网膜炎或动脉瘤，这些称为继发性舌咽神经痛。近年来显微血管外科的发展，发现有些患者舌咽神经受椎动脉或小脑后下动脉的压迫。

迷走舌咽神经痛的初期治疗与三叉神经痛相同，且效果较好。但终因疼痛复发及严重的药物副作用，最后总仍需行手术治疗。手术方法包括开颅后硬膜下切断舌咽神经和迷走神经上部，第Ⅸ、Ⅹ对脑神经的微血管减压术，以及经皮静脉孔颅外神经部射频神经损毁术。

手术方式的选择应根据术中探查具体情况而定：①如有明确责任血管压迫 REZ 时应行 MVD；②如无责任血管压迫 REZ 时应行根丝切断术；③如果责任血管压迫不明确或虽有明确血管压迫但由于各种原因无法做到满意充分减压时，则行 MVD+ 根丝切断术。

二、面肌痉挛 (FS)

(一) 概述

由于面肌痉挛的初期症状为眼睑跳动，民间又有"左眼跳财，右眼跳灾"之称，所以一般不会引起人们的重视，经过一段时间发展成为面肌痉挛，连动到嘴角，严重的连带颈部。面肌痉挛可以分为两种：一种是原发性面肌痉挛，一种是继发性面肌痉挛，即面瘫后遗症产生的面肌痉挛。两种类型可以从症状上区分出来。原发型的面肌痉挛，在静止状态下也可发生，痉挛数分钟后缓解，不受控制；面瘫后遗症产生的面肌痉挛，只在做眨眼、抬眉等动作产生。

(二) 临床分级 (Cohen)

按 Cohen 等制定的痉挛强度分级。

0 级：无痉挛；

1 级：外部刺激引起瞬目增多或面肌轻度颤动；

2 级：眼睑、面肌自发轻微颤动，无功能障碍；

3 级：痉挛明显，有轻微功能障碍；

4 级：严重痉挛和功能障碍，如患者因不能持续睁眼而无法看书，独自行走困难。神经系统检查除面部肌肉阵发性的抽搐外，无其他阳性体征。少数患者于病程晚期可伴有患侧面肌轻度瘫痪。

(三) 诊断

(1) 根据典型临床表现可对面肌痉挛进行初步诊断。面肌痉挛发作时面部各种异常运动都与相关的肌肉有关，可依据临床表现对痉挛肌肉进行解剖学定位。

(2) 临床表现：原发性面肌痉挛多数在中年以后发病，女性较多。病程初期多为一侧眼轮匝肌阵发性不自主的抽搐，逐渐缓慢扩展至一侧面部的其他面肌，口角肌肉的抽搐最易为人注意，严重者甚至可累及同侧的颈阔肌，但额肌较少累及。抽搐的程度轻重不等，为阵发性、快速、不规律的抽搐。初起抽搐较轻，持续仅几秒，以后逐渐延长可为数分钟或更长，而间歇时间逐渐缩短，抽搐逐渐频繁加重。严重者呈强直性，致同侧眼不能睁开，口角向同侧歪斜，无法说话，常因疲倦、精神紧张、自主运动而加剧，但不能自行模仿或控制其发作。一次抽搐短则数秒，长至十余分钟，间歇期长短不定，患者感到心烦意乱，无法工作或学习，严重影响着患者的身心健康。入眠后多数抽搐停止。双侧面肌痉挛者甚少见。若有，往往是两侧先后起病，多一侧抽搐停止后，另一侧再发作，而且抽搐一侧轻另一侧轻重，双侧同时发病、同时抽搐者未见报道。少数患者于抽搐时伴有面部轻度疼痛，个别病例可伴有同侧头痛、耳鸣。

(3) 辅助检查：磁共振血管成像对面肌痉挛的病因诊断有独特价值，在对感兴趣区进行轴位扫描时应仔细确定扫描板块下界位置，有利于兴趣区内的血管呈现流动相关增强，而不受板块上缘血管对比度减少的饱和效应影响。

三维体积扫描磁共振血管成像 (3 D-TOF) 是面肌痉挛病因诊断最理想的影像学检查，可清晰显示脑干、面神经与压迫血管的界面，有利于病因诊断，有助于术者明确压迫血管的起始、走行和压迫类型，提供手术依据，有助于手术方案的制订。面肌痉挛肌电图改变主要是病侧肌肉在松弛时出现自发性的动作电位爆发。肌电图描记可以确认哪些面肌参与痉挛活动，哪些是主要的，哪些是次要的，哪些是静息的，还可发现那些未曾怀疑过的肌肉，从而有利于制订治疗方案。

(四) 治疗

1. 药物治疗

除苯妥英钠或卡马西平等药对一些轻型患者可能有效外，一般中枢镇静药、抑制剂和激素等均无显著疗效。

2. 中医针灸

面肌痉挛最好不要针灸，因为此病本身就怕刺激，有时针灸反而会加重病情，有的人当时见效，日后复发起来反而会厉害。另外服用卡马西平或苯妥英钠这些抗镇定抗癫痫药物只控制，而且长期服用副作用也很大，依赖性也比较强。可以服些 B_1、B_{12}，但收效甚微。

3. 注射肉毒毒素

在一定程度上可控制面肌痉挛，一般打一针最长能控制一年，长时间注射会产生抗药性，而且因 A 型肉毒毒素可麻痹面部的神经造成人为的面瘫，所以当时打完面肌痉挛会控制。但长时间注射的患者或多或少都会有面瘫的症状。

4. 手术治疗

(1) 面神经干压榨和分支切断术：在局部麻醉下，于茎乳孔下切口，找出神经主干，用血管钳压榨神经干，压榨力量应适当控制，轻则将于短期内复发，重则遗留永久性面瘫。如将远侧分支找出，在电刺激下找出主要产生痉挛的责任神经支，进行选择性切断，效果虽较压榨术好，但术后仍要发生轻度面瘫，1 ～ 2 年后亦有复发，现已很少采用。

(2) 面神经减压术：即将面神经出颅之骨管磨开减压，系 1953 年首先由 Proud 所采用。在局部麻醉下凿开乳突，用电钻将面神经的水平垂直段骨管完全磨去，纵行切开神经鞘膜，使神经纤维得以减压。1972 年 Pulec 认为，单纯乳突内减压范围太小，应同时将内听道顶部和迷路段全部磨开减压。手术中也曾发现神经有病理改变如神经水肿、弥漫性肥厚和神经鞘纤维性收缩等与病因相矛盾的现象，但手术后确实有些患者得到治愈。1965 年 Cawthorne 曾报道 13 例手术并未发现任何异常。减压术较复杂，尤其全段减压术不仅难度大，而且有一定危险。所谓疗效是否因手术中创面神经所致，并非减压之效，也值得商榷。

(3) 面神经垂直段梳理术：1965 年 Scoville 采用，将垂直段面神经骨管磨开后，用纤刀将垂直段纵行剖开 1 cm，并在其间隔以硅胶薄膜，其目的是切断交叉的神经纤维，以减少异常冲动传导，缺点是很难确切地达到既不明显面瘫又不出现痉挛的程度。

(4) 微血管减压术：1967 年，美国 Jennatta 教授首创微血管减压术治疗面肌痉挛。是目前国际上神经外科常用的根治 HFS 的方法。具体方法是：全身麻醉下，采用耳后发际内直切口，术中在显微镜下观察桥小脑角区面听神经与周围血管的解剖关系，仔细寻找压迫面神经的血管袢，确认责任血管 (即压迫面神经致临床症状的血管) 后松解此处的蛛网膜小梁与神经、血管的粘连，确认血管与面神经根部之间充分游离后插入合适大小的 Teflon 垫片。如果术中发现明确责任血管，则对可能压迫神经的血管进行处理，实行减压术。

三、三叉神经痛

(一) 概述

三叉神经痛是最常见的脑神经疾病，以一侧面部三叉神经分布区内反复发作的阵发性剧烈痛为主要表现，国内统计的发病率 52.2/10 万，女性略多于男性，发病率可随年龄而增长。三叉神经痛多发生于中老年人，右侧多于左侧。该病的特点是：在头面部三叉神经分布区域内，发病骤发、骤停、闪电样、刀割样、烧灼样、顽固性、难以忍受的剧烈性疼痛。说话、洗脸、刷牙或微风拂面，甚至走路时都会导致阵发性时的剧烈疼痛。疼痛历时数秒或数分钟，疼痛呈周期性发作，发作间歇期同正常人一样。

(二) 诊断

1.病史及症状

常无预兆骤然出现的闪电式、短暂而剧烈的疼痛。如电灼样、针刺样、刀割样或撕裂样剧痛。患者常以手掌或毛巾紧按病侧面部或用力摩擦面部，以期减轻疼痛。严重者伴有面部肌肉反射性抽搐，口角牵向一侧，并有面部发红、结膜充血、流泪、流涎等症状，又称 "痛性抽搐"。每次发作仅持续数秒到 1 ~ 2 分钟即骤然停止，间歇期一切如常，发作频度可数日一次，或数分钟一次。

2.体检发现

神经系统检查多无阳性体征，但可有以下发现。

(1) 扳机点：患者面部三叉神经分布范围的某个区域内特别敏感，稍加触发即可引起疼痛发作，以上下唇、鼻翼、颊部等常见，故称此区域为"扳机点"。

(2) 患者因痛而不洗脸、刷牙、进食，致面部、口腔卫生极差，精神抑郁、情绪消极。

(3) 由于痛时经常摩擦面部皮肤致患侧面部皮肤粗糙，眉毛稀少或缺如。初起患者多疑为牙痛而误拔牙齿。

3. 辅助检查

原发性三叉神经痛辅助检查多无异常，继发性三叉神经痛、腰椎穿刺 CSF 可有异常，必要时内听道 X 线摄片，头颅 CT 或 MRI 检查。

4. 鉴别

三叉神经痛常需与三叉神经炎、牙痛、舌咽神经痛等相鉴别。

(三) 治疗

继发性三叉神经痛应针对病因进行治疗。原发性三叉神经痛的治疗分为保守治疗和手术治疗。

1. 保守治疗

原发性三叉神经痛首选药物为卡马西平，初始剂量 0.1 g，2 次 / 日，每天增加 0.1 g，直到疼痛消失，在逐渐减量至最小有效剂量维持。卡马西平可单独使用，也可与苯妥英钠、氯硝西泮等联合应用。如各种药物治疗无效，可行三叉神经局部封闭术。即将药物注射于神经分支或半月节上，阻断其传导，获得一段时间的止痛效果，常用的药物为乙醇、热水、酚等。

2. 手术治疗

对于药物治疗与封闭治疗无效，且长期反复发作的患者，可考虑手术治疗。常用术式有以下种。

(1) 经皮选择性半月神经节射频热凝术：三叉神经痛患者初始治疗首选卡马西平，而约 75% 的患者药物治疗不能获得长期缓解，主要因为疼痛复发或药物的毒副作用，此类患者宜行此类手术。此术式的机制为传导痛觉得 A-D 类及 C 类神经纤维的复合动作电位在较低温度下比传导触觉得 A- 和 A- 类神经纤维易受到阻止。其最为常见副作用为感觉异常，此外还有运动麻痹、单纯带状疱疹、三叉神经痛复发等。

(2) 三叉神经微血管减压术 (MVD)：由于 85% 以上的三叉神经痛患者存在血管压迫三叉神经根，压迫血管可以是动脉或是静脉，因此，如能用手术的方法将压迫神经的血管从三叉神经根部移开，疼痛则会消失，这就是微血管减压术。

手术适应证：正规药物治疗，效果不佳或疗效明显减退者；药物过敏或严重副作用不能耐受者；疼痛严重影响工作、生活、学习者；其他手术后三叉神经痛复发者。

微血管减压术治疗三叉神经痛的临床有效率为 90% ～ 98%，但也存在 5% ～ 10% 的复发率。国内学者研究表明，神经受压程度、压迫血管类型、手术方式、病程的长短、术前症状是否典型和所压迫的血管是影响预后的主要因素。术中有时找不到肯定的压迫血管，或血管与神经粘连不易分开，或必须牺牲供应脑桥的动脉分支，或神经被多发性硬化斑或脑桥固有静脉压迫时，应改行三叉神经感觉根部分切断术。

(3) 其他：其他手术还有三叉神经感觉根切断术、三叉半月神经节后根甘油毁损。其中三叉神经感觉根切断术为治疗三叉神经痛经典的外科治疗术式，常用的有颞下硬膜外入路、颞下硬膜内入路和后颅凹枕下入路。随着立体定向放射外科的发展，刀除用于颅内肿瘤、血管畸形的治疗外，还用于治疗三叉神经痛。γ 刀治疗对于大多数三叉神经痛患者有显著疗效，并能提高患者的生存质量。疼痛持续减轻，或暂时减轻的患者生存质量均提高。但是，长期随访发现复发率较高，故需进行再次 γ 刀治疗，并优化治疗技术和患者选择。

第十二章 脊髓疾病

第一节 急性脊髓损伤

急性脊髓损伤分为：闭合性脊髓损伤、脊髓火器伤、脊髓钝器伤。闭合性脊髓损伤是由于暴力直接或间接作用于脊柱并引起骨折或脱位，造成脊髓、马尾受压损伤。脊髓火器伤是由枪弹或弹片造成的脊髓开放性损伤。

一、临床表现

1.闭合性脊髓损伤

伤后立即出现损伤水平以下运动、感觉和括约肌功能障碍，脊柱骨折的部位可有后突畸形，伴有胸、腹脏器伤者，可有休克等表现。

(1) 神经系统表现

1) 脊髓震荡：不完全性神经功能障碍，持续数分钟至数小时后恢复正常。

2) 脊髓休克：损伤水平以下感觉完全消失，肢体迟缓性瘫痪、尿潴留、大便失禁、生理反射消失、病理反射阴性，一般 24 小时后恢复。完全渡过休克期需 2～4 周。

3) 完全性损伤：休克期过后表现为肌张力增高，腱反射亢进，出现病理反射，无自主运动，感觉完全消失等。

4) 不完全性损伤：可在休克期过后，亦可在伤后立即表现为感觉、运动和括约肌功能的部分丧失，病理征可阳性。

(2) 常见特殊类型的不完全损伤

1)Brown-Sequon 综合征，即脊髓半侧损害综合征。

2) 脊髓前部综合征。

3) 脊髓中央损伤综合征。

2. 脊髓火器伤

(1) 伤口情况：多位于胸段，其次位于腰、颈段及骶段，伤口污染较重，可有脑脊液或脊髓组织流出。

(2) 脊髓损伤特征：呈完全或不完全性、进行性或非进行性运动，感觉和括约肌功能障碍，截瘫平面可高出数个脊髓节段。

(3) 合并伤：颈部可伴有大血管、气管和食管损伤；胸、腹部有半数合并血胸、气胸、腹腔内脏损伤和腹膜后血肿。因此，休克发生率高。

3. 脊髓刀器损伤

(1) 伤口几乎均在身体背侧，1/3 在中线处或近中线处。

(2) 脑脊液漏：4%～6% 有伤口脑脊液漏，多在 2 周内停止。

(3) 神经系统症状：不完全损伤 70%，表现为典型或不典型 Brown-Sequard 综合征，有动脉损伤者，症状多较严重，损伤平面以下可因交感神经麻痹，血管扩张而致体温升高。

(4) 合并损伤：多伴有其他脏器的损伤。

二、诊断

1.X 线检查

脊柱损伤的水平和脱位情况，较大骨折位置及子弹或弹片在椎管内的滞留位置及有无骨折，并根据脊椎骨受损位置估计脊椎受损的程度。

2.CT

可显示骨折部位，有无椎管内血肿。

3.MRI

可清楚显示脊髓损伤的程度、性质、范围，出血的部位及外伤性脊髓空洞。

4.肌力

由于脊柱及脊髓疾病会造成脊髓或马尾神经受损则表现为肌力下降。

0 级：肌肉完全不收缩。

Ⅰ级：肌肉收缩但无肢体运动。

Ⅱ级：肢体可在床面做自主移动，但不能克服地心引力的动作。

Ⅲ级：能做克服地心引力的随意运动。

Ⅳ级：能做抵抗外加阻力的运动，但比正常肌力弱。

Ⅴ级：正常肌力。

Ⅰ级为完全性瘫，Ⅱ～Ⅲ级为不完全性瘫，Ⅳ级为轻瘫，Ⅴ为正常。

三、治疗

1.闭合性脊髓损伤的治疗原则

早治疗、综合治疗、复位、固定解除压迫，防止并发症和进行康复训练。

2.非手术治疗

颅骨牵引、颈胸支架、手法整复、姿势复位。

3.药物治疗

大剂量的甲泼尼龙、20% 甘露醇，防止脊髓水肿及继发性损伤。

4.手术治疗

切开复位和固定、椎板切除、脊髓前后减压术。

5.脊髓火器伤、脊髓刀器伤的治疗原则

先处理合并伤，积极抗休克，早期大剂量应用抗生素，TAT 预防破伤风感染，及早实施清创术，必要时行椎板切除术。

第二节　脊髓空洞症

脊髓空洞症是一种慢性进行性的脊髓变性疾病，是由于不同原因导致在脊髓中央管附近或后角底部有胶质增生或空洞形成的疾病。空洞常见于颈段，某些病例，空洞向上扩展到延髓和脑桥（称之为延髓空洞症），或向下延伸至胸髓甚至腰髓。由于空洞侵及周围的神经组织而引起受损节段的分离性感觉障碍、下运动神经元瘫痪，以及长传导束动能障碍与营养障碍。

一、病因和发病机制

脊髓空洞症与延髓空洞症的病因和发病机制目前尚未完全明确，概括起来有以下4种学说。

（一）脑脊液动力学异常

早在1965年，由Gardner等人认为由于第四脑室出口区先天异常，使正常脑脊液循环受阻，从而使得由脉络膜丛的收缩搏动产生的脑脊液压力搏动波通过第四脑室向下不断冲击，导致脊髓中央管逐渐扩大，最终形成空洞。支持这一学说的证据是脊髓空洞症常伴发颅颈交界畸形。其他影响正常脑脊液循环的病损，如第四脑室顶部四周软脑膜的粘连也可伴发脊髓空洞症。通过手术解决颅颈交界处先天性病变后，脊髓空洞症所引起的某些症状可以获得改善。但是这种理论不能解释某些无第四脑室出口处阻塞或无颅颈交界畸形的脊髓空洞症，也不能解释空洞与中央管之间并无相互连接的病例。也有人认为传送到脊髓的搏动压力波太小，难以形成空洞。因此，他们认为空洞的形成是由于压力的影响，脑脊液从蛛网膜下隙沿着血管周围间隙（Virchow-Robin间隙）或其他软脊膜下通道进入脊髓内所造成。

（二）先天发育异常

由于胚胎期神经管闭合不全或脊髓中央管形成障碍，在脊髓实质内残留的胚胎上皮细胞缺血、坏死而形成空洞。支持这一学说的证据是脊髓空洞症常伴发其他先天性异常，如颈肋、脊柱后侧突、脊椎裂、脑积水、Klippel-Feil二联征（两个以上颈椎先天性融合）、先天性延髓下疝（Arnol-Chiari畸形）、弓形足等。临床方面也不断有家族发病的报道。但该学说的一个最大缺陷在于空洞壁上从未发现过胚胎组织，故难以形成定论。

（三）血液循环异常

该学说认为脊髓空洞症是继发于血管畸形、脊髓肿瘤囊性变、脊髓损伤、脊髓炎伴中央软化、蛛网膜炎等而发生的。引起脊髓血液循环异常，产生髓内组织缺血、坏死、液化，形成空洞。

（四）继发于其他疾病

临床上屡有报道，脊髓空洞症继发于脊柱或脊髓外伤、脊髓内肿瘤、脊髓蛛网膜炎、脊髓炎以及脑膜炎等疾病。因脊髓中央区是脊髓前后动脉的交界区，侧支循环差，外伤后该区易坏死软化形成空洞，常由受伤部的脊髓中央区（后柱的腹侧，后角的内后方）起始并向上延伸。脊髓内肿瘤囊性变可造成脊髓空洞症。继发性脊髓蛛网膜炎患者，可能由于炎症粘连、局部缺血和脑脊液循环障碍，脑脊液从蛛网膜下隙沿血管周围间隙进入脊髓内，使中央管扩大形成空洞。脊髓炎时由于炎症区脱髓鞘、软化、坏死，严重时坏死区有空洞形成。

目前，多数学者认为脊（延）髓空洞症不是单一病因所造成的一个独立病种，而是由多种致病因素造成的综合征。

二、病理

空洞较大时病变节段的脊髓外形可增大，但软膜并不增厚。空洞内有清亮液体填充，其成分多与脑脊液相似。有的空洞内含黄色液体，其蛋白增高，连续切片观察，空洞最常见于颈膨大，常向胸髓扩展，腰髓较少受累。偶见多发空洞，但互不相通。典型的颈膨大空洞多先累及灰质前连合，然后向后角扩展，呈"U"字形分布。可对称或不对称地侵及前角，继而压迫脊髓白质。空洞在各平面的范围可不相同，组织学改变在空洞形成早期，其囊壁常不规则，有蜕变的神经胶质和神经组织。如空洞形成较久，其周围有胶质增生及肥大星形细胞，形成致密的囊壁 (1～2 mm 厚，部分有薄层胶原组织包绕)。当空洞与中央管交通时，部分空洞内壁可见室管膜细胞覆盖。

空洞亦可发生在延髓，通常呈纵裂状，有时仅为胶质瘢痕而无空洞。延髓空洞有下列 3 种类型：①裂隙从第四脑室底部舌下神经核外侧向前侧方伸展，破坏三叉神经脊束核、孤束核及其纤维；②裂隙从第四脑室中缝扩展，累及内侧纵束；③空洞发生在锥体和下橄榄核之间，破坏舌下神经纤维。上述改变以①、②型多见，③型罕见。延髓空洞多为单侧，伸入脑桥者较多，伸入中脑者罕见。延髓空洞尚可侵犯网状结构，第 X、XI，XII脑神经及核，前庭神经下核至内侧纵束的纤维，脊髓丘系以及锥体束等。

脑桥空洞常位于顶盖区，可侵犯第 VI、VII脑神经核和中央顶盖束。

Barnett 等根据脊髓空洞症的病理改变及可能机制，将其分为 4 型。

1. 脊髓空洞伴孟氏孔阻塞和中央管扩大。

(1) 伴 I 型 Chiari 畸形。

(2) 伴颅后窝囊肿、肿瘤、蛛网膜炎等造成孟氏孔阻塞。

2. 脊髓空洞不伴孟氏孔阻塞 (自发型)。

3. 继发性脊髓空洞：脊髓肿瘤 (常为髓内)、脊髓外伤、脊蛛网膜炎、硬脊膜炎、脊髓压迫致继发性脊髓软化。

4. 真性脊髓积水，常伴脑积水。

三、临床表现

发病年龄通常为 20～30 岁，偶尔发生于儿童期或成年以后，文献中最小年龄为 3 岁，最大为 70 岁。男性与女性比例为 3：1。

(一) 脊髓空洞症

病程进行缓慢，最早出现的症状常呈节段性分布，首先影响上肢。当空洞逐渐扩大时，由于压力或胶质增生的作用，脊髓白质内的长传导束也被累及，在空洞水平以下出现传导束型功能障碍。两个阶段之间可以间隔数年。

(1) 感觉症状：由于空洞时常始于中央管背侧灰质的一侧或双侧后角底部，最早症状常是单侧的痛、温觉障碍。如病变累及前连合时可有双侧的手部、臂部尺侧或一部分颈部、胸部的痛、温觉丧失，而触觉及深感觉完整或相对地正常，称为分离性感觉障碍。患者常在手部发生灼伤或刺、割伤后才发现痛、温觉的缺损。以后痛、温觉丧失范围可以扩大到两侧上肢、胸、背部，呈短上衣样分布。如向上影响到三叉丘脑束交叉处，可以造成面部痛、温觉减退或消失，包括角膜反射消失。许多患者在痛、温觉消失区域内有自发性的中枢痛。晚期后柱及脊髓丘脑束也被累及，造成病变水平以下痛、温、触觉及深感觉的感觉异常及不同程度的障碍。

(2) 运动障碍：前角细胞受累后，手部小肌肉及前臂尺侧肌肉萎缩，软弱无力，且可有肌束颤动，逐渐累及上肢其他肌肉、肩胛肌以及一部分肋间肌。腱反射及肌张力减低。以后在空洞水平以下出现锥体束征、肌张力增高及腱反射亢进、腹壁反射消失、Babinskin 征呈阳性。空洞内如果发生出血，病情可突然恶化。空洞如果在腰骶部，则在下肢部位出现上述的运动及感觉症状。

(3) 营养性障碍及其他症状：关节的痛觉缺失引起关节磨损、萎缩和畸形，关节肿大，活动度增加，运动时有摩擦音而无痛觉，称为夏科 (Charcot) 关节。在镇痛区域，表皮的烫伤及其他损伤可以造成顽固性溃疡及瘢痕形成。如果皮下组织增厚、肿胀及异样发软，伴有局部溃疡及感觉缺失时，甚至指、趾末端发生无痛性坏死、脱失，称为 Mervan 综合征。颈胸段病变损害交感神经通路时，可产生颈交感神经麻痹 (Horner) 综合征。病损节段可有出汗功能障碍，出汗过多或出汗减少。晚期可以有神经源性膀胱以及大便失禁现象。其他如脊柱侧突、后突畸形、脊柱裂、弓形足等亦属常见。

(二) 延髓空洞症

由于延髓空洞常不对称，症状和体征通常为单侧型。累及疑核可造成吞咽困难及呐吃、软腭与咽喉肌无力、悬雍垂偏斜；舌下神经核受影响时造成伸舌偏向患侧，同侧舌肌萎缩伴有肌束颤动；如面神经核被累及时可出现下运动神经元型面瘫；三叉神经下行束受累时造成同侧面部感觉呈中枢型痛、温觉障碍；累及内侧弓状纤维则出现半身触觉、深感觉缺失；如果前庭小脑通路被阻断可引起眩晕，可能伴有步态不稳及眼球震颤；有时也可能出现其他长传导束征象，但后者常与脊髓空洞症同时存在。

四、诊断

(一) 病史及症状

多见于 20～30 岁青年，男女之比为 3∶2。因体表浅感觉分离，患者常发生指端灼、割、刺伤无痛感而就诊，随病情发展渐出现手部肌肉萎缩，下肢出现上运动神经元性瘫痪。

(二) 体检发现

1. 感觉障碍

空洞部位脊髓支配区域浅感觉分离：痛、温觉丧失，触觉存在。病变平面以下束性感觉障碍。

2. 运动障碍

因脊髓前角细胞受累，手部小肌肉骨间肌、鱼际肌及前臂尺侧肌萎缩和束颤，严重萎缩时呈爪样手。随病变发展可出现上肢其他肌肉及肩胛带肌、肋间肌萎缩。病变平面以下表现为上运动神经元瘫，肌张力增高，腱反射亢进，病理征阳性。

3. 自主神经功能障碍

因脊髓侧角受损，致皮肤营养障碍，如皮肤增厚、指端发紫、肿胀、顽固性溃疡、多汗或无汗。下颈段侧角受累，可出现 Horner 征。

4. 约 20% 的患者发生关节损害

由于关节痛觉缺失，常因磨损破坏引起脱钙，活动异常而无痛感称 Charcot 关节。病变累及延髓可出现延髓性麻痹。部分患者常合并脊柱侧弯、弓形足、颅底凹陷、脑积水等。

(三) 辅助检查

1. 腰椎穿刺脑脊液压力及成分早期多正常，后期蛋白可增高。

2. 椎管脊髓碘水造影可见脊髓增宽。

3. 脊髓 CT 或 MRI 可助确诊，尤其是 MRI 可排除骨质影响，不需注射造影剂，即可清晰显示空洞的部位、形态、长度范围，是目前诊断脊髓空洞症的最佳方法。

五、鉴别诊断

本病应与下列疾病鉴别：

（一）脊髓肿瘤

脊髓髓外与髓内肿瘤都可以造成局限性肌萎缩以及节段性感觉障碍，在肿瘤病例中脊髓灰质内的星形细胞瘤或室管膜瘤分泌出蛋白性液体积聚在肿瘤上，下方使脊髓的直径加宽，脊柱后柱侧突及神经系统症状可以类似脊髓空洞症，尤其是位于下颈髓部位有时难以鉴别，但肿瘤病例病程进展较快，根痛常见，营养障碍少见，早期脑脊液中蛋白有所增高，可以与本病相区别，对疑难病例 CT、MRI 可鉴别。

（二）颈椎骨关节病

可以造成上肢肌肉萎缩以及长束征象，但根痛常见，病变水平明显的节段性感觉障碍是少见的，颈椎摄片，必要时做脊髓造影以及颈椎 CT 或 MRI 有助于证实诊断。

（三）颈肋

可以造成手部小肌肉局限性萎缩以及感觉障碍，伴有或不伴有锁骨下动脉受压的证据，而且由于在脊髓空洞症中常伴有颈肋，诊断上可以发生混淆，不过颈肋造成的感觉障碍通常局限于手及前臂的尺侧部位，触觉障碍较痛觉障碍更为严重，上臂腱反射不受影响，而且没有长束征，当能做出鉴别，颈椎摄片也有助于建立诊断。

（四）尺神经麻痹

可产生骨间肌及中间两个蚓状肌的局限性萎缩，但感觉障碍相对的比较轻微而局限，触觉及痛觉一样受累，在肘后部位的神经通常有压痛。

（五）麻风

可以引起感觉消失、上肢肌肉萎缩、手指溃疡，但有正中、尺及桡神经及臂丛神经干的增粗，躯干上可以有散在的脱色素斑。

（六）梅毒

可以在两方面疑似脊髓空洞症，在少见的增殖性硬脊膜炎中，可以出现上肢感觉障碍，萎缩以及无力和下肢锥体束征，但脊髓造影可以显示蛛网膜下隙阻塞，而且病程进展也较脊髓空洞症更为迅速，脊髓的梅毒瘤可以表现出髓内肿瘤的征象，不过病程的进展性破坏迅速而且梅毒血清反应阳性。

（七）肌萎缩性侧索硬化症

不容易与脊髓空洞症相混淆，因为它不引起感觉异常或感觉缺失。

（八）穿刺伤或骨折移位

有时可引起髓内出血，聚集在与脊髓空洞症相同的脊髓平面内，但损伤病史及 X 线中的脊椎损伤证据均足以提供鉴别的依据。

六、治疗

（一）手术方法

临床表现逐渐加重，无手术禁忌证。

(1) 有脑积水并颅压高者，先行侧脑室－腹腔分流术。

(2) 后颅窝枕下减压术 (如 Chiari 畸形)，根据小脑扁桃体下疝情况决定打开椎板范围，切开硬脑膜，在手术显微镜下于脊髓后正中沟切开，缓解脊髓积水状态，如小脑扁桃体下疝明显，可在软膜下切除部分扁桃体，其后行环—枕部硬脑膜减张修补。

(3) 分流：对无明显环枕骨畸形及小脑扁桃体下疝者 (如外伤性)，可于病变相应部位 (空洞下段) 行椎管内探查及空洞 – 蛛网膜下隙分流术 (不能用于蛛网膜炎的患者)。

(4) 脊髓空洞上口栓塞术：后颅窝减压术后，栓部填塞肌肉或 Teflon 棉片。

(二) 保守治疗

由于自然病史变化大，少数病例有自发停止，故对无运动功能减退的局限性脊髓空洞患者，建议进行保守治疗。

第三节 椎管内肿瘤

椎管内肿瘤亦称脊髓肿瘤，是指生长于脊髓及与之相连接的组织如神经根、硬脊膜、脂肪和血管等的原发性或继发性肿瘤。起源于脊髓的肿瘤远较颅内肿瘤少见，仅占成人和儿童中枢神经系统原发肿瘤的 10%，是压迫性脊髓病的重要原因之一。根据病变部位脊髓肿瘤分为髓内 (10%) 和髓外 (90%) 两种，髓外肿瘤又分为髓外硬膜内和硬膜外肿瘤；根据肿瘤的原发部位分为脊髓原发肿瘤和脊髓转移瘤。室管膜瘤是髓内肿瘤的最常见类型，其次是各种类型的神经胶质瘤。髓外肿瘤中相对常见的类型是良性的神经纤维瘤和脊膜瘤；转移癌、淋巴瘤和骨髓瘤常位于硬膜外。

一、脊膜瘤

脊膜瘤起源于蛛网膜内皮细胞或硬脊膜的纤维细胞，是一种良性脊髓肿瘤。脊膜瘤可发生于任何年龄组，但绝大多数发生在 50 ~ 70 岁年龄组。75% ~ 85% 发生于女性，大约 80% 发生在胸段脊髓。脊膜瘤生长较缓慢，早期症状多不明显，故一般病史较长。常见的首发症状是肿瘤所在部位相应的肢体麻木，其次是乏力。

(一) 流行病学

1. 年龄

脊膜瘤多发于 40 ~ 70 岁，平均发病年龄较其他脊髓肿瘤为大，15 岁以下少见。

2. 性别

大量病例统计分析表明，脊膜瘤不同于其他脊髓肿瘤，存在明显的性别差异，从临床收集的病例数分析，女性要多得多。而脑膜瘤虽也存在性别差异。但没有脊膜瘤那么悬殊。

3. 发病率

脊膜瘤的发病率远较脑膜瘤低，脊膜瘤约占椎管内肿瘤的比例，国内平均为 14.06%，国外平均为 25%(张福林)，而椎管内肿瘤的发病率为每年 0.9 ~ 2.5/10 万。

4. 病损部位

绝大多数脊膜瘤位于硬膜下髓外，与硬膜关系密切。在肿瘤的发生发展过程中，可先后累及齿状韧带、脊神经根、蛛网膜及脊髓。单独的硬膜外脊膜瘤少见，约占脊膜瘤总数的8%(Becker，1965)，多由硬膜下髓外肿瘤向硬膜外发展而来。有少数脊膜瘤的生长方式类似于神经鞘瘤，经椎间孔长向椎旁，形成哑铃状脊膜瘤，约占脊膜瘤总数的 6.1%(Arseni 和 Ionesco，1958)，4.6%(Becker，1965)。而在枕大孔上下，由颅后窝长向颈段椎管的脑脊膜瘤或由颈段椎管长向颅后窝的脊膜脑膜瘤是一类特殊的哑铃状肿瘤，有人将其归于"枕大孔区肿瘤"，具有特殊的临床表现和体征。髓内脊膜瘤罕见。

脊膜瘤还有异于脑膜瘤的生物学特性，即其一般不引起邻近椎骨的骨质增生，可能原因是硬脊膜与椎骨之间隔有脂肪、静脉丛和脊神经根，不像硬脑膜与颅骨内板之间关系紧密。脊膜瘤可见于所有脊椎节段，但69.7%集中在胸段，余下部分多位于颈段 (21.8%)，腰骶部脊膜瘤少见 (8.5%)，而且较其他脊椎节段脊膜瘤更易恶变 (Boctor，1963)；就单个椎体而言，脊膜瘤好发于 C3、C4、T1、T3、T6、T7、T8。

就肿瘤与脊髓的相对关系而言，根据其与齿状韧带、脊神经根关系，肿瘤与脊髓的位置关系有：①背侧，脊髓后与两脊神经后根之间；②背外侧，齿状韧带与脊神经后根之间；③腹外侧，脊神经前根与齿状韧带之间；④腹侧，脊髓前与两脊神经前根之间。了解肿瘤与脊髓的位置关系有助于确定最合适的手术入路，降低脊髓与脊神经意外受损的可能性。

(二) 病因与发病机制

脊膜瘤发生的确切原因尚不清楚，可能与以下几方面有关。

1. 遗传

有人提出胚胎发育不良假说，即肿瘤发生于异位的胚胎细胞。在神经系统肿瘤中除极少数如多发性神经纤维瘤病 (vonRecklinghausen 综合征) 外，此假说得不到更多的支持。虽然 Dumanski 提出人类第 22 条染色体上一个位点的缺失与脊 (脑) 膜瘤的发生有关，但多数人认为此瘤的发生与遗传无关。

2. 激素

国内外大量统计资料表明，脑 (脊) 膜瘤多发于女性，其与男性之比，国内报道为 1：0.92，国外报道为 1：0.79，提示肿瘤的发生与雌激素有关，人们已在肿瘤组织中发现有雌激素受体及黄体酮受体，临床也发现妊娠期肿瘤生长加快，并积累了很多脑 (脊) 膜瘤合并有子宫肌瘤、乳腺癌或卵巢癌的病例。

3. 物理及化学因素

物理因素中，头部外伤与脑膜瘤的关系常被提及，但对此致病因素的判定及肿瘤发生的机制存有不同意见。Ewing 和 Zulch 提出，要断定外伤为致瘤因素，必须满足：①患者伤前完全正常；②外伤足以导致器质性脑损伤；③肿瘤发生于受伤处；④外伤与肿瘤间隔足够长；⑤肿瘤得到病理证实。在大宗病例调查中，确实发现有符合上述条件者，但外伤是否导致脊膜瘤发生尚未见报道。其他物理及化学因素中，有报道射线、微波、慢性炎症、危险职业 (如橡胶、石化行业) 可能诱发脑膜恶性肿瘤，但与脊膜瘤发生的因果关系难以确定。

(三) 病理

1. 大体观

脊膜瘤外形多为半球状或球状，与硬脊膜紧密粘连，一般局限于椎管内生长，小至针头大小，多因其他原因而被偶然发现。产生临床症状的约有蚕豆大小，有些肿瘤呈指状，蔓延数个脊髓节段，更大肿瘤多见于上颈段与腰骶段，因此两段椎管较其他节段宽大。还有一类少见的脊膜瘤，主要沿硬脊膜呈地毯样生长，临床称之为片状脊膜瘤。

脊膜瘤游离面光整，多呈结节状（片状脊膜瘤表面可呈绒毛状或颗粒状），有完整包膜，与脊髓和脊神经分界清楚，有时表面可见到迂曲血管或钙化斑块。不同类型的脊膜瘤有色泽、质地的细胞成分为主，血管丰富，有囊变、坏死的质地较软，纤维成分多，有钙化的质地较硬。肿瘤切面呈灰白或粉红色，有多种形态，有的有螺纹，或有发自与硬膜黏着区的放射状纤维纹；有的质软易碎，均匀一致；有的质硬，有沙砾样小的钙化颗粒；有的有大片钙化或骨、软骨组织；有的有片状奶酪样区域；有的有囊变。片状脊膜瘤的边界不清，向邻近组织浸润，质软脆，瘤内出血、坏死灶多。

2. 镜下观察

脊膜瘤与脑膜瘤一样，组织形态虽复杂，但基本由蛛网膜细胞、成纤维细胞、胶原纤维、血管和沙粒体构成。

蛛网膜细胞以多种形态存在于瘤组织中，分为以下几种。

(1) 合体细胞：也称脑膜上皮细胞，胞质丰富，边界不清，细胞间似有间桥样结构。

(2) 梭形细胞：也称成纤维细胞，呈长梭形，束状排列，核为细杆状。

(3) 过渡细胞：形态介于上两者之间，聚集形成洋葱皮样结构。

这三种细胞在电镜下观察，均为蛛网膜细胞，胞膜间有桥粒、半桥粒结构，胞质丰富，细胞间交错形成微漩涡结构，细胞内除微丝外，少有其他细胞器。

结合临床实际，脊膜瘤分为以下几种。

(1) 脑膜上皮细胞型（合体型）：瘤细胞核较大，呈圆形，染色淡，核中有胞质性假包涵体和中间透亮、围以染色质的核内窗，核仁小而不明显，胞质均匀，细胞边界不清，紧密排列；细胞间质不多，但将肿瘤分隔成形状、大小不等的小叶，小叶内可出现玻璃样变。

(2) 成纤维细胞型（脑膜成纤维细胞型）：瘤细胞核及胞体均呈细长梭形，彼此交织或呈漩涡样排列，细胞间有大量网状纤维和胶质纤维，有时有沙粒小体。

(3) 过渡型（内皮纤维型、原始型、脑膜组织 II 型）：为上两型的混合，瘤细胞呈漩涡状排列，中心常有一小血管或玻璃样变的胶原，钙盐沉积形成的沙粒小体。

(4) 砂粒型：脊膜瘤大多属于此型，瘤组织内有许多沙粒小体。

(5) 血管瘤型：瘤内有较多大小不一，分化良好的血管，多数血管壁明显增厚和玻璃样变。肿瘤的组织结构呈巢状的内皮细胞型或过渡型，有散在巨核细胞、微囊和钙化灶。

(6) 血管母细胞型：细胞十分丰富，细胞边界不清，胞质内有类脂颗粒，偶见核分裂象。

(四) 临床表现

脊膜瘤生长缓慢，除非发生瘤内出血或囊性变等使其体积短期内明显增大，临床主要表现为慢性进行性脊髓压迫症状，导致受压平面以下的肢体运动、感觉、反射、括约肌功能及皮肤营养障碍，由于脊髓的代偿机制，症状可以表现为波动性，但总的趋势是逐渐恶化。脊膜瘤的早期症状不具有特征性，也不明显，多为相应部位不适感，和（或）非持续性的轻微疼痛，不足以引起重视，即或就医，亦可能被误诊为胸膜炎、心绞痛、胆囊炎等内科疾病，或是关节炎、神经根炎、骨质增生、腰肌劳损、坐骨神经痛等，一般给予对症处理也可缓解，从而延误治疗。

1. 分期

病情的演变大致可分为 3 期。

(1) 神经根痛期

如脊膜瘤发生部位邻近脊神经根，在未压迫脊髓之前即可因压迫、刺激造成神经根痛，疼痛局限于受累神经根支配区，常被描述为电击样、切割样、针刺样、牵拉样疼痛，可因用力、咳嗽、喷嚏、大便等加剧，或具有强迫体位。这种不适常为阵发性，但间隙期相应神经根支配区也有麻木、针刺、蚁走、虫爬样感觉异常。随着神经根受压时间的延长及肿瘤的增大，该神经根的传导功能受损，并可能伴有邻近神经根的受累，出现相应支配区的感觉减退或消失，肌肉乏力、肌束颤动等，但神经根痛并非是脊膜瘤的特征表现，也并非见于所有患者，相当一部分脊膜瘤患者缺乏此期表现。

(2) 脊髓部分受压期

脊膜瘤在椎管内的进一步生长，必将导致脊髓受压，如出现长束征，则标志此期的开始。考虑到肿瘤的生长是一慢性过程，脊髓自身有一定的适应及代偿能力，硬膜外血管及脂肪组织可代偿性减少和吸收以及邻近椎骨通过骨质吸收而导致局部椎管扩大的代偿机制，该期常与根痛期重叠，不能截然分开。由于脊髓内下行纤维较粗，对缺血及压迫的耐受力逊于上行纤维，运动障碍常较早出现，表现为同侧受损平面以下的上运动神经元性和 (或) 下运动神经元性功能障碍、肌力减退、肌肉紧张或松弛，而感觉障碍则为对侧 1 ~ 2 个节段以下浅感觉障碍 (痛温觉减退或消失)，后索受累则表现为同侧深感觉 (关节运动觉、位置觉、振动觉) 障碍，在黑暗中或闭眼行走时有如踩棉花一样，这些症状合称脊髓半切综合征，具有向心发展的特点，即由肢体远端向近端发展，直至受损脊髓节段。在此阶段，自主神经功能障碍出现较晚。

(3) 脊髓完全受压期

属脊膜瘤的晚期，肿瘤进一步生长，脊髓及邻近结构的代偿适应能力衰竭，受压节段的脊髓功能完全或大部丧失，导致受压平面以下的运动、感觉、括约肌功能及皮肤指(趾)甲营养障碍。

2. 不同节段脊膜瘤的症状与体征

(1) 枕大孔区 (高颈段) 脊膜瘤

可由颅后窝脑膜瘤向枕大孔及椎管侵犯形成，亦可由上颈段脊膜瘤向枕骨大孔及颅后窝侵犯形成，病例较少，但具有特殊的临床症状与体征，处理也有别于其他节段的脊髓肿瘤，故临床常有人将其专门列为一组予以研究。

枕骨大孔与寰椎结合处周围有韧带固定并保证其稳定性，枕骨大孔处枕大池及上颈段蛛网膜下隙较宽大，呈漏斗状，生长于该处的肿瘤较隐蔽，早期症状不明显，缺乏阳性体征，肿瘤刺激附着处的硬膜，挤压邻近神经根，可能出现枕颈肩部活动不适、僵硬、枕下疼痛等。随着疾病进展，颈神经根痛会逐渐明显，多为单侧，可反射至指端，因肢体活动而加剧，相应皮肤区域会出现感觉障碍如麻木、痛触觉过敏或减退，颈部及上肢肌痉挛、萎缩等。肿瘤体积的增大，势必导致上颈髓受压，出现四肢上运动神经元性功能障碍，肌张力增高、腱反射亢进、病理征阳性、肌力减退等。感觉障碍以痛触觉减退为主，深感觉及括约肌功能障碍不多见。当肿瘤向后颅窝发展时，可出现脑干、小脑及后组颅神经受压症状，如交叉性肢体感觉、运动功能障碍、步态不稳、轮替、共济运动失调，构音不良、声音嘶哑、吞咽困难等，到了晚期，肿瘤充填枕大孔及上颈段蛛网膜下隙，挤压脑干，导致脑脊液循环受阻，形成继发性颅内压升高，由于延髓的血管运动中枢和呼吸中枢受累，可伴发高热，甚至导致死亡。

(2) 颈段脊膜瘤

为脊膜瘤的第二多发区，尤其多发于颈椎下段。早期可表现为颈肩部不适，之后常首先出现神经根性疼痛，用力、咳嗽、打喷嚏或变换体位均可使疼痛加剧。后根受累，相应皮肤支配区可表现出感觉过敏、麻木、束带感；前根受累则出现节段性肌萎缩、腱反射减退、消失，其后可出现脊髓受压表现。下颈段受压可导致上肢下运动神经元性瘫，下肢上运动神经元性瘫，病灶以下各种感觉减退、丧失；上颈段受压则可导致同侧上、下肢上运动神经元性瘫，典型表现为脊髓半切综合征；上颈段脊髓前角细胞受损，将出现膈神经麻痹，导致腹式呼吸运动减弱，表现为吸气时上腹凹陷，呼气时腹部突出，咳嗽无力。下颈段脊髓侧角细胞受损，临床可出现霍纳综合征，其他的自主神经功能异常还有括约肌障碍和体温异常 (多为高热)。

(3) 胸段脊膜瘤

为脊膜瘤最多发节段，约占全部脊膜瘤病例的 69.7%。病变早期常出现环绕躯干的神经根痛和 (或) 束带感，还有少数患者以腹部绞痛为首发症状。由于胸髓是脊髓中最长而血液供应较差的区域，兼之胸段椎管相对狭小，脊膜瘤易于压迫脊髓产生症状，临床可出现脊髓半切综合征甚至脊髓横贯性损害，双下肢呈上运动神经元性瘫，病灶平面以下感觉丧失、大小便障碍、出汗异常等。如肿瘤位于 T10 节段胸髓附近时，可导致该段胸髓支配的下半部腹直肌无力，而上半部肌力正常，患者仰卧用力抬头时，可见其肚脐向上移动，即为 Beevor 征，上、中、下腹壁反射的消失与否有助于确定胸髓受损的病变节段。胸椎管下段为脊髓腰膨大 (L1 ～ S2 节段脊髓)，其上部受损可导致膝、踝、足趾上运动神经元性瘫，膝反射亢进、巴宾斯基征阳性、提睾反射消失、大腿前上方及腹股沟区有根痛或感觉减退。其下部受损则出现下肢下运动神经元性瘫、下肢及会阴部感觉减退、大小便障碍或坐骨神经痛，膝反射减退或消失，提睾反射正常。

(4) 腰骶段脊膜瘤

正常人脊髓止于 L1 水平，故该段主要为脊髓的圆锥部分，其受损不会出现双下肢瘫痪，但马尾神经受损可出现下运动神经元性瘫。肿瘤压迫导致的神经根痛出现于会阴部，圆锥与马尾受损均可出现会阴部感觉减退或丧失，但后者常呈不对称分布。圆锥受损还可出现阳痿与射精不能、大小便失禁或潴留、肛门反射消失。

(五) 辅助检查

1. 影像学检查

(1) 神经放射学检查

1) 脊柱 X 线：脊膜瘤属于髓外硬膜下缓慢生长的良性肿瘤，在其发展至相当程度时，必将引起脊柱的骨质变化，以骨质的吸收、变形为主，范围一般较局限，常见到的有椎弓根变形 (如变扁、变小、内缘变直或凹陷呈括弧状、八字状)，受累椎体后缘凹陷及边缘硬化，椎管前后径增宽等，少数向椎管外发展的肿瘤还可导致该侧椎间孔扩大，并可显示椎旁软组织块影。除少数脊膜瘤可见有小点片状病理性钙化影。大部分椎管内脊膜瘤在 X 线上缺乏直接征象。

2) 椎管造影：在部分梗阻的蛛网膜下隙内，造影剂可勾画出肿瘤轮廓，而造成完全梗阻后，其上或下端可显示出"杯口状"充盈缺损，多不对称，附近脊髓受压变细，偏于一侧。少数位于硬脊膜外的肿瘤可隔着硬膜推移脊髓及蛛网膜下隙，造成造影剂影像的边缘与椎弓根内缘间距增大，其界面光滑规则，如造成椎管完全梗阻，这造影剂末端可呈现毛刷状、山峰状、平截状充盈缺损。

3) 选择性脊髓动脉造影：可显示供血动脉、肿瘤染色和引流静脉。在动脉造影下，肿瘤血供主要来自硬脊膜（也可来自受侵椎体），肿瘤血管粗细较一致，有特殊的排列形态，如放射状、密集网状或栅栏状，如血管与 X 线平行时又可呈密集点状，在造影的毛细血管期，肿瘤密度增高、持续时间长，形成"肿瘤染色"，静脉期可见包绕肿瘤的引流静脉。

4) 计算机断层扫描 (CT)：平扫下脊膜瘤表现为椎管内软组织块影，可有钙化或骨化，还可显示椎管局部或全部硬膜外脂肪间隙闭塞、椎管扩大、椎弓根侵蚀、椎板变薄、椎体后缘凹陷，少数病例亦可出现一侧椎间孔扩大及椎管外软组织块影。脊髓造影 CT 扫描可见肿瘤节段蛛网膜下隙内充盈缺损及其下方同侧蛛网膜下隙增宽、脊髓向对侧移位；少数向椎管外生长的脊膜瘤可呈现哑铃状形状，与神经鞘瘤较难鉴别。

5) 磁共振成像 (MRI)：可以直接观察脊髓、蛛网膜下隙、椎体及其附件，并可做三度空间扫描，了解肿瘤与周围结构的关系。T_1 加权像下脊膜瘤显示等或稍高信号块影，与低信号的脑脊液呈现良好对比，局部脊髓受压变扁、移位，局部蛛网膜下隙增宽，低信号的硬脊膜位于肿瘤外侧为髓外硬膜下占位的特征，予 Gd-DTPA 增强后呈均匀强化。如瘤内有钙化，T_1 加权平扫、增强扫描均呈点状低信号或无信号区。少数位于硬脊膜外椎管内的脊膜瘤除表现为脊髓受压变形、移位外，肿瘤上下蛛网膜下隙变窄，低信号的硬脊膜位于肿瘤与脊髓之间为其特点。长至椎管外的脊膜瘤可使一侧椎间孔扩大，在冠状面及横断面上呈现哑铃状软组织块影。

随着神经放射技术及设备的飞速发展，磁共振成像 (MRI) 检查已成为临床了解脊髓、椎管、脊柱情况的主要方法，CT 检查作用居次，其了解肿瘤周围骨质变化的能力要强于 MRI。新近出现 MRI、CT 仿内镜成像技术，可显示椎管内的立体影像，使脊膜瘤的占位效应更加形象化。脊柱 X 线除可能有助于 MRI、CT 检查定位外（目前主要通过临床查体定位）与椎管造影同处被逐渐淘汰的地位。而脊髓动脉造影除有时用于鉴别椎管内血管性肿瘤外，对脊膜瘤而言，已不大采用。

(2) 同位素检查

对判断脊髓蛛网膜下隙是否存在梗阻有参考价值。腰椎穿刺注入示踪剂后 1～2 小时，全段脊髓蛛网膜下隙应显影，呈带状，边缘整齐，如有完全梗阻，示踪剂中断于梗阻平面，其下游方向椎管蛛网膜下隙不显像；如梗阻平面放射性稀疏或缺如，其下游方向椎管内仍有放射性，即为部分梗阻。由于 MRI 检查的广泛应用，此法已较少采用。

2. 其他检查

(1) 脑脊液检查

一般以腰椎穿刺获取脑脊液。正常脑脊液应为无色透明液体，如脊膜瘤位于穿刺点以上，导致脑脊液循环受阻或中断，则脑脊液常呈淡黄色，其蛋白含量增加，且肿瘤所在平面越低，蛋白含量越高，有的取出后稍许放置即可自凝 (Froin 综合征)。镜下观察，细胞数可有轻度增加，但分类无特殊，脑脊液离心浓缩涂片可能发现肿瘤细胞。生化检查中，除糖代谢中间物柠檬酸含量较肿瘤平面以上脑脊液含量升高外，其他成分无特征性变化。

脊膜瘤做腰椎穿刺主要目的是进行动力学检查，即奎肯试验。水平侧卧时，正常成人脑脊液压力为 7 ～ 18 cmH$_2$O，儿童为 4 ～ 10 cmH$_2$O，高于 20 cmH$_2$O 可视为压力增高，呼吸时有 0.4 ～ 1 cmH$_2$O 的波动。受试者头俯屈，膝胸位，水平侧卧，做常规腰椎穿刺，压腹及放松后脑脊液压力随之上升及下降，可以此确认穿刺针位于蛛网膜下隙。然后将止血带束于颈部，分别加压至 20、40、60 mmHg，并观察脑脊液压力变化，一般在加压后 10 秒内，脑脊液压力可迅速达至高峰，减压后 10 ～ 20 秒内降至初压水平。如在穿刺部位以上的椎管内存在不完全梗阻，脑脊液压力一般缓慢升至最高（仍较正常为低），减压后缓慢下降，但常不能降至初压水平，大多数脊膜瘤有此表现，而椎管内如存在完全梗阻，颈部压力变化对穿刺处脑脊液压力无明显影响，放液后脑脊液压力却显著下降。该检查有一定风险，并非所有患者均应做此检查，而且对于上颈段脊膜瘤，该试验价值有限。

(2) 电生理检查

其是目前可以反映受累脊髓功能状态的检查方法之一，临床常用方法有脊髓体感诱发电位 (SEP) 和脊髓运动诱发电位 (MEP)。由于肿瘤的部位及与脊髓的毗邻关系对电生理检查结果有较大影响，加之目前电生理检查较其他方法复杂，因此其临床的应用仍有待进一步推广。

(六) 诊断

完整的诊断应包括：①是否存在椎管内肿瘤及肿瘤是否是脊膜瘤；②肿瘤的横向与纵向定位；③与其他疾病的鉴别诊断。由于脊膜瘤起病隐匿，虽为髓外占位，但根痛及其他早期症状并不明显，要做到早期诊断比较困难。但如患者为女性，年龄偏大，病史较长，有神经根痛（或根性感觉障碍）伴长束（锥体束和脊髓丘脑束）受损征象者，应高度怀疑脊膜瘤可能。横向定位是判明肿瘤位于髓内、髓外硬膜下还是硬膜外；纵向定位是判明肿瘤位于哪一脊髓（或脊椎）节段，最好还能确定肿瘤的上下极。临床查体中，对确定肿瘤上极最有价值的阳性体征是根痛或根性感觉障碍的上界，其上 1 ～ 3 个脊髓节段即为肿瘤上极，而反射亢进的最高节段为肿瘤下极，精确定位尚需辅助检查。

(七) 鉴别诊断

1. 神经鞘瘤

其是最常见的椎管内肿瘤，最突出的临床症状为根痛，其发病率远较脊膜瘤高，且发病年龄较脊膜瘤小，无明显性别差异。脊椎 X 线常可见一侧椎间孔扩大，相当一部分神经鞘瘤可产生囊变，但除非伴有椎间孔扩大，有时 CT 或 MRI 较难将两者明确区分。脑脊液检查中，其蛋白含量较脊膜瘤明显升高，经验表明，脑脊液蛋白含量超出 2 000 mg/L(200 mg/dL)，则神经鞘瘤的可能性最大。

2. 神经胶质瘤

主要包括室管膜瘤和星形细胞瘤，以前者多见，均属髓内肿瘤。虽可有疼痛，但定位不明确，其感觉、运动障碍不如髓外肿瘤明显且呈离心方向发展，自主神经功能障碍如排尿异常、泌汗异常、皮肤营养障碍等出现早且显著，而椎管梗阻、脑脊液蛋白改变均不明显。

3. 脊椎退变性疾病

即常称的颈椎病、腰椎病(或称颈、腰椎间盘突出症)，患者年龄偏大，多有外伤诱因，起病慢，病程长，病情有波动，对理疗、牵引等非手术治疗有一定效果，脊椎 X 线可见有脊椎骨质增生、椎间隙狭窄、脊柱生理曲度消失等，脊椎 MRI 可予明确区分。

4. 转移瘤

多见于中老年，有原发部位恶性肿瘤病史。由于硬膜外静脉丛丰富而血流缓慢，经血播散的瘤细胞常滞留于此并迅速繁殖，病情进展快，短期内即可导致脊髓横断性损害。病程中疼痛显著，局部棘突叩击痛明显，脊椎 X 线可见局部骨质破坏明显，MRI 除可显示椎体及附件骨质破坏外，还可见到硬脊膜、脊髓明显受压。

5. 运动神经元疾病

是一组脊髓变性疾病的总称，包括肌萎缩侧索硬化症、进行性脊肌萎缩症和原发性侧索硬化症。临床呈隐袭起病，缓慢加重的上和（或）下运动神经元性瘫痪，肌束颤动和肌萎缩，多有腱反射亢进和病理反射，缺乏感觉障碍，脑脊液常规及动力学检查无明显异常，肌电图检查较 MRI、CT 更有诊断价值。

（八）治疗

脊膜瘤属良性肿瘤，一旦发现，只要患者身体条件许可，都应及早手术，预后良好。理想的手术结果应是肿瘤及其附着的硬膜一并切除，但能否做到取决于肿瘤的大小，其与脊髓的关系和所在的脊髓节段。脊膜瘤一般分界清楚，隔有一层蛛网膜，可完全分离。位于脊髓背侧、背外侧的肿瘤完全切除困难不大，但位于腹外侧、腹侧的肿瘤就比较困难，为获得较理想的暴露，可切断一侧齿状韧带甚至 1～2 根脊神经，肿瘤可先行囊内切除（或吸、刮）以减小肿瘤体积，再逐步分离切除，不要勉强做整块切除以免造成脊髓、脊神经损伤，硬膜切除后是否修补尚有不同意见，主张不必修补者认为术后形成的瘢痕组织可完全封闭缺损。

二、神经鞘瘤

神经鞘瘤又称雪旺氏瘤，来源于神经鞘，头颈部神经鞘瘤主要发生于颅神经，如听神经、面神经、舌下神经、迷走神经；其次可发生于头面部、舌部的周围神经，发生于交感神经的最为少见。

（一）神经鞘的解剖

中枢神经系统向周围神经系统过渡变化的组织学结构改变发生在 Obersteiner-Redlich 区。在此处，中枢神经系统的基质支持细胞如星形细胞、少枝胶质细胞、小胶质细胞亦由组成周围神经的雪旺氏细胞，神经元间细胞及纤维细胞所替代。周围神经在横截面上，是有许多成束的纤维组成，谓之神经束。在每一神经束内，每一单个神经纤维均由雪旺氏细胞包裹。雪旺氏细胞镶嵌在一层疏松的结缔组织上，称为神经内膜，其细胞膜被基膜包裹，在神经损伤时，基膜即成为轴突再生及髓鞘再形成的模板，引导神经再生。每一神经束周围均有另外一层结缔组织包裹，称之为神经周膜，其作半透膜屏障作用，类似中枢神经系统的血脑屏障。雪旺氏细胞有助于调节神经束内的体液交换，并防止绝大多数免疫细胞进入神经内膜。神经外膜是一层致密的结缔组织，将多个神经束包绕于一体，组成周围神经。供应神经的营养血管均行走在神经外膜层里。在椎间孔部位，神经根袖套处硬膜与脊神经的外膜相融合。每一个节段的神经前根及后根的神经小枝，在鞘内行走过程中缺少神经外膜，比周围神经更加娇嫩。

(二) 神经鞘瘤的分类

神经鞘瘤的概念一直存有争议。现代有关神经鞘瘤的分类包括两种良性类型：雪旺氏细胞瘤和神经纤维瘤。虽然雪旺氏细胞和神经纤维瘤均被认为是起源于雪旺氏细胞，但它们仍表现出独立的组织学及其大体形态学的特征。

1. 雪旺氏细胞瘤

雪旺氏细胞瘤是最常见的神经鞘瘤。可发生于任何年龄组，但以 40 ～ 60 岁为高峰发病年龄组。无明显性别差异。虽然可以发生在周围神经的任何部位，但最常见部位是第 8 对颅神经的前庭神经部分和脊神经感觉根。

脊神经鞘瘤趋向于呈球状，包膜完整，完全占据神经小枝的起源部位。在硬膜外，特别是神经周围部，神经由神经周膜和神经外膜支持，肿瘤形状直接与其所在的空间相适应，如在椎间孔部位，可以呈球形，哑铃形。由于含有脂肪类物质，外观呈黄色，较大的肿瘤经常呈囊性变。组织学上，雪旺氏细胞瘤经典的分为 AntonniA 型和 B 型。AntonniA 型，细胞致密排列成束状，多为双极细胞，胞核呈纺锤形，细胞质界限不分明，这些细胞平行成行排列，间隔区为无核的苍白的细胞质分布。AntonniB 型，细胞相对不规则，含有更圆更加浓缩的细胞核，背景呈现空泡样及微囊改变，偶见多核聚细胞和泡沫样脂肪沉积的巨噬细胞，血管过度增生常存在，但这并不意味恶性行为。免疫组化检查显示，雪旺氏细胞瘤因含 S-100 蛋白和 Leu-7 抗原，常浓染。

2. 神经纤维瘤

神经纤维瘤常见于多发性神经纤维瘤病 1 型 (NFl) 患者。发生于椎管硬膜内时，像雪旺氏细胞瘤，最常起源于脊神经感觉根。在硬膜外，其比雪旺氏细胞瘤更少形成囊变，经常表现为受累脊神经梭形膨大，呈串状的神经纤维瘤可累及多个邻近的神经小枝。由于神经纤维瘤经常广泛分布于神经纤维上，因此要完全保留受累神经功能，完全切除肿瘤往往极为困难。神经纤维瘤常由菱状雪旺氏细胞，编织成束排列，细胞外基质中富含胶原及黏多糖。在 AntonniA 区常缺乏规则的细胞构型，可见散在的轴突，成纤维细胞及其神经周围细胞亦常可见。免疫组化常见 S-100 蛋白强阳性反应。

3. 恶性神经鞘瘤

目前恶性周围神经鞘瘤的概念是指包涵一组起源于周围神经的一组不同类的肿瘤，有明确的细胞恶性变的证据，如多形性细胞、非典型细胞核及异形体，高度有丝分裂指数、坏死形成及血管增生等。组织学形态多变，可以包括菱形、箭尾形及其上皮样等不同细胞构型，亦偶见定向分化为横纹肌肉瘤、软骨肉瘤、骨肉瘤。组织化学染色 S-100、Leu-7 抗原及其髓基蛋白的反应亦是不稳定的。在超微结构水平，某些肿瘤显示出形成不良的微管及其雪旺氏细胞线性排列形成的基板结构。主要的鉴别诊断应考虑细胞型雪旺氏细胞瘤、纤维肉瘤、恶性纤维组织细胞瘤、上皮样肉瘤和平滑肌肉瘤等。

(三) 病理生理

发病机制：普遍认为此种肿瘤是一种神经鞘的肿瘤，但究竟是起源于 Schwann 细胞，还是起源于神经鞘的成纤维细胞，尚有争论。可以自然发生，也可能为外伤或其他刺激的结果。本病也可与多发性神经纤维瘤伴发。

病理变化：此肿瘤经常有包膜，柔软或可有波动感，在刚切除的肿瘤具有完整包膜者呈淡红、黄或珍珠样灰白色，切面常可见变性所引起的囊肿，其中有液体或血性液体。极少数肿瘤为纤维性，故质地较硬。

镜检可见包膜内肿瘤组织表现有明显变异，通常分为 Antoni 甲型及乙型两种。甲型者有下列特点：① Schwann 细胞通常排列成窦状或脑回状的束条，伴有细结缔组织纤维；②核有排列成栅栏状的倾向，同时与无核的区域相间。此点颇有特征性。此处肿瘤细胞核及纤维的排列形式表现为器官样结构，提示其组织来源可能为聚集的触觉小体，故有时称为 Verocay 小体。乙型组织则为疏松的 Schwann 细胞，排列紊乱，结缔组织呈细网状。此型组织可变性而形成小囊肿，融合可成大囊腔，其中充满液体。

此种肿瘤的另一特点是在许多血管周围有一层厚的胶原纤维鞘。此肿瘤与神经纤维瘤一样，往往伴有较多的肥大细胞。

（四）临床表现和诊断

各种年龄、不同性别均可发生。发生于颅神经较周围神经者更为常见。通常为单发，有时多发。大小不等，大者可达数厘米。皮肤损害常发生于四肢，尤其是屈侧较大神经所在的部位。其他如颈、面、头皮、眼及眶部也可发生。此外尚可见于舌、骨及后纵隔。

肿瘤为散在柔软肿块，通常无自觉症状，但有时伴有疼痛及压痛。如肿瘤累及神经组织时，则可发生感觉障碍，特别是在相应的部位发生疼痛与麻木。运动障碍很少见到，最多在受累部位表现力量微弱。

受累神经干途径上触及圆形或椭圆形的实质性包块，质韧，包块表面光滑，界限清楚，与周围组织无粘连。在与神经干垂直的方向可以移动，但纵行活动度小，Tinel 征为阳性。有不同程度的受累神经支配区感觉运动异常。

源自听神经的神经鞘瘤可引起耳鸣、听力下降、面部麻木或疼痛等症状，病变体积较大，还可引起面瘫、饮水呛咳、吞咽困难、脑积水等症状。

临床上很难做出诊断，但此种神经鞘瘤损害具有疼痛，特别是阵发性疼痛，因此疼痛性肿物往往要怀疑到本病，但确诊需做活检。真皮或皮下组织的肿瘤，如纤维瘤、神经纤维瘤及脂肪瘤等均易误诊，表皮囊肿或皮样囊肿也要考虑鉴别，本病甚至类似血管瘤或机化的血肿，这些通过病理检查即可加以区别。

（五）外科治疗

1. 患者选择

从手术切除的角度看，仔细分析硬膜内外、椎旁及其多个节段的定位是十分必要的。术前得出准确结论有时比较困难，但这些考虑有助于外科医生决定是否扩大手术暴露或计划分期手术及其联合入路等。对于无症状的偶然通过影像学检查发现的肿瘤，通常采取系列的临床及放射学跟踪监测，这种情况在 NF2 患者中较为常见。较大的肿瘤压迫脊髓变形或在监测之下进行性增大，尽管患者无症状，但仍应该考虑手术治疗。除非特殊例外情况，有症状的肿瘤患者，应该考虑手术治疗。迄今认为良性脊神经鞘瘤对放疗和化疗均无效果，手术为最佳选择。

2. 硬膜内肿瘤

绝大多数神经鞘瘤表现为硬膜下髓外病变，没有硬膜外扩展。通过常规的椎板切开。硬膜下探察，显微技术切除，肿瘤均能得到全切除。可采用俯卧位，这种姿势可以保证血流动力学稳定，减少脑脊液的流失，手术助手易于参与等优点。对于巨大的颈髓部位的肿瘤，在运送患者过程中，要特别注意姿势，防止引起脊髓损伤。鼓励在清醒状态下使用纤维光导引导下行麻醉诱导，患者俯卧位时，应保持颈椎中立位。我们习惯使用三钉头架固定头颅，防止眼球及其面部在较长时间的操作中受压。胸部和腹部中央应该悬空保持最佳通气状况并减少硬膜外静脉丛的压力。在颈部操作过程中，手术床的头部轻度提高，有助于静脉回流。使用能透放射线的手术床便于在行胸椎及腰椎的操作过程中使用术中透视进行术中肿瘤定位及其放置脊柱植入材料。在脊柱暴露的过程中，使用适量的肌松剂是有益的，但在分离邻近的神经组织时，应避免使用肌松剂，便于评估自发的肌肉收缩及其术中刺激所诱发的反应。术中监测感觉及运动诱发电对处理巨大的肿瘤有损害脊髓功能的潜在危险时具有一定价值。

在切开椎板之前准确的术中定位十分重要。在颈椎，由于第2颈椎棘突特别明显，定位不存在困难。在下颈椎水平及脊柱的其他水平，术中拍片或透视，识别标志为：第1肋或第12肋或腰骶联合部，比较术野中的节段水平与术前的定位是否相附和。椎板切除范围应该在嘴侧及尾侧涵盖整个肿瘤。脊椎侧块及其关节面连接应保留，除非需要做椎间孔探察时，才有可能做部分切除。较小的病变，位于椎管侧方者，可以通过单侧椎板切开，完成肿瘤的切除。在剪开硬膜之前，准确充分对硬膜外止血，便于有效使用手术显微镜。硬膜切开范围，应超过肿瘤两极，仔细的缝合固定将有利于硬膜外的止血。尽量减少对脊髓的牵拉及旋转。用较小的棉片分别置入肿瘤两极处的硬膜下腔。减少硬膜下腔的刺激。神经鞘瘤的起源是背侧感觉根，肿瘤不断生长，侵入侧方及侧前方的硬膜下腔，蛛网膜产生粘连增厚反应，包裹肿瘤，应尽力保留蛛网膜的完整。

一般很容易找到肿瘤与脊髓的界面，而在分离肿瘤与脊神经前根的界面时，当肿瘤巨大时，比较困难。背侧神经根进入肿瘤，需要切断之，偶尔可引起神经功能缺失。较大的肿瘤或粘连紧的肿瘤可以使用吸引、电凝、超声累及激光等技术，先做瘤内切除，再分离肿瘤与脊髓之间的粘连。通过不断改变瘤内瘤外的操作，即使较大的肿瘤亦易切除。在颈椎操作过程中，术者应注意保护嘴侧副神经的脊神经根，这些神经根往往位于肿瘤的前面。当证实肿瘤全切除后，获得绝对的硬膜下止血，严密缝合硬膜，通常可能需要自身筋膜作为硬膜修补，获得较为轻松的缝合。

呈哑铃状生长的肿瘤进入神经孔，通常需要较为广泛的暴露，甚至切除部分或全部的关节面。硬膜切开，可呈"T"形，暴露受累的神经根及其硬膜，某些病例，通过显微分离可以将受累的和未受累的神经束分离开，尤其对于侵犯臂丛或马尾神经的肿瘤，应仔细分离存在重要功能的神经根。术中使用神经刺激器直接刺激神经根，有助于对有功能的神经辨认。虽然有部分学者认为对受累的神经根如有重要功能，可采取保守的措施，保留神经根，但由于存在肿瘤复发的可能，因此在术前对于存在神经潜在损伤的危险时，应该对患者充分解释，力争全切除。对需要硬膜内外切除肿瘤，术后硬膜缝合是一大挑战，严密的缝合难以达到。有时在神经根出口水平的硬膜袖套处近端增厚，通常不需要缝合。此时可以通过游离的筋膜组织附上纤维蛋白胶粘贴在硬膜缺损处，其余层次的缝合一定要对位良好，防止术后脑脊液漏，如果术中修补特别薄弱，则可以放置腰部引流管数日。

起源于 C1 和 C2 神经根的神经鞘瘤由于其与椎动脉的关系，常出现特殊并发症，椎动脉走行在寰椎横突孔，在颈 1 侧块后方的椎动脉切迹内走行，在枕骨大孔区硬膜内进入颅内。颈神经根向远端行走通过横突，通过椎动脉内侧，神经根和椎动脉的近端极易受损，术前应该重点评估，尤其在颈 1 和颈 2 水平，椎动脉常被肿瘤包裹，单纯后正中暴露，有时控制近心端椎动脉比较困难。可以考虑放置球囊导管于椎动脉近心端，然后切除侧块的尾侧部，暴露病变部位的椎动脉内侧，从而便于控制近端椎动脉。

3. 椎旁肿瘤和椎管内外肿瘤

硬膜下和椎间孔内肿瘤通过椎板切除和椎间孔切开均能有效地获得手术切除。肿瘤累及颈部、胸腔或后腹膜时需要前侧方、侧方，或扩大的侧后方入路进行。如果较大的硬膜下肿瘤同时合并存在椎旁肿瘤，则可考虑联合入路或分期手术切除之。一般而言，对绝大多数病例，我们选择常规后正中入路首先切除硬膜内病变，这样保证脊髓和神经根能和残留的肿瘤分开，可减少随后的椎管外肿瘤手术切除时所造成的牵拉损伤。

在上颈椎，椎旁肿瘤没有显著压迫前方的椎动脉时，可以通过旁正中切口暴露中心为 C1 和 C2 棘突和横突中点，做 C1 的半侧椎板切开术，暴露椎动脉的 C0 至 C1 段，对 C1 神经根的病变，应联合较小的开颅，其前界为乙状窦侧方。对于肿瘤位于椎动脉前方者，从后方切除肿瘤，有较大的损害椎动脉的危险，故应选择侧方入路。可选用耳后 "S" 形切口，中心位于 C1 至 C2 横突。胸锁乳突肌应从乳突尖部离断，并向前方牵引。应该仔细分辨和保护副神经。椎动脉位于颈内静脉和胸锁乳突肌之间。

对胸椎椎间孔外的较大肿瘤，可以通过前侧方经胸腔入路，胸膜外入路或改良的肋骨横突切除后路进行肿瘤切除，虽然对相邻的胸膜要仔细保护，如果有所损伤，常规不需要放置胸管，除非合并相应部位的肺损伤时，导致了气胸，应做胸腔闭式引流。如果胸膜破损，应予以缝合或修补，这样做可以减少胸腔 CSF 漏。进入椎体内的肿瘤内容物可以使用剥离子将其完全刮除。由于一侧肋骨切除合并一侧椎旁切除及关节突切除，易形成侧弯畸形，因此，需要做后路钩棒或螺钉棒内固定术，恢复相应部位的脊柱稳定性。如果后路需要双侧暴露，则后路固定是必需的。

腰椎旁病变可以采用后腹膜外入路，但由于椎旁肌肉深在，髂骨覆盖，对腰骶部肿瘤的暴露显得较为困难。通过对椎旁肌肉的仔细分离能够保证其内侧及侧方均能牵引开，并且切除部分髂嵴骨质等措施，均能增加暴露、我们比较赞同采用直接后路暴露椎管内及椎间孔内外呈哑铃形的肿瘤，做手术切除，对于较大的椎旁肿物，采用联合的常规的后腹膜入路。通常首先进行后正中入路操作及其完成相应的脊柱稳定固定术。然后将患者去除消毒敷料，重新摆体位，侧屈俯位，保持椎旁病变位于最高点。这一入路可以直视上、中腰椎区域病变。如果切除第 12 肋，将有助于暴露 L1 椎体和膈肌附着点结构。腰大肌向后游离，便于显露椎体前侧方和椎间孔，腰丛通常位于腰大肌深面，如果椎旁肌肉与肿瘤粘连紧密或者分离困难，通常容易引起神经损伤。如果肿瘤浸润在腰大肌，则通过囊内切除与囊外分离，阻断肿瘤与腰大肌的粘连结构。术中神经电刺激对于鉴别因肿瘤压迫变薄或拉长的神经组织与肌纤维组织有一定价值。

神经鞘瘤亦可位于骶管内或骶管前。原发于骶管内病变可通过后路骶管椎板切除，暴露肿瘤。肿瘤充满整个骶管并不常见，如果这样，则术中对未侵犯的神经根辨认和保留非常困难。术中直接电刺激和括约肌肌电图将有助于保护上述所及的神经组织。如果 S2 到 S4 神经根，至少一侧保留完整，则膀胱及直肠括约肌功能将有维持的可能。较小的骶骨远端病变可以通过后路经骶骨入路切除。在正中切开骶骨椎板后，识别并切除骶管内病变成分，然后切断肛尾韧带，这样便可以用手指分离远端骶前间隙，在分离好骶尾部肌肉后，切除尾骨与远端骶骨，用手指钝性分离，游离肿瘤与直肠结构基底周围的疏松组织，然后根据肿瘤大小和特征进行整块切除或块状切除。

4. 恶性神经鞘瘤

当脊柱脊髓发生恶性神经鞘瘤 (MPNST) 侵犯时，控制肿瘤的目的通常难以达到。如前所述，MPNST 可以散发，或为放疗的后期并发症，多达 50% 的病例发生于 NF。脊柱 MPNST 的外科治疗目的主要为姑息性治疗，缓解疼痛和维持功能，然而由于肿瘤具有局部恶性破坏倾向，因此最佳治疗措施仍为大部切除加局部放疗。化疗无肯定疗效。患者的生存率为数月到一年左右。

三、椎管内转移性肿瘤

椎管内转移瘤又称脊髓转移瘤，椎管内转移瘤压迫脊髓较为常见，因绝大多数患者一旦诊断为椎管内转移瘤后往往接受单纯的放疗或手术加放疗，或放弃治疗。因此，确定转移瘤的准确来源较为困难。

(一) 病因

肿瘤转移至椎管内的途径有：①经动脉播散；②经椎静脉系统播散；③经蛛网膜下隙播散；④经淋巴系统播散；⑤邻近的病灶直接侵入椎管。

椎管内转移瘤多来自肺癌、肾癌、乳癌、甲状腺癌、结肠癌和前列腺癌，淋巴系统肿瘤包括淋巴肉瘤、网状细胞肉瘤和淋巴网状细胞瘤等都可侵犯脊髓。椎管内转移比颅内多 2～3 倍，因为椎管淋巴结的肿瘤经过椎间孔可侵入硬脊膜外，肿瘤破坏椎骨也可压迫硬脊膜。急性白血病，尤其是急性淋巴细胞性白血病可浸润到硬脊膜、脊髓或神经根，亦可浸润脊髓血管壁。

(二) 临床表现

椎管内转移瘤的临床病史特征往往无特异性。一旦出现脊髓压迫症状时，患者才就诊并进行脊髓针对性检查。此时，部分病例很难确定原发灶，因此对从原发灶到椎管内转移的时间无准确统计。

由于椎管内转移瘤绝大多数在硬膜外浸润性生长，故易侵犯脊神经根，因此疼痛为最常见的首发症状。神经根性疼痛从后背开始放射，常因咳嗽、打喷嚏、深呼吸或用力等动作而加剧。椎管硬膜外转移性肿瘤以疼痛为首发症状者占 96%，夜间平卧位时疼痛更明显。神经根性疼痛部位与相应棘突压痛部位相符合，有一定的定位价值。不完全及完全性截瘫者约占 86%，约 14% 尚未出现截瘫者以严重疼痛为主要症状。

(三) 检查

脑脊液动力学测定，大多数患者有不同程度的梗阻，脑脊液蛋白含量常增高。脊柱 X 线平片对椎管内转移瘤的价值比其他椎管内任何肿瘤为大。其主要特征是椎管周围骨质疏松破坏，以椎板及椎弓根骨质破坏最常见，其次为椎体破坏引起压缩性骨折。CT 扫描对椎管内转移瘤的主要价值在于能明确椎管周围骨质破坏情况，通过轴位骨窗像或三维重建图像，能清晰显示椎体、椎板及椎弓根处骨质破坏情况。对肿瘤本身轮廓显示则不如磁共振敏感。磁共振对脊髓及其椎管病变特别敏感，首先能准确定位并对受累节段的脊髓、椎体、椎板、椎间孔等结构能明确分辨,因受肿瘤压迫邻近脊髓水肿或受压变形,常为高 T1 及高 T2 信号。注药增强检查后,往往发现病变能明显强化。总之,通过磁共振检查能够准确发现椎管内转移瘤的位置、肿瘤本身特征、邻近脊髓与神经根的受压情况,为进一步治疗提供最准确的信息。

（四）诊断

对于有肺癌、乳腺癌、前列腺癌、淋巴瘤等容易发生骨转移的恶性肿瘤患者,一旦出现背部疼痛或无肿瘤史,但新近出现局部疼痛或根性痛并伴脊柱压痛,卧床休息不能缓解,随后出现脊髓受压症状者,要高度怀疑椎管内转移瘤。应及时行辅助检查,明确诊断。早期诊断对椎管内转移瘤极为重要,若能早期诊断,97% 的患者可保存运动功能。

（五）鉴别诊断

在临床应注意与下列疾患相鉴别。

1. 慢性腰背疼痛

以椎间盘突出或椎关节增生最为常见。转移瘤的疼痛固定,持续进展不因休息或体位改变而缓解,常规镇痛剂效果不佳。对中年以上有上述疼痛者,应进行必要的检查。

2. 脊柱结核

脊柱结核患者有时无明确的结核史,当结核引起椎体及邻近结构的破坏时,放射影像学常难以区别,临床上,经针对性的检查与一般保守治疗仍不能明确者,应行手术探察,进行针对性治疗。

3. 嗜酸性肉芽肿

常有腰背疼痛,与椎管转移瘤相似,但此症多发生于儿童及青年,外周血中白细胞及嗜酸性细胞居多,病情稳定,可做长期随访观察,无特殊治疗。

（六）治疗

椎管内转移瘤通常压迫脊髓和神经根引起脊髓功能障碍或顽固性疼痛,往往以单纯放疗或手术后加放疗作为姑息性治疗。血液系统恶性肿瘤,如淋巴瘤及其白血病均可侵犯脊髓或神经根,通常只做放疗选择。

对椎管内转移瘤的治疗强调以手术治疗、放疗及生物治疗为主的综合治疗。手术治疗的主要价值在于可以减轻脊髓及神经根受压程度,减轻疼痛,可能尽量切除肿物,明确病理诊断为术后放疗及化疗提供依据。

1. 椎管内转移瘤的手术治疗

(1) 适应证

①全身情况尚能耐受手术者;②转移瘤压迫脊髓明显且为单发者;③剧烈疼痛行各种非手术治疗无效者;④原发癌已切除后出现的椎管内转移瘤。

(2) 禁忌证

①合并全身广泛转移者;②原发病灶已属晚期;③发病 72 小时内已出现完全性弛缓性截瘫者;④虽为转移瘤但无脊髓明显受压者。

3. 手术原则

主要是做充分的椎板切除减压,并尽量做肿瘤切除以解除对脊髓的压迫。对个别顽固性疼痛者可做脊髓前外侧索切断术或前联合切开术。转移瘤病灶常与硬脊膜粘连紧密,只能做到部分或大部分切除，有的只做到活检。因此，术后再辅以放疗或化疗，使症状进一步得到缓解。

2. 椎管内转移瘤的放疗

无论是单独进行或术后辅以放疗，均取得一定效果。由于正常脊髓组织对放射耐受程度极为有限。因此，在选择放射剂量时，应该对因高剂量放射引起的脊髓损害和因低剂量无法抑制肿瘤生长而导致的脊髓功能障碍进行权衡。

放射治疗所引起的副作用分为两类：瞬间放射性脊髓损害和迟发性放射性脊髓损害。瞬间放射损害症状通常为突发的，电击样疼痛由脊柱向肢体放射，症状通常对称分布，神经系统检查常无特殊阳性体征，瞬间放射性脊髓损害症状主要是由于脊髓后柱与侧方脊丘束神经纤维脱髓鞘所致，绝大多数患者未经特殊治疗，临床症状可以不同程度地自发性恢复。迟发性放射性损害，通常表现数月的进行性神经功能障碍，包括感觉麻木、温痛觉减退等，往往持续数周至数年。虽然通过使用类固醇激素或高压氧治疗后可获得临床改善，但总的说来，尚无有效的办法治疗迟发性放射性损害。

3. 椎管内转移瘤的化学药物治疗

主要决定于原发性肿瘤的类型，有学者虽试用插管化疗治疗神经系统肿瘤，但尚无论据证明该方法比单纯静脉给药能延长生存率。

4. 对转移瘤侵犯椎体引起广泛破坏，导致严重椎体压缩骨折

一般状况较好时，进行根治性肿瘤切除，并以人工椎体植入辅以内固定技术，将有助于延缓截瘫发生和护理，提高患者生存质量。

第四节 脊柱脊髓先天性疾病

中枢系统的先天性畸形发生率很高，其中64%为神经管与椎管闭合的发育异常。脊柱裂最多见，还有脊膜膨出脊膜脊髓膨出、脊髓分裂症、脊髓空洞症等，可发生于颈、胸、腰、骶各节段，但以腰骶段最多见。

一、临床表现

因先天因素导致椎板闭合不全，同时存在脊膜、脊髓、神经向椎板缺损处膨出。65%以上的患者与先天性脑积水并存。主要表现如下。

1. 局部包块

背部中线颈、胸或腰骶部可见一囊性肿物，大小不等，呈圆形或椭圆形，发生破溃时可有脑脊液流出，表面呈肉芽状或合并感染。

2. 神经受损表现

单纯脊膜膨出1/3有神经功能缺失，脊髓脊膜膨出并有脊髓末端发育畸形变性形成脊髓空洞者，症状多较重，出现不同程度的下肢瘫痪、畸形及大小便失禁。

3. 颅内压增高症状

当脊膜膨出与脊髓脊膜膨出合并脑积水时，可见颅内压增高症状，如小儿头围增大、落日

征、视力障碍、头痛头晕及恶心、呕吐等症状。

4. 脊髓分裂症

是一脊髓双干或脊髓纵裂为特征的畸形，分为两类：一类为双半侧脊髓位于各自独立的硬脊膜管内，中间有一个硬脊膜包绕的骨与软骨分隔。另一类是双半侧脊髓位于同一硬脊膜管内，由纤维组织中隔分开。此病极少见，可无症状。但部分患者有脊髓栓系综合征类似表现：下肢感觉、运动障碍，疼痛和大小便功能障碍。

5. 脊髓栓系综合征

为异常的圆锥低位，伴有终丝增粗、变短，蛛网膜囊肿或硬脊膜脂肪瘤等。主要临床表现如下。

(1) 皮肤改变：多毛症、皮下脂肪瘤、血管瘤样变色、皮毛窦等。

(2) 运动障碍：行走困难伴下肢无力，甚至瘫痪。

(3) 神经营养性改变：下肢远端发凉、发绀，甚至出现营养性溃疡、肌萎缩、短肢或踝畸形。

(4) 感觉障碍：下肢感觉明显减退或感觉消失。

(5) 括约肌功能障碍：尿失禁，甚至大小便失禁。

(6) 脊柱异常：脊柱侧凸或脊柱后凸，脊柱后裂（腰骶段）。

6. 脊髓空洞症

由于先天肿瘤或脊柱外伤后的影响，脊髓形成管状囊腔。发病缓慢，常发生于颈段及上胸段中央管附近，腰段以下较少见。主要临床表现为受累的脊髓节段神经损害症状。

(1) 感觉障碍：以节段性分离性感觉障碍为特点，痛、温觉减退或消失，深感觉存在。

(2) 运动障碍：上肢弛缓性部分瘫痪、肌无力、肌张力下降，大小鱼际肌、指间肌萎缩呈爪形手，而下肢发生痉挛性肌力下降。

(3) 自主神经损害症状：病变相应节段肢体和躯干皮肤少汗、温度下降，指端、指甲角化过度。严重者可出现膀胱、直肠括约肌功能障碍。

二、治疗

1. 脊膜膨出与脊膜脊髓膨出主张早期脊膜膨出切除修补及脊髓栓系松解术，合并脑积水先行脑积水分流术。

2. 脊髓分裂症无症状可不治疗，引起脊髓栓系综合征者行脊髓栓系松解术。

3. 脊髓栓系综合征主张尽早行脊髓栓系松解术。

4. 脊髓空洞症非手术神经营养药物支持治疗；合并寰枕畸形、小脑扁桃体下疝者行枕后减压术；空洞明显者行空洞切开分流术。

第五节　腰椎间盘突出症

腰椎间盘突出症是较为常见的疾患之一，主要是因为腰椎间盘各部分（髓核、纤维环及软骨板），尤其是髓核，有不同程度的退行性改变后，在外力因素的作用下，椎间盘的纤维环破裂，髓核组织从破裂之处突出（或脱出）于后方或椎管内，导致相邻脊神经根遭受刺激或压迫，从而产生腰部疼痛，一侧下肢或双下肢麻木、疼痛等一系列临床症状。腰椎间盘突出症以腰 4～5、腰 5～骶 1 发病率最高，约占 95%。

一、病因

（一）基本病因

1.腰椎间盘的退行性改变是基本因素

髓核的退变主要表现为含水量的降低，并可因失水引起椎节失稳、松动等小范围的病理改变；纤维环的退变主要表现为坚韧程度的降低。

2.损伤

长期反复的外力造成轻微损害，加重了退变的程度。

3.椎间盘自身解剖因素的弱点

椎间盘在成年之后逐渐缺乏血液循环，修复能力差。在上述因素作用的基础上，某种可导致椎间盘所承受压力突然升高的诱发因素，即可能使弹性较差的髓核穿过已变得不太坚韧的纤维环，造成髓核突出。

4.遗传因素

腰椎间盘突出症有家族性发病的报道，有色人种本症发病率低。

5.腰骶先天异常

包括腰椎骶化、骶椎腰化、半椎体畸形、小关节畸形和关节突不对称等。上述因素可使下腰椎承受的应力发生改变，从而构成椎间盘内压升高和易发生退变和损伤。

（二）诱发因素

在椎间盘退行性变的基础上，某种可诱发椎间隙压力突然升高的因素可致髓核突出。常见的诱发因素有增加腹压、腰姿不正、突然负重、妊娠、受寒和受潮等。

二、临床分型及病理

从病理变化及 CT、MRI 表现，结合治疗方法可做以下分型。

（一）膨隆型

纤维环部分破裂，而表层尚完整，此时髓核因压力而向椎管内局限性隆起，但表面光滑。这一类型经保守治疗大多可缓解或治愈。

（二）突出型

纤维环完全破裂，髓核突向椎管，仅有后纵韧带或一层纤维膜覆盖，表面高低不平或呈菜花状，常需手术治疗。

（三）脱垂游离型

破裂突出的椎间盘组织或碎块脱入椎管内或完全游离。此型不单可引起神经根症状，还容易导致马尾神经症状，非手术治疗往往无效。

（四）Schmorl 结节

髓核经上下终板软骨的裂隙进入椎体松质骨内，一般仅有腰痛，无神经根症状，多不需要手术治疗。

三、临床表现

(一) 临床症状

1. 腰痛

是大多数患者最先出现的症状，发生率约91%。由于纤维环外层及后纵韧带受到髓核刺激，经窦椎神经而产生下腰部感应痛，有时可伴有臀部疼痛。

2. 下肢放射痛

虽然高位腰椎间盘突出 (腰 2 ~ 3、腰 3 ~ 4) 可以引起股神经痛，但临床少见，不足5%。绝大多数患者是腰 4 ~ 5、腰 5 ~ 骶 1 间隙突出，表现为坐骨神经痛。典型坐骨神经痛是从下腰部向臀部、大腿后方、小腿外侧直到足部的放射痛，在喷嚏和咳嗽等腹压增高的情况下疼痛会加剧。放射痛的肢体多为一侧，仅极少数中央型或中央旁型髓核突出者表现为双下肢症状。坐骨神经痛的原因有三：①破裂的椎间盘产生化学物质的刺激及自身免疫反应使神经根发生化学性炎症；②突出的髓核压迫或牵张已有炎症的神经根，使其静脉回流受阻，进一步加重水肿，使得对疼痛的敏感性增高；③受压的神经根缺血。上述 3 种因素相互关联，互为加重因素。

3. 马尾神经症状

向正后方突出的髓核或脱垂、游离椎间盘组织压迫马尾神经，其主要表现为大、小便障碍，会阴和肛周感觉异常。严重者可出现大小便失控及双下肢不完全性瘫痪等症状，临床上少见。

(二) 腰椎间盘突出症的体征

1. 一般体征

(1) 腰椎侧凸：是一种为减轻疼痛的姿势性代偿畸形。视髓核突出的部位与神经根之间的关系不同而表现为脊柱弯向健侧或弯向患侧。如髓核突出的部位位于脊神经根内侧，因脊柱向患侧弯曲可使脊神经根的张力减低，所以腰椎弯向患侧；反之，如突出物位于脊神经根外侧，则腰椎多向健侧弯曲。

(2) 腰部活动受限：大部分患者都有不同程度的腰部活动受限，急性期尤为明显，其中以前屈受限最明显，因为前屈位时可进一步促使髓核向后移位，并增加对受压神经根的牵拉。

(3) 压痛、叩痛及骶棘肌痉挛：压痛及叩痛的部位基本上与病变的椎间隙相一致，80% ~ 90% 的病例呈阳性。叩痛以棘突处为明显，系叩击振动病变部所致。压痛点主要位于椎旁 1 cm 处，可出现沿坐骨神经放射痛。约 1/3 患者有腰部骶棘肌痉挛。

2. 特殊体征

(1) 直腿抬高试验及加强试验：患者仰卧，伸膝，被动抬高患肢。正常人神经根有 4 mm 滑动度，下肢抬高到 60° ~ 70° 始感腘窝不适。腰椎间盘突出症患者神经根受压或粘连使滑动度减少或消失，抬高在 60° 以内即可出现坐骨神经痛，称为直腿抬高试验阳性。在阳性患者中，缓慢降低患肢高度，待放射痛消失，这时再被动屈曲患侧踝关节，再次诱发放射痛称为加强试验阳性。有时因髓核较大，抬高健侧下肢也可牵拉硬脊膜诱发患侧坐骨神经产生放射痛。

(2) 股神经牵拉试验：患者取俯卧位，患肢膝关节完全伸直。检查者将伸直的下肢高抬，使髋关节处于过伸位，当过伸到一定程度出现大腿前方股神经分布区域疼痛时，则为阳性。此项试验主要用于检查腰 2 ~ 3 和腰 3 ~ 4 椎间盘突出的患者。

3. 神经系统表现

(1) 感觉障碍：视受累脊神经根的部位不同而出现该神经支配区感觉异常。阳性率达80%以上。早期多表现为皮肤感觉过敏，渐而出现麻木、刺痛及感觉减退。因受累神经根以单节单侧为多，感觉障碍范围较小；但如果马尾神经受累（中央型及中央旁型者），则感觉障碍范围较广泛。

(2) 肌力下降：70%～75%患者出现肌力下降，腰5神经根受累时，踝及跗背伸力下降，骶1神经根受累时，趾及足跖屈力下降。

(3) 反射改变：亦为本病易发生的典型体征之一。腰4神经根受累时，可出现膝跳反射障碍，早期表现为活跃，之后迅速变为反射减退，腰5神经根受损时对反射多无影响。骶1神经根受累时则跟腱反射障碍。反射改变对受累神经的定位意义较大。

四、影像学及实验室检查

(一)X线检查

腰椎X线征可显示腰椎生理前凸减小或消失甚至反曲，腰椎侧弯，椎间隙减小等；此外，还可见到关节骨质增生硬化，要注意有无骨质破坏或腰椎滑脱等。

(二)CT检查

可显示在椎间隙，有高密度影突出椎体边缘范围之外，还可以显示对硬膜囊、神经根的压迫；见到关节突关节增生、内聚等关节退变表现。

(三)MRI检查

可从矢状位、横断面及冠状面显示椎间盘呈低信号，并突出于椎体之外，还可显示硬膜外脂肪减少或消失，黄韧带增生增厚等。

(四)腰椎管造影检查

是诊断腰椎间盘突出症的有效方法，可显示硬膜囊受压呈充盈缺损，多节段椎间盘突出显示"洗衣板征"。但因属有创检查，现已渐被MRI取代。

五、诊断与鉴别诊断

(一)诊断

对典型病例的诊断，结合病史、查体和影像学检查，一般多无困难，尤其是在CT与磁共振技术广泛应用的今天。如仅有CT、MRI表现而无临床症状，不应诊断本病。

(二)鉴别诊断

本病需与下面的几个疾病进行鉴别诊断。

1. 腰椎后关节紊乱

相邻椎体的上下关节突构成腰椎后关节，为滑膜关节，有神经分布。当后关节上、下关节突的关系不正常时，急性期可因滑膜嵌顿产生疼痛，慢性病例可产生后关节创伤性关节炎，出现腰痛。此种疼痛多发生于棘突旁1.5 cm处，可有向同侧臀部或大腿后的放射痛，易与腰椎间盘突出症相混。该病的放射痛一般不超过膝关节，且不伴有感觉、肌力减退及反射消失等神经根受损之体征。对鉴别困难的病例，可在病变的小关节突附近注射2%普鲁卡因5 mL，如症状消失，则可排除腰椎间盘突出症。

2. 腰椎管狭窄症

间歇性跛行是最突出的症状，患者自诉步行一段距离后，下肢酸困、麻木、无力，必须蹲下休息后方能继续行走。骑自行车可无症状。患者主诉多而体征少，也是重要特点。少数患者有根性神经损伤的表现。严重的中央型狭窄可出现大小便失禁，脊髓碘油造影和 CT 扫描等特殊检查可进一步确诊。

3. 腰椎结核

早期局限性腰椎结核可刺激邻近的神经根，造成腰痛及下肢放射痛。腰椎结核有结核病的全身反应，腰痛较剧，X 线上可见椎体或椎弓根的破坏。CT 扫描对 X 线不能显示的椎体早期局限性结核病灶有独特作用。

4. 椎体转移瘤

疼痛加剧，夜间加重，患者体质衰弱，可查到原发肿瘤。X 线平片可见椎体溶骨性破坏。

5. 脊膜瘤及马尾神经瘤

为慢性进行性疾患，无间歇好转或自愈现象，常有大小便失禁。脑脊液蛋白增高，奎氏试验显示梗阻。脊髓造影检查可明确诊断。

六、治疗

本病的治疗包括非手术治疗和手术治疗。

（一）非手术治疗

卧硬板床休息，辅以理疗和按摩，常可缓解或治愈。牵引治疗方法很多。俯卧位牵引按抖复位，是根据中医整复手法归纳整理的一种复位方法，现已研制出自动牵引按抖机，其治疗原理是：牵开椎间隙，在椎间盘突出部位以一定节律按抖，使脱出的髓核还纳。此法适用于无骨性病变、无大小便失禁、无全身疾患的腰椎间盘突出症。治疗前不宜饱食，以免腹胀，治疗后需严格须卧床一周。一次不能解除症状者，休息数日后可再次牵引按抖。本法简便，治愈率高，易为患者接受，为常用的非手术疗法。

（二）手术治疗

手术适应证如下。

1. 非手术治疗无效或复发，症状较重影响工作和生活者。

2. 神经损伤症状明显、广泛，甚至继续恶化，疑有椎间盘纤维环完全破裂髓核碎片突出至椎管者。

3. 中央型腰椎间盘突出有大小便功能障碍者。

4. 合并明显的腰椎管狭窄症者。

术前准备包括 X 线定位，方法是在压痛、放射痛明显处用亚甲蓝画记号，用胶布在该处固定一金属标记，拍腰椎正位 X 线供术中参考。

手术在局部麻醉下进行。切除患部的黄韧带及上下部分椎板，轻缓地牵开硬脊膜及神经根，显露突出的椎间盘，用长柄刀环切突出部的纤维环后取出，将垂体钳伸入椎间隙去除残余的退化髓核组织，冲洗伤口，完全止血后缝合。操作必须细致，术中注意止血，防止神经损伤，术后椎管内注入庆大霉素预防椎间隙感染，闭合伤口前，放置橡皮管引流。

手术一般只显露一个椎间隙，但如术前诊断为两处髓核突出或一处显露未见异常，可再显露另一间隙。合并腰椎管狭窄者，除作椎间盘髓核摘除术外，应根据椎管狭窄情况做充分的减压。因系采用椎板开窗法或椎板切除法进行手术，不影响脊柱的稳定性。术后 3 天下地活动，功能恢复较快，2～3 月后即可恢复轻工作。术后半年内应避免重体力劳动。

第十三章 脑积水

单纯脑积水概念是指脑脊液在颅内过多蓄积。其常发生在脑室内，也可累及蛛网膜下隙。脑脊液动力学障碍性脑积水是指脑脊液的产生或吸收过程中任何原因的失调所产生的脑脊液蓄积。如脑积水是由于脑脊液循环通道阻塞，引起其吸收障碍，脑室系统不能充分地与蛛网膜下隙相通称梗阻性脑积水。如阻塞部位在脑室系统以外，蛛网膜下隙为脑脊液吸收的终点，称为交通性脑积水。

一、儿童脑积水

儿童脑积水儿童脑积水它是由于脑脊液循环发生障碍，颅内压增高所引起的头颅扩大和脑功能障碍的一种疾病。因有大脑畸形、感染、出血、瘤等诸多方面。主要表现是"头大"，常小儿出生头围 33～35 cm，前半年生长较快，增长 8 cm(共 42～45 cm)，后半年增长 3 cm(43～47 cm)，如果小儿的头围超过以上范围并迅速增长，要注意脑积水的可能。

(一) 病因

脑积水可以由下列 3 个因素引起：脑脊液过度产生；脑脊液的通路梗阻及脑脊液的吸收障碍，先天性脑积水的发病原因目前多认为是脑脊液循环通路的梗阻，造成梗阻的原因可分为先天性发育异常与非发育性病因两大类。

1. 先天性发育异常

(1) 大脑导水管狭窄，胶质增生及中隔形成：以上病变均可导致大脑导水管的梗死，这是先天性脑积水最常见的原因，通常为散发性，性连锁遗传性导水管狭窄在所有先天性脑积水中仅占 2%。

(2)Arnold-Chiari 畸形：因小脑扁桃体、延髓及第四脑室疝入椎管内，使脑脊液循环受阻引起脑积水，常并发脊椎裂和脊膜膨出。

(3)Dandy-Walker 畸形：由于第四脑室中孔及侧孔先天性闭塞而引起脑积水。

(4) 扁平颅底：常合并 Arnold-Chiari 畸形，阻塞第四脑室出口或环池，引起脑积水。

(5) 其他：无脑回畸形，软骨发育不良，脑穿通畸形，第五、六脑室囊肿等均可引起脑积水。

2. 非发育性病因

在先天性脑积水中，先天性发育异常约占 2/5，而非发育性病因则占 3/5，新生儿缺氧和产伤所致的颅内出血，脑膜炎继发粘连是先天性脑积水的常见原因，新生儿颅内肿瘤和囊肿，尤其是颅后窝肿瘤及脉络丛乳头状瘤也常导致脑积水。

(二) 发病机制

儿童脑脊液产生过程和形成量与成人相同，平均 20 mL/h，但其脑积水临床特点有所不同，儿童脑积水多为先天性和炎症性病变所致，而成人脑积水以颅内肿瘤，蛛网膜下隙出血和外伤多见，从解剖学上看，脑脊液通路上任何部位发生狭窄或阻塞都可产生脑积水，从生理功能上讲，脑积水是由于脑脊液的吸收障碍所致，这种脑脊液的形成与吸收失衡，使脑脊液增多，颅内压增高使脑组织本身的形态结构改变，产生脑室壁压力增高，脑室进行性扩大，有人用腰椎穿刺灌注方法研究交通性脑积水患者发现，在正常颅内压范围内，高于静息状态下的颅内压，脑脊液的吸收能力大于生成能力，称脑脊液吸收贮备能力，脑室的大小与脑脊液吸收贮备能力无关，而是脑室扩张引起，脑组织弹性力增加，继而产生脑室内脑脊液搏动压的幅度增大，这种搏动压产生脑室的进行性扩大，脑组织的弹性力和脑室表面积的增加与脑室扩张密切相关。

另外，瞬间性脑室内搏动压增高冲击导水管部位，出现脑室周围组织损伤，产生继发性脑室扩大，正常颅压性脑积水主要原因是脑室内和蛛网膜下隙之间压力差不同，而非颅内压的绝对值增高，该类脑积水阻塞部位在脑脊液循环的末端，即蛛网膜下隙，这种情况虽有脑脊液的生成和吸收相平衡，但是，异常的压力梯度作用在脑层表面和脑室之间仍可发生脑室扩张，如果损伤在脑脊液吸收较远的部位，例如矢状窦内时，脑皮质没有压力梯度差，脑室则不扩大，这种情况表现在良性颅高压患者，此时，有脑脊液的吸收障碍和颅内压升高，没有脑室扩大，上矢状窦压力升高可产生婴幼儿外部性脑积水，此时表皮质表面的蛛网膜下隙扩大，这是由于压力梯度差不存在于皮质表现，而是在脑室内和颅骨之间，产生颅骨的扩张，临床上巨颅症的患儿常伴有蛛网膜下隙扩大，有报道儿童的良性颅高压和脑积水多与颅内静脉压升高有关，良性颅高压患者全部为 3 周岁以上，颅骨骨缝闭合儿童。

在婴幼儿中，即使脑内严重积水，脑室扩大明显，前囟穿刺压力仍在 $20 \sim 70 \, mmH_2O$ 的正常范围之内，在容纳异常多的脑脊液情况下，颅内压变化仍很小，这与婴幼儿脑积水的颅骨缝和前囟未闭有关，有人认为这种代偿能力对保护婴幼儿的智力有重要意义，也提示婴幼儿脑积水不能以颅内压改变作为分流治疗的指征，脑积水一旦开始则会继发脑脊液的循环和吸收障碍，另外，多数伴有脊柱裂的脑积水患儿多由于原发性导水管狭窄引起，阻塞主要的部位在第三脑室下部，尤其是出口处，伴随脑室扩张，从外部压迫中脑，产生中脑的机械性扭曲，产生继发性中脑导水管阻塞，这种现象在脊髓畸形和其他原因的脑积水患儿中均可发生，交通性脑积水的儿童在分流一段时间后，由于脑组织本身的变化也会发生中脑导水管阻塞。

脑积水的程度决定脑组织形态变化，由于枕，顶部脑室弧形凸度较大和额角的核团较多，组织较韧等形态结构特征，积水后的顶部脑组织选择性变薄，先天性脑穿通畸形的脑积水表现脑内局部囊性扩大，在囊壁的顺应性超过脑室顺应性时，囊性扩大更加明显，这时患者可表现局灶性神经功能缺失和癫痫发作。

儿童脑积水活检发现，在早期阶段，脑室周围水肿和散在轴突变性，继而水肿消退，脑室周围胶质细胞增生，后期随着神经细胞的脱失，脑皮质萎缩，并出现轴突弥散变性，同时脑室周围的室管膜细胞易受到损伤，早期室管膜细胞纤毛脱落，呈扁平状，以后细胞连接断裂，最后室管膜细胞大部分消失，在脑室表面胶质细胞生长，这些变化往往同脑室周围水肿和轴索髓鞘脱失伴行，胼胝体的髓鞘形成延迟，皮质的神经元受累，锥体细胞树突分枝减少，树突小棘也少，并出现树突曲张，这些组织学变化导致儿童的智力低下，肢体的痉挛和智能的改变等临床表现。

脑脊液的生化分析有助于判断脑积水的预后，免疫电泳测定脑脊液中的总蛋白增加，提示脑室内，外梗阻，同时，也与脑室周围白质损伤和血－脑脊液屏障破坏有关，而没有变性疾病；脑脊液中脂肪酸的浓度与颅高压成比例升高，梗阻性脑积水解除后，脂肪酸浓度下降，如术后持续性升高，多提示预后不佳，黄嘌呤和次黄嘌呤在脑脊液中的浓度能反应颅高压性脑室扩大后脑缺氧的情况，在颅高压纠正后，次黄嘌呤浓度下降；神经节苷脂与儿童脑积水后严重智力障碍有关，智力正常的脑积水儿童，脑脊液中的神经节苷脂正常，环磷腺苷与脑积水儿童脑室内感染有关。

（三）病理

儿童脑积水的病理学改变也与成人有所不同，在临床上见到的儿童脑积水或儿童脑积水稳定后，成人时发现的脑积水，大部分病例显示侧脑室枕角相对扩大，而成人脑积水脑室扩大是在侧脑室的额角。其原因目前尚不清楚，有人认为由于枕、顶部脑室弧形凸度较大和额角的核团较多、组织较韧等形态结构特征，积水后的顶部脑组织选择性变薄。

（四）临床表现

与成人相比，儿童脑积水的临床表现是根据患者的发病年龄而变化，在婴儿急性脑积水，通常颅高压症状明显，骨缝裂开，前囟饱满，头皮变薄和头皮静脉清晰可见，并有怒张，用强灯光照射头部时有头颅透光现象，叩诊头顶，呈实性鼓音即"破罐音"称 Macewen 征，病儿易激惹，表情淡漠和饮食差，出现持续高调短促的异常哭泣，双眼球呈下视状态，上眼睑不伴随下垂，可见眼球下半部沉落到下眼睑缘，部分角膜在下睑缘以上，上睑巩膜下翻露白，亦称日落现象，双眼上、下视时出现分离现象，并有凝视麻痹、眼震等，这与导水管周围的脑干核团功能障碍有关，由于脑积水进一步发展，脑干向下移位，展神经和其他脑神经被牵拉，出现眼球运动障碍，在 2 周岁以内的儿童，由于眼球活动异常，出现弱视，视盘水肿在先天性脑积水中不明显并少见，但视网膜静脉曲张是脑积水的可靠征。

运动异常主要有肢体痉挛性瘫，以下肢为主，症状轻者双足跟紧张，足下垂，严重时呈痉挛步态，亦称剪刀步态，有时与脑性瘫痪难以区别，由于三室前部和下视丘，漏斗部受累，可出现各种内分泌功能紊乱，如青春早熟或落后和生长矮小等及其他激素水平下降症状，另外，脊髓空洞症伴有脑积水者多出现下肢活动障碍，而脊髓空洞症状伴脊髓发育不全时，常有脊柱侧弯。

（五）诊断分析

儿童脑积水诊断的主要依据是头颅发育异常、智力发育迟缓和各种检查脑室扩大。在婴幼儿期间，脑积水的诊断是头颅异常增大，头围的大小与年龄不相称为主要体征。定期测量患儿的头围将有助于早期发现脑积水，并能在典型的体征出现前明确诊断，及时治疗。典型的体征是头大脸小、眼球下落、常有斜视。头部皮肤光亮紧张，前额静脉怒张，囟门和骨缝呈异常的进行性扩大。除智力发育迟缓外，因为日复一日的很微小的变化，父母可能注意不到非正常的迹象。病情进一步发展，即所谓活动性脑积水，如不采取措施许多婴儿将死亡。自然生存者转变静止型脑积水，表现为智力迟钝，出现各种类型痉挛，视力障碍等。

出生前 B 型超声检查是诊断宫内脑积水的重要依据。出生后 CT 和 MRI 检查对于脑积水的诊断具有重要意义，不仅对脑室的大小可做出明确的判断，而且对脑积水的病因、分类也有一定的帮助。

（六）治疗

1.药物治疗

(1) 抑制脑脊液分泌药物：如乙酰唑胺（醋氮酰胺），100 mg/(kg·d)，是通过抑制脉络丛

上皮细胞 Na^+-K^+-ATP 酶，减少脑脊液的分泌。

(2) 利尿剂：呋塞米，1 mg/(kg·d)。

以上方法对 2 周岁以内有轻度脑积水者应首选，约有 50% 的患者能够控制病情。

(3) 渗透利尿剂：山梨醇和甘露醇。前者易在肠道中吸收并没有刺激性，半衰期为 8 小时，1～2 g/(kg·d)。该药多用于中度脑积水，作为延期手术短期治疗。另外，除药物治疗外，对于脑室出血或结核和化脓感染产生的急性脑积水，可结合反复腰椎穿刺引流脑脊液的方法，有一定疗效。对任何试图用药物控制脑积水者，都应密切观察神经功能状态和连续检查脑室大小变化。药物治疗一般只适用于轻度脑积水，虽然有些婴儿或儿童没有脑积水症状，但患者可有进行性脑室扩大，这样一些儿童虽然有代偿能力，但终究也会影响儿童的神经系统发育。药物治疗一般用于分流手术前暂时控制脑积水发展。

2. 非分流手术

1918 年 Dandy 首先用切除侧脑室脉络丛方法治疗脑积水，但是，由于产生脑脊液并非只限于脉络丛组织，而且第三脑室和第四脑室脉络丛没有切除，手术效果不确切，故停止使用。第三脑室造瘘术是将第三脑室底或终板与脚间池建立直接通道用来治疗中脑导水管阻塞。有开颅法和经皮穿刺法，前者由 Dandy 首先施行。术中将第三脑室底部穿破与脚间池相通或将终板切除使第三脑室与蛛网膜下隙形成直接瘘口。经皮穿刺法是 Hoffman 等人 (1980) 首先用定向方法进行三脑室底切开，术中先做脑室造影显示出第三脑室底，在冠状缝前方的颅骨上钻直径 10 mm 孔，用立体定向方法导入穿刺针，当第三脑室底穿开时可见造影剂流入脚间池、基底池和椎管内。由于这类患者蛛网膜下隙和脑池中缺乏脑脊液，因而手术不能使造瘘口足够大，常有术后脑脊液循环不充分，脑积水不能充分缓解，目前应用这种方法不多。

3. 脑室分流术

Torkldsen(1939) 首先报道用橡皮管做侧脑室与枕大池分流术，主要适用于脑室中线肿瘤和导水管闭塞性脑积水。以后对中脑导水管发育不良的患者施行扩张术，用橡皮导管从第四脑室向上插到狭窄的中脑导水管，由于手术损伤导水管周围的灰质，手术死亡率高。内分流术是侧脑室和矢状窦分流，这种方法从理论上符合脑脊液循环生理，但在实际中应用不多。

(1) 脑室颅外分流：该手术方法原则是把脑脊液引流到身体能吸收脑脊液的腔隙内。目前治疗脑积水常用的方法有脑室－腹腔分流术、脑室－心房分流术和脑室－腰蛛网膜下隙分流术，由于脑室心房分流术需将分流管永久留置于心脏内，干扰心脏生理环境，有引起心脏骤停危险及一些其他心血管并发症，目前只用于不能行脑室腹腔分流术患者。脊髓蛛网膜下隙－脑室分流只适用于交通性脑积水。目前仍以脑室－腹腔分流是首选方法。另外，既往文献报道，脑室－胸腔分流、脑室与输尿管、膀胱、胸导管、胃、肠、乳突和输乳管分流等方法，均没有临床应用价值，已经放弃。

(2) 脑室分流装置由三部分组成：脑室管、单向瓣膜、远端管。但脊髓蛛网膜下隙－腹腔分流则是蛛网膜下隙管。近几年来一些新的分流管配有抗虹吸、贮液室和自动开闭瓣等附加装置。

(3) 手术方法：患者仰卧头转向左，背下垫高，暴露颈部，头部切口，从右耳轮上 4～5 cm 向后 4～5 cm，头颅平坦部切开 2 cm 长口，牵开器拉开，钻孔，将脑室管从枕角插入到达额角 10～12 cm 长。一般认为分流管置入额角较为理想，其理由为额角宽大无脉络丛，对侧脑脊液经 Monor 孔流向分流管压力梯度小。将贮液室或阀门置入头皮下固定，远端管自颈部和胸部皮下组织直至腹壁。腹部切口可在中腹部或下腹部正中线旁开 2.5 ～ 3.0 cm 或腹直肌旁切开。把远端侧管放入腹腔。另外用套管针穿刺腹壁，把分流管从外套管内插入腹腔。腹部管上端通过胸骨旁皮下组织到达颈部，在颈部与阀门管相接。

禁忌证：①颅内感染不能用抗生素控制者；②脑脊液蛋白过高超过 50 mg% 或有新鲜出血者；③腹腔有炎症或腹水者；④颈胸部皮肤有感染者。

二、成人脑积水

成人脑积水一般多为获得性脑积水。依据积水后颅内压力的高低，分为高颅压脑积水和正常颅压脑积水。

(一) 高颅压脑积水

高颅压性脑积水实质上是由于脑脊液循环通路上的脑室系统和蛛网膜下隙阻塞，引起脑室内平均压力或搏动压力增高产生脑室扩大，以致不能代偿，而出现相应的临床症状。

1. 病因

最常见的原因是脑脊液在其循环通路中各部位的阻塞，而脑脊液的产生过多或吸收障碍则少见。

2. 发病机制

(1) 脑脊液循环通路的发育异常：以中脑导水管先天性狭窄、闭锁、分叉及导水管周围的神经胶质细胞增生为多见，导水管狭窄患者常因近端的脑积水将间脑向下压迫使导水管发生弯曲，从而加重狭窄和阻塞的程度。此外，Dandy-Walker 综合征患者及 Arnold-Chiari 畸形患者均可有脑脊液循环通路的阻塞。脑脊液循环通路阻塞多为不全性，完全性阻塞者难以成活。

(2) 炎症性粘连：脑脊液循环通路的炎症性粘连是引起脑积水的常见原因之一。部位多见于导水管、枕大池、脑底部及环池，也可发生于大脑半球凸面，部分患者可伴有局部的囊肿，引起相应的压迫症状。粘连可由于脑内出血、炎症及外伤引起，颅内出血可引起脑底炎症性反应，血液机化形成粘连或血液吸收阻塞蛛网膜颗粒，从而影响脑脊液的疏通循环及吸收。各种原因引起的颅内炎症，尤其是脑膜炎如化脓性脑膜炎或结核性脑膜炎亦易引起颅内的粘连或阻塞蛛网膜颗粒而引起脑积水。颅脑手术患者亦可因术后颅内积血的吸收及炎症反应而导致脑积水。有些颅内肿瘤如颅咽管瘤、胆脂瘤内容物手术过程中外溢后的反应而引起脑积水改变。

(3) 颅内占位性病变：凡是位于脑脊液循环通路及其邻近部位的肿瘤皆可引起脑积水，如侧脑室内的肿瘤及寄生虫性囊肿等阻塞室间孔可引起一侧或双侧侧脑室扩大；第三脑室内的肿瘤或三脑室前后部的肿瘤如松果体肿瘤、颅咽管瘤等可压迫第三脑室导致三脑室以上脑室系统扩大；四脑室及其周围区的肿瘤如四脑室肿瘤、小脑蚓部及半球肿瘤、脑干肿瘤、桥小脑角肿瘤可压迫阻塞四脑室或导水管出口引起四脑室以上部位的扩大；其他部位病变如半球胶质瘤，蛛网膜囊肿亦可压迫阻塞脑脊液循环通路引起脑积水。

(4) 脑脊液产生过多：如脑室内的脉络丛乳头状瘤或增生，可分泌过多的脑脊液而其吸收功能并未增加而发生交通性脑积水。此外，维生素 A 缺乏亦可导致脑脊液的分泌与吸收失去平衡而引起脑积水。

(5) 脑脊液吸收障碍：如静脉窦血栓形成。

(6) 其他发育异常：如无脑回畸形、扁平颅底、软骨发育不全均可引起脑积水。

3. 分类

依据脑脊液循环障碍的部位不同，将脑积水分为交通性脑积水和梗阻性脑积水。交通性脑积水是脑室以外各种原因引起的脑积水，而梗阻性脑积水是脑室系统内脑脊液循环障碍，此种分类的目的对于临床治疗，确定手术适应证及选择分流手术种类有一定的重要性。但现在研究表明，临床所见到的脑积水病例，除分泌亢进型脑积水是交通性脑积水外，其他均为不全梗阻性脑积水，只不过发生梗阻的部位不同，完全梗阻性脑积水在被发现以前大部分已经猝死。另有研究显示，即便是分泌亢进型脑积水也有脑脊液循环梗阻发生。如脉络丛乳头状瘤，既有脑脊液分泌亢进因素，同时在肿瘤生长的过程中，有少量的血液渗入到脑脊液中，从而引起脑底池的粘连，使脑脊液循环发生障碍，尸检证明了这一点。

按脑脊液蓄积的解剖部位不同称谓，脑脊液单纯蓄积在脑室内者称内部性脑积水，积水在皮质表面蛛网膜下隙者称外部性脑积水。按临床发病的长短和症状的轻重可分为急性、亚急性和慢性脑积水。一般来说，急性脑积水的病程在1周之内，亚急性脑积水的病程在1周～1个月，慢性脑积水的病程在1个月以上。按临床症状的有无，可分成症状性脑积水和非症状性脑积水，或进展期脑积水和稳定期脑积水。也有学者试图用反应脑积水病理生理学过程分类，即静止性脑积水和活动性脑积水，前者意味着某种致病因素致使脑室扩大后不再发展，后者则指脑室扩大进行性发展并引起脑皮质的弥漫性萎缩。按颅内压力可分为高颅压脑积水和正常颅压脑积水，不过有人认为，此种分类只是同一疾病病程的不同时期的不同表现而已。按发病年龄可分为成人脑积水和儿童脑积水。本节主要论述成人高颅压脑积水。

4. 临床表现

高颅压性脑积水多数为继发性，可有明确的病因如蛛网膜下隙出血或脑膜炎等。常发生在发病后2～3周，在原有病情好转后又出现头痛、呕吐等症状，或症状进一步加重，多数患者原因不明或继发于颅内肿瘤等疾病。

高颅压性脑积水的临床表现以头痛，呕吐为主要临床症状，此外可有共济失调。病情严重者可出现视物不清、复视等症状。患者的头痛、呕吐等症状多为特异性，头痛多以双颞侧为最常见。当患者处于卧位时，脑脊液回流减少，因此，患者在卧位后或晨起头痛加剧，采取卧位时头痛可有所缓解。随着病情的进展，头痛可为持续性剧烈疼痛。当伴有小脑扁桃体下疝时，头痛可累及颈枕部，甚至可有强迫头位。呕吐是高颅压性脑积水除头痛外常见的症状，常伴有剧烈头痛而与头部位置无关，呕吐后头痛症状可有所缓解。视力障碍在脑积水患者中常见，多出现于病情发展的中晚期，由于眼底水肿所致，可表现为视物不清、复视，晚期可有视力丧失。复视主要由于颅内压力增高，使颅内行程最长的展神经麻痹所致。患者可出现共济失调，以躯干性共济失调为多见，表现为站立不稳、足距宽、步幅大，极少表现为小脑性共济失调。脑积水晚期患者可有记忆力下降，尤其是近记忆力下降、智力减退、计算能力差等。

随着CT及MRI的广泛应用，脑积水的诊断已不困难，关键在于有头痛、呕吐等症状的患者，应引起足够重视及时行CT或MRI检查以早期诊断。

5. 影像学检查

(1) 头颅X线平片：可见头颅增大，颅骨变薄，由于长期压迫，指压痕阳性；蝶鞍加深，前后床突骨质吸收；偶可见鞍上区或第三脑室后部钙化；必要时可做颅底测量，以确定是否有扁平颅底或其他颅底畸形。

(2) 超声波检查：A 型超声检查主要探查脑的中线结构，并可显示侧脑室波。B 型超声可准确显示脑室的大小。

(3) 脑血管造影：在脑血管造影平片上，由于脑组织受压，脑血管床减少，并血管牵拉变直，典型的脑积水特征性的表现为枯树样改变。同时还可诊断颅内占位性病变和脑血管性疾病，如脉络丛乳头状瘤、中线部位的肿瘤、动脉瘤、动静脉畸形等与脑积水有关的影像学改变。

(4) 脑室造影：对于脑积水，脑室造影是较为常用而具有重要诊断价值的诊断方法。但此法常常使原已稳定的脑脊液分泌与吸收之间的平衡状态遭到破坏，而于数日后始能重趋稳定。造影后常须持续脑室外引流，并做好开颅术的准备，以便发现颅内占位性病变时及时进行手术。脑室造影可经侧脑室额角穿刺，也可经枕大池穿刺或腰椎穿刺，但后两者应注意，对于高颅压脑积水有诱发脑疝的可能性，检查后必须采取措施，或应用降颅压药，或开颅探查，并严密观察病情变化。造影剂多用空气，一般注入 20 ～ 40 mL，并在不同的头位进行脑室的定向摄片。如两侧脑室不对称，应特别注意较大一侧的脑室，必要时可注入更多的气体以发现脉络丛乳头状瘤的存在。因气体的刺激作用使脑脊液产生过多而引起颅内压过度增高，故注入的气体应较抽出的脑脊液约少 1/10。用于脑室造影的阳性对比剂包括 Conray、Dimerx、Metrizamide，因用量小，对颅内压影响不明显，且较空气更容易通过狭窄的孔道。但也有一些副作用，如头痛、呕吐等，最重者为抽搐发作，故须避免这类造影剂与大脑表面直接接触，以免引起抽搐，并可于造影前服用镇静剂等进行预防。脑室造影可发现颅内肿瘤，特别是脑室系统内的肿瘤及脑脊液梗阻的部位，并可准确测量脑室扩大的程度和脑皮质的厚度。如经枕大池或腰椎穿刺，遇有脑室系统梗阻，气体和特殊造影剂则不能进入梗阻以上的脑室系统，也可确定脑脊液梗阻的部位，但无法测量脑室的大小和脑皮质的厚度。

(5) 核素脑扫描：常用的核素脑扫描造影剂为放射性碘化血清蛋白 (RISA)、^{99m}Tc–DTPA 等。将造影剂注入腰部蛛网膜下隙或枕大池，也可经侧脑室注入，并进行脑扫描。一般经腰池注入核素示踪剂后 30 分钟、1 小时、2 小时、3 小时、6 小时、24 小时和 48 小时各行照相一次。在正常人，30 分钟至 2 小时，核素示踪剂分布于脊髓蛛网膜下隙，不见脑部显影。3 小时核素上升至小脑延髓池；6 小时继续上行至胼胝体池，前位核素显像呈典型的"三叉状"改变。24 小时上升至大脑凸面和上矢状窦旁，形成矢状窦旁核素浓聚。前位核素显像呈"伞状"。48 小时核素接近于全部被清除，脑室系统几乎没有核素显影。在积水状态下，如果椎管内有梗阻，示踪剂不能上升至脑部。如果脑室系统内有梗阻，则示踪剂依据不同梗阻部位，不能进入相应的脑室系统，沿蛛网膜下隙核素被正常地吸收入上矢状窦。但在交通性脑积水时，由于脑底池的粘连，脑脊液回流障碍，将会出现核素示踪剂向脑室系统内逆流，并在检查后 48 小时，仍有核素在颅内残留而不被吸收。经枕大池注入核素与腰池注入核素除相差 3 小时外，其他循环路径相同。经脑室注入核素，对于脑室系统内活瓣性肿物或囊肿引起的脑积水有较大的帮助。最近有报道，在交通性脑积水分流前后，进行核素脑池造影，结果显示，核素向脑室内逆流和核素清除迟缓是交通性脑积水脑 – 腹腔分流术的良好指征。同时，对于判断分流术后，分流系统是否通畅是有重要意义的。该项检查在高颅压脑积水时应注意，特别是梗阻性高颅压脑积水经腰椎穿刺给药，应严密观察病情变化，必要时给予降颅压措施或开颅手术，以解除高颅压和脑疝的威胁。

(6) 计算机断层扫描 (CT)：CT 已公认为诊断脑积水的可靠手段，其特点是无损伤性，较传统的脑室造影更为直观，并且能较好地明确脑积水的病因、分类和区别其他原因引起的脑室扩大。无论是交通性脑积水或阻塞性脑积水均与脑脊液的循环、吸收受阻有关。因此，在 CT 上，表现为病变部位以前的脑室和脑池扩大，如中脑导水管阻塞则造成两侧侧脑室和第三脑室的扩大；基底池的填塞则可使整个脑室系统扩大，同时，可有正常脑沟的缩小或消失。脑积水的脑室扩张以侧脑室的角部和第三脑室较为明显和典型，尤其是侧脑室的颞角和额角，在扩大的同时变钝、变圆，犹如一充气的气球，其扩张力由内向外，与脑萎缩所致脑室扩大不一样，后者为脑室周围组织萎缩，均为牵拉脑室壁而致扩张，故扩张脑室基本维持原形状。第三脑室的扩大，首先殃及视隐窝和漏斗隐窝，然后呈球形扩大，最后隐窝消失，整个第三脑室前下部变为圆钝，第三脑室的前后壁也分别向前后膨隆。侧脑室的枕角扩大出现较晚，但一旦出现对脑积水的诊断意义较大。

在一般情况下，凭经验常可判断脑室是否扩大，但一些病例很不明确，需要用已建立的测量标准进行评估，在这方面有许多测量方法，但由于各种机器不同，测量方法各异，再加上不同年龄组的影响，其结果不尽一致，而且很不精确，到目前为止标准尚不统一。这里介绍一组横断面测量标准，正常人两侧侧脑室前角尖端之间的最大距离不得超过 45 mm，两侧尾状核内缘之间的距离为 15 mm，最大不超过 25 mm，第三脑室宽度为 4 mm，最大不超过 6 mm，第四脑室宽度为 9 mm。此外，还可以用两侧侧脑室前角间距与最大颅内横径之比来判断是否存在脑积水。正常人两者之比 < 25%；脑萎缩者常达 40%，但 < 50%；阻塞性脑积水，此值常 > 45%，可达 55% 以上。

急性期脑积水时，扩大的侧脑室旁脑白质内常可见到间质性水肿，在 CT 上表现为不规则的低密度，但由于 CT 分辨率和部分容积效应的关系，此征象有时可不明显。出现脑室旁不规则低密度的原因，在于脑室内压力升高时，室管膜受压力的作用，其细胞间连接受损，出现小裂隙，水分子通过这一裂隙进入侧脑室周围脑组织。当颅内压力趋于平衡时，此征象则可减轻或消失。应注意的是，这种脑室旁白质的 CT 改变并非脑积水所特有，在高血压、脑动脉硬化患者、部分脑萎缩患者中均可出现，但在这些情况中所见的脑室旁白质改变，其机制与脑积水不同，有些学者认为可能与脑室旁组织变性、胶质增生、细胞萎缩后间隙扩大等原因有关。

(7) 磁共振成像 (MRI)：MRI 在脑积水的病因学诊断方面，与 CT 相比更为优越，它可进行高分辨力的冠状面、矢状面和横断面扫描，尤其是颅后窝，由于矢状面扫描可更好地显示中脑导水管，又无颅骨伪影之虑。故对于脑室系统内占位性病变和阻塞性疾病显示更为清楚，如侧脑室肿瘤、第三脑室肿瘤、第四脑室肿瘤、导水管闭塞等。MRI 在诊断脑脊液向脑室旁渗出方面更为精确，在 T_1 加权图像上，呈低或等信号；T_2 加权图像上呈高信号，并能显示渗出的多少和渗出的范围；当渗出少时，脑室旁呈线状不连续的高信号；当渗出增多时，呈连续的晕环样高信号；同时，脑室旁白质也可表现为片状高信号。据最近研究的结果显示，对于脑积水而言，一旦出现脑室旁高信号，预示着脑积水的进展期，有学者把这一表现认为是脑积水外科治疗的良好适应证。由于 MRI 的高分辨率，脑沟和脑池显示特别清晰，梗阻性脑积水和部分交通性高颅压脑积水，脑池和脑沟明显变浅或消失。但是，在一部分交通性脑积水或伴有轻度脑萎缩的脑积水，脑沟和脑池可正常或轻度增宽。

动力学 MRI 技术，在脑积水的脑脊液动力学检查方面具有重要意义。一般来说，学者们经常探测中脑导水管的脑脊液动力学。研究结果显示，中脑导水管的脑脊液随着心脏的收缩与舒张，进行着往复流动，可以探测脑脊液流动的最大流速、最大流量、即时流速、即时流量、脑脊液的净生成量及脑脊液流动图；在交通性脑积水时，脑脊液的流速和流量均增加，表现为高动力学，脑脊液的净生成量减少，脑脊液流动图近似于正弦曲线；而在梗阻性脑积水时，依不同的梗阻部位脑脊液动力学表现为高等、低动力学；如中脑导水管本身的阻塞，表现为低动力学或无脑脊液通过，第三脑室水平的病变，表现为等或低动力学，第四脑室病变取决于第四脑室的大小，残存脑室小，为等动力学，残存脑室大或第四脑室出口阻塞，则表现为稍高动力学。从而可以间接地判断脑脊液梗阻的部位。梗阻性脑积水的脑脊液流动图为不规则的流动曲线。目前认为，交通性脑积水如脑脊液流动表现为高动力学，是脑积水的分流适应证，如表现为等动力学或低动力学，则可能为脑萎缩所致的脑室扩大，则无分流适应证。

5. 穿刺检查

临床常用的穿刺方法有两种：脑室穿刺和腰椎穿刺，另一种是枕大池穿刺，由于危险性较大，现在很少应用。脑室穿刺的目的在于测量脑脊液的压力、作脑脊液常规或特殊化验检查、脑脊液动力学的测定、脑脊液净生成量的测定以及脑室外引流。腰椎穿刺主要是测量脑脊液压力、常规或特殊化验检查和脑脊液在椎管内是否有梗阻等。用于脑积水的检查通常两种方法联合应用，先做脑室额角穿刺，后做腰椎穿刺，分别测量两处的脑脊液压力，并分别抽取少量脑脊液做细胞学和蛋白含量检验。然后两穿刺针各接一个压力管，如脑室与腰部蛛网膜下隙畅通，则两处压力相等，压迫颈静脉时两处压力升降相同。还可将检查台的头尾交替升降，两处压力管中的液柱面也相应地升降而处于同一水平面。如有梗阻存在，则颈部加压或升降检查台头尾部时，两处压力管内的液柱升降不相关联，且不处于同一水平面，即头高时脑室的液面高，脚高时腰部的液面高，两处脑脊液的蛋白质含量也可能不同，但一般情况下，脑室内的脑脊液蛋白质含量较腰池内脑脊液蛋白质含量要低。

另一鉴定交通性及梗阻性脑积水方法，即在压力测定结束后，向脑室内注入中性酚红 1 mL(6 mg)，使脑脊液自腰椎穿刺针缓慢滴出并用浸以碱性液体的纱布接之，如有酚红滴在纱布上呈粉红色。在正常人或交通性脑积水，于 2 ～ 12 分钟即可自腰部滴出酚红，如 20 分钟后仍未滴出则为阻塞性脑积水。

于注入酚红后即收集全部的尿以测定酚红的排除量。饮入充分的水以保证有足够的尿量。正常时 2 小时内应排除 25% ～ 40%，12 小时内应排除 50% ～ 70%。如酚红于 2 ～ 12 分钟内自腰部滴出，而 12 小时内尿中排除量仅为 8% ～ 15%，表示枕大池远端的蛛网膜下隙有重度阻塞。如自腰部滴出的时间正常而于 12 小时内尿中排除量少于 10% 时，表示枕大池或其上方的脑室系统内有完全的阻塞。另一注药检查法是向脑室内注入靛胭脂 1 mL，正常时于 4 ～ 5 分钟内即自腰椎穿刺针滴出。如不能滴出即表示有完全阻塞，10 ～ 15 分钟始滴出者表示有部分阻塞。

6. 诊断分析

目前对高颅压脑积水做出诊断比较容易，除临床表现为高颅压症状和体征，即头疼、呕吐及视盘水肿外，常规头颅 CT 扫描显示脑室系统扩大，便可确立其诊断。但确定脑积水的病因、类型、脑脊液动力学、分流手术适应证的选择及判定预后则应依赖前述各项辅助检查。

高颅压脑积水通常与脑室内囊性病变、脑室内寄生虫性囊肿及脑室穿通畸形相混淆，脑室内囊性占位病主要表现为脑室系统不对称性扩大，一侧侧脑室内病变，CT 表现为同侧脑室较对侧扩大明显，第三和第四脑室内囊虫，可表现为各脑室扩大失去比例。MRI 及动力学 MRI 对于此病的鉴别具有重要意义，如为脑室内囊肿则囊液是非流动性的，故可做出判断。

7. 治疗方案

对于急性高压力性脑积水治疗应以手术治疗为主。手术方法根据可有以下三个方面。

(1) 针对病因的手术，如切除引起脑积水的颅内肿瘤等手术。

(2) 减少脑脊液产生的手术，如脉络丛切除术等已少用。

(3) 脑脊液引流或分流术，是目前脑积水的主要治疗方法。除手术治疗外亦可应用药物治疗，主要使用脱水剂如甘露醇、利尿剂如氢氯噻嗪 (双氢克尿噻) 等增加水分的排出，或以乙酰唑胺 (醋氮酰胺) 以抑制脑脊液分泌，但对于急性高压力性脑积水治疗应以手术治疗为主。

手术方法根据可有以下三个方面：①针对病因的手术如切除引起脑积水的颅内肿瘤等手术；②减少脑脊液产生的手术如脉络丛切除术等已少用；③脑脊液引流或分流术，是目前脑积水的主要治疗方法。

除手术治疗外亦可应用药物治疗，主要使用脱水剂如甘露醇、利尿剂如氢氯噻嗪 (双氢克尿噻) 等增加水分的排出，或以乙酰唑胺 (醋氮酰胺) 以抑制脑脊液分泌，但药物治疗不宜长期应用。对颅高压性脑积水引起视力急剧减退或丧失者，应急症处理，行脑脊液分流术，暂无分流条件，应在病房重症监护室内行脑室穿刺，持续外引流。常用穿刺部位：在鼻根后 10 cm，中线右侧旁开 3 cm (即额部)，头皮局部浸润麻醉，颅骨钻孔或锥孔，穿刺额角，可以留置穿刺针，置入硅胶管更好，并在出头皮切口以前在头皮下穿行 3～5 cm，这可减少颅内感染。这种引流可持续 5 天。在脑积水患者病情允许情况下，应选择脑室分流术或切除颅内原发病变解除脑积水。近年来，随着神经影像的发展和显微外科技术的进步，更多地提倡切除原发病灶以解除梗阻性脑积水。曾有文献提出，肿瘤引起的梗阻性脑积水，可在肿瘤切除前做脑室分流术，可防止出现术前颅高压和术后脑室系统阻塞不缓解产生的危险。但是，也有研究表明：对肿瘤产生的脑积水，在肿瘤切除前分流与否，术后结果相近似，并且，小脑中线部位肿瘤较大时，分流后有出现小脑幕裂孔上疝的可能。如瘤灶属于恶性肿瘤，有肿瘤细胞沿分流管扩散到其他部位的危险。在肿瘤切除手术时，先做脑室穿刺，放出脑脊液，这有利于术中的肿瘤暴露，并穿刺骨孔，也可为术后急性脑室穿刺放液、持续性外引流提供方便。

8. 预后

对于非占位性病变所致的脑积水，无论在婴儿或成人，常用的分流术几年内维持良好效果者为 50%～70%，维持终生有效者仅为 28%～58%。并且并发症较多，分流管的堵塞率较高。因此总的来说，治疗效果还很不满意，并且分流术的施行只是治疗的开始而非结束。患者症状体征的改变及脑室系统的大小必须永远置于医师的观察之下。因为分流系统可能随时发生各种问题而须要进行处理。在一组 202 例脑积水分流术后，在 127 例 (62.8%) 存活者中，有 34 例 (26.7%) 自行静止而不再依赖分流，但大部分不能静止，也即除少数患者外，一旦施行分流术，将永远依赖分流，也永远需要医师的监护。近年来，有人提出脑积水分流术的疗效是可以预测的，并提出建立分流预测记分表，即多项术前检查按预测分值的大小给予评分，评分高者分流有效率高，反之则低。具体的预测方法是脑室外引流预测、MRI 预测、CT 预测、脑电地形图预测、核素脑池造影预测和甘露醇静点预测。预测记分见表 (如下 13-1)。

表 13-1　脑积水分流术疗效的预测

预测方法	有效标准	预测分值
脑室外引流	症状缓解	4
MRI	脑室旁晕环	3
CT	脑室旁低密度	3
脑电图	波增多	2
核素脑池造影	代谢缓慢	2
甘露醇	症状减轻	1

上述记分表总分为 15 分，经临床研究 11～15 分，分流效果优良；8～10 分，分流效果良好；≤ 7 分，分流效果不佳。

(二) 正常颅压脑积水

正常颅压脑积水 (NPH) 是一种脑室虽扩大，而脑脊液压力正常的交通性脑积水综合征。主要症状是步态不稳、记忆力障碍和尿失禁。

多数患者症状呈进行性逐渐发展，有些在病情出现后，其病程为数月或几年。患者没有明显头痛，但有行为改变、癫痫或帕金森病。近期记忆丧失是最明显的特点，患者常表现呆滞，自发性或主动性活动下降，谈话、阅读、写作、爱好和创造性减弱，对家庭不关心、淡漠或冷淡、孤僻、工作效率差。

1. 病因

该病因可分为两类：一类是有明确病因的，如蛛网膜下隙出血和脑膜炎等；另一类是散发性无明显病因。最常见的病因是蛛网膜下隙出血，其次是颅内肿瘤，也有家族性正常颅压性脑积水。Paget 病有时产生脑底面的蛛网膜下隙广泛性阻塞。脑膜感染，如结核性脑膜炎，在病变后期易产生蛛网膜粘连；外伤性蛛网膜下隙出血和颅内手术出血流入蛛网膜下隙等均可产生脑积水。中脑导水管狭窄也是一种较常见的病因。

2. 病理生理

正常颅压情况下，脑室扩大的机制尚不完全清楚。目前主要是脑脊液动力学变化学说。

(1) 脑内压力梯度形成：在蛛网膜颗粒内阻塞时，并不产生脑积水，而首先发生良性颅内压增高。脑脊液在脑室系统和蛛网膜下隙流动阻力增加时，产生脑室扩大和脑积水。因而提出脑室和脑皮质表面压力梯度形成，是产生脑室扩大的原因。已有人用白陶土诱导的猫脑积水实验模型证明了这种压力梯度形成学说。

(2) 脑脊液搏动增高：有人测定正常颅压脑积水平均脑脊液压不增高，但可有脑脊液搏动压增高，使脑室扩大。提出在正常情况下，脑实质中小静脉、细胞间隙蛋白质和脂质有类似海绵样弹性物质，其中的液体成分在颅内压升高时可被挤出。在一定程度的压力下脑实质可被压缩，这种压力称为脑组织生物弹性值。在该值以下的脑内压力只作用于脑组织内，而没有任何脑实质内的液体挤出，但脑室周围承受的压力比脑实质内的压力要大，这就产生脑室扩张。动力学 MRI 检查也证实了这一学说。当交通性脑积水时，中脑导水管脑脊液动力学显示为高动力学，脑脊液流动图呈正弦曲线 (一个心动周期的流动图)，脑积水时到头端峰值的时间延长，而这一时期正是心脏收缩的早期，也是脑室侧壁承受相对高的压力阶段，这一时间的延长，即使平均颅内压力不高，也可使脑室继续扩大。

(3) 密闭弹性容器原理：有人提出，正常颅压脑积水患者最初颅压增高，产生脑室扩大，根据 Lapace 原理，即在密闭弹性容器内的液体压力 (P) 与容器壁的面积 (A) 的乘积等于容器壁承受力 (F)，F=PXA。这样一旦脑室扩大后，虽然脑压恢复到正常，但作用于脑室壁的压力仍增加。也有提出正常颅压脑积水是由于脑组织顺应性改变所表现的脑室扩大。Welch 等报道，高血压动脉硬化脑血管病的脑积水发生率比同龄组患者高 3 倍以上，推测脑血管壁弹性的变化使脑组织顺应性增加，并可出现脑表面的压力梯度发生明显改变。

3. 临床表现

正常颅压脑积水主要表现为进行性智力改变、步态异常及尿失禁。

(1) 智力改变比较常见，一般最早出现，但有时先见步态异常。智力改变主要表现为反应缓慢、近事记忆减退、迟钝、易倦、淡漠等，进一步出现思维能力减退、计算力下降、性格改变，类似于 Alzheimer 病。

(2) 轻度的步态异常表现为走路缓慢不稳、步基变宽，但无明显的小脑体征。重者行走、站立、起立都有困难，晚期则卧床不起。下肢的运动障碍重于上肢，表现为不完全的锥体束损害，常有腱反射亢进，病理征阳性。

(3) 尿失禁出现相对较晚，程度不一。

(4) 头颅 CT 或 MRI 可以显示双侧脑室对称性扩大，第三脑室及第四脑室也扩大，脑萎缩。连续颅内压监护可发现患者熟睡后的眼动期出现颅内压升高现象，据此可与脑萎缩引起的老年性痴呆相鉴别。腰椎穿刺示脑脊液压力正常，CSF 检查正常。

4. 检查

腰椎穿刺，患者侧卧位时，脑脊液压力通常不高于 180 mmH$_2$O，在不伴有颅内其他病变时，脑脊液的糖蛋白和细胞计算均在正常范围内，腰椎穿刺放液后，如症状改善可提示分流有效。

(1) 影像学检查：头颅 CT 检查是正常颅压脑积水检查重要手段，它可确定脑室扩大和皮质萎缩的程度及引起脑积水的病因，同时，也是观察术后分流效果及并发症的手段，典型的 CT 扫描表现为脑室扩大而皮质萎缩不明显，MRI 影像可从矢、冠、水平全方位观察较小的颅内病变并优于 CT，同时通过 MRI 可观察脑脊液的动力学变化，对脑积水进行评价，脑室周围 T$_1$ 加权像低信号改变可表明脑积水呈进展趋势。

(2) 核素脑池造影：用放射性核素腰椎穿刺注入蛛网膜下隙，在进入脑和脑室时照相观察，最常用的是碘 [131] I 标记人体血清蛋白 (RISA)，近来有用铟－二乙胺五乙酸 (DTPA) 作为标记物，约 500 UC 注入蛛网膜下隙，分别在 4 小时、24 小时、48 小时和 72 小时扫描观察，扫描可见到 3 种情况。

1) 正常型：放射性核素在大脑凸面，而不流入脑室内。

2) 正常颅压脑积水：放射性核素进入脑室内并滞留，72 小时内脑凸面不能显示。

3) 混合型：多数患者为此型，即脑室和脑凸面在分期扫描均可显示，由于放射性核素扫描对判断分流效果没有肯定的关系，这种检查对评价正常颅压脑积水没有太大的帮助，目前临床并不常用。

(3) 其他检查：颅骨平片一般无慢性颅高压征象；脑电图可见持续性广泛慢波；在正常颅压脑积水患者中 ^{131} I 可显示脑血流量的减少，脑血管造影侧位像可见大脑前动脉格外伸直，大脑中动脉侧裂点向外移位，有脑萎缩时，在毛细血管期见到小血管与颅骨内板之间距离增宽，气脑造影见全部脑室和不同程度的脑池扩大，以上这些在脑积水的临床检查中已不常用。

5. 诊断分析

多见于成年人和老年人，临床表现为走路不稳、智力下降和尿失禁 3 主症，CT 或 MRI 脑室系统扩大，诊断并不困难。但须与脑萎缩的脑室扩大相鉴别，两者的临床表现也极为相似，有时脑积水伴有轻微的脑萎缩，普通 CT 和 MRI 很难对两者做出判断，但动力学 MRI 对于两者的鉴别有较大的帮助。当脑积水时，动力学 MRI 检查呈高动力学，而脑萎缩时则呈低动力学。核素脑池造影也有助于两者的鉴别，脑积水时，核素代谢障碍并有核素向脑室内逆流（交通性脑积水），脑萎缩时核素代谢正常。

6. 治疗

本病以手术治疗为主。应根据各项检查、有无蛛网膜下隙阻塞、年龄及病程等因素，慎重判断以决定手术指征。

(1) 脑脊液分流术：包括颅内分流及颅外分流 2 种。颅内分流术适用于脑室系统阻塞，但无蛛网膜下隙阻塞、脑脊液吸收无障碍者。现常用的方法包括侧脑室 – 小脑延髓池分流术和第三脑室造瘘术。颅外分流术包括将脑脊液引流至心血管的手术及引流至其他脏器或体腔的手术。常用脑室 – 心房分流术，侧脑室 – 腹腔分流术，椎管 – 腹腔分流术。

(2) 药物治疗：主要使用脱水剂如甘露醇、利尿药如氢氯噻嗪（双氢克脲噻）等以增加水分的排出，或乙酰唑胺以抑制脑脊液分泌。一般疗效不明显，不宜长期使用。

7. 预后

采取脑脊液分流术治疗后，可明显控制脑积水病情发展。但手术并发症较常见，如脑室胸腔分流可引起胸腔大量积液而产生呼吸困难；脑室乳突分流易引起脑膜炎或脑脊液耳漏；脑室或脑池输尿管分流易导致患儿水电解质失衡；腰蛛网膜下隙腹腔分流易诱发小脑扁桃体下疝。

参考文献

【1】临床神经外科诊疗精粹 . 王其瑞 . 西安：西安交通大学出版社 .2015.09

【2】神经外科诊疗常规 . 苏长保 . 北京：人民卫生出版社 .2005.08

【3】神经外科诊疗手册 . 方加胜 . 北京：人民军医出版社 .2005.06

【4】实用神经外科诊疗指南 . 张其利，张守庆，王泉相 . 北京：中医古籍出版社 .2009.09

【5】实用临床神经外科诊疗学 . 景慎东 . 西安：西安交通大学出版社 .2014.08

【6】神经外科诊疗常规（2012 年版）. 赵继宗 . 北京：中国医药科技出版社 .2012.11

【7】现代临床神经外科诊疗学 . 吕学明，牛立健，李际文 . 天津：天津科学技术出版社 .2011.03

【8】实用神经外科诊疗与重症救护 . 孙泽林 . 长春：吉林科学技术出版社 .2016.04

【9】神经外科诊疗 . 纪德峰 . 天津：天津科学技术出版社 .2014.11

【10】神经外科诊疗学 . 曹元江 . 长春：吉林科学技术出版社 .2015.04

【11】临床神经外科诊疗技术 . 耿凤阳，赵海康，张玉定 . 上海：上海交通大学出版社 .2015.08

【12】神经外科诊疗及临床应用技术 . 姚晓腾 . 西安：西安交通大学出版社 .2015.08

【13】神经外科诊疗技能及疾病治疗措施 . 郭建，张震军，刘荣辉 . 长春：吉林科学技术出版社 .2015.03

【14】实用神经外科诊疗指导 . 顾英豪，邱雷，崔来贤 . 北京：中医古籍出版社 .2014.06

【15】临床神经外科诊疗精要 . 王立江 . 长春：吉林科学技术出版社 .2014.07

【16】神经外科诊疗基础与进展 . 张聿民 . 长春：吉林科学技术出版社 .2013.06

【17】临床神经外科诊疗新进展 . 张学基 . 北京：科学技术文献出版社 .2013.08

【18】新编临床神经外科诊疗学 . 张波，王键铭，祝广林 . 天津：天津科学技术出版社 .2013.01

【19】神经外科诊疗常规 . 北京协和医院医务处 . 北京：人民卫生出版社 .2012.03

【20】现代神经外科诊疗学 . 刘广存 . 武汉：湖北科学技术出版社 .2012.04

【21】神经外科诊疗指南 . 魏进旺，梁启龙 . 兰州：甘肃文化出版社 .2005.05

【22】神经外科疾病诊疗指南 . 胡文安 . 北京：科学出版社 .1999.03

【23】神经外科急症诊疗指南 . 王岩 . 长春：吉林人民出版社 .2006.05